国家医保谈判药品治疗学

Therapeutics of National Medical Insurance Negotiated Drugs

主　编　杨宏昕　郭小彬

副主编　李文妍　梁永利　马红玲

张　丽　张丽新　张晓娟

北京大学医学出版社

GUOJIA YIBAO TANPAN YAOPIN ZHILIAOXUE

图书在版编目（CIP）数据

国家医保谈判药品治疗学 / 杨宏昕，郭小彬主编．
北京 ： 北京大学医学出版社，2025．8．－－ISBN 978-7-5659-3460-5

Ⅰ．R97

中国国家版本馆 CIP 数据核字第 20255TJ366 号

国家医保谈判药品治疗学

主　　编：杨宏昕　郭小彬
出版发行：北京大学医学出版社
地　　址：（100191）北京市海淀区学院路 38 号　北京大学医学部院内
电　　话：发行部 010-82802230；图书邮购 010-82802495
网　　址：http://www.pumpress.com.cn
E-mail：booksale@bjmu.edu.cn
印　　刷：北京信彩瑞禾印刷厂
经　　销：新华书店
策划编辑：高　瑾
责任编辑：畅晓燕　**责任校对：**靳新强　**责任印制：**李　啸
开　　本：889 mm×1194 mm　1/16　**印张：**12.5　**字数：**352 千字
版　　次：2025 年 8 月第 1 版　2025 年 8 月第 1 次印刷
书　　号：ISBN 978-7-5659-3460-5
定　　价：58.00 元

编者名单

主　编　杨宏昕　郭小彬

副主编　李文妍　梁永利　马红玲　张　丽　张丽新　张晓娟

编　委（按姓名汉语拼音排序）

陈丽娜（内蒙古自治区人民医院）
郭小彬（内蒙古自治区人民医院）
贾　颖（内蒙古自治区人民医院）
金利珍（呼和浩特市新城区毫沁营乡卫生院）
李文妍（内蒙古自治区人民医院）
梁永利（内蒙古自治区人民医院）
马红玲（内蒙古自治区人民医院）
斯日古楞（内蒙古自治区人民医院）
王科冉（内蒙古自治区人民医院）
乌　丹（内蒙古自治区人民医院）
杨宏昕（内蒙古自治区人民医院）
张　丽（内蒙古自治区人民医院）
张丽新（内蒙古自治区人民医院）
张晓娟（内蒙古自治区人民医院）

前言

在当今医药学快速发展的时代，药物治疗作为疾病管理不可或缺的一环，其重要性日益凸显。随着全球科技进步与医药研发能力的不断提升，新药层出不穷，为众多曾被视为不治之症的疾病带来了治愈的希望。为改善人民的生活质量和健康水平，在我国将部分独家生产、临床必需、疗效确切但价格较为昂贵的药品，通过医保部门与药品生产企业进行价格谈判的方式纳入医保目录报销并处于协议期内，这部分药品称为国家医保谈判药品（简称国谈药品）。然而，面对纷繁复杂的药物种类、不断更新的治疗指南以及患者个体化的治疗需求，如何科学、合理、经济地选择和应用药物，成为每一位医疗工作者面临的重大挑战。在此背景下，《国家医保谈判药品治疗学》应运而生，本书是一本全面探讨国家医保谈判药品在临床药物治疗中应用的专业书籍。

《国家医保谈判药品治疗学》中药品的选择主要根据《国家基本医疗保险、工伤保险和生育保险药品目录（2023年版）》中协议期内谈判药品（不含竞价药品）目录（共包含331种西药）。药品分类上主要依据解剖-治疗-化学分类，主要分为13章：包括消化道和代谢方面药物、血液和造血器官药物、心血管系统药物、皮肤病用药、泌尿生殖系统药物、除性激素和胰岛素外的全身激素制剂、全身用抗感染药物、抗肿瘤药物及免疫调节剂、肌肉-骨骼系统药物、神经系统药物、呼吸系统药物、感觉器官药物及其他。本书由临床药师根据药品说明书及最新临床权威指南编写，系统地介绍了326种国谈药品的适应证、用法用量、特殊人群用法用量、指南推荐、药理机制、不良反应等，提供了国谈药品全面科学的使用方法。

目前还未见国谈药品使用指导相关的书籍，本书的出版为读者提供了可靠的信息来源，有助于读者及时更新知识。

本书在编写过程中参考了大量药学专业书籍及指南，具有较强的科学性和专业性。虽然经过全体编委多次审校，但难免会有疏漏或不当之处，诚请各位专家、同道、读者不吝赐教，并予以批评指正！

编者

2025年5月

目录

第一章

消化道和代谢方面药物

注射用艾普拉唑钠

（一）适应证

1. 消化性溃疡出血。
2. 预防重症应激性溃疡出血。

（二）用法用量

1. 消化性溃疡出血：起始剂量 20 mg，后续每次 10 mg，每日 1 次，连续 3 天。

2. 预防重症应激性溃疡出血：起始剂量 20 mg，后续每次 10 mg，每日 1 次。

（三）特殊人群用法用量

孕妇及哺乳期妇女：不建议孕妇及哺乳期妇女使用。哺乳期妇女若必须用药，应暂停哺乳。

（四）指南推荐

《急性非静脉曲张性上消化道出血诊治指南（2018 年，杭州）》

艾普拉唑组患者 72 h 总体止血率达 97.69%，与奥美拉唑治疗消化性溃疡出血的疗效相当，且用药次数更少。

（五）药理机制

该药属苯并咪唑类不可逆质子泵抑制剂，可选择性进入胃壁细胞，转化为次磺酰胺活性代谢物，与质子泵上的巯基作用，不可逆抑制质子泵，产生抑制胃酸分泌的作用。

（六）不良反应

常见不良反应：丙氨酸氨基转移酶（ALT）、天冬氨酸氨基转移酶（AST）升高，发热，白细胞减少。

奥美拉唑碳酸氢钠干混悬剂（Ⅱ）

（一）适应证

用于活动性良性胃溃疡的短期治疗。

（二）用法用量

一次 1 袋，每日 1 次，疗程 4～8 周，餐前 1 h 给药。

（三）药理机制

奥美拉唑属苯并咪唑类质子泵抑制剂（PPI），特异性抑制胃壁细胞的质子泵，从而抑制胃酸分泌。碳酸氢钠为抗酸药，既可直接中和胃酸，缓解胃痛，又可为奥美拉唑提供碱性环境，缓冲胃酸对奥美拉唑的作用，使奥美拉唑在吸收之前不被胃酸分解，从而快速被吸收，长久地抑制胃酸。

（四）不良反应

常见不良反应：头痛、腹泻、腹痛、恶心、上呼吸道感染、头晕、呕吐、皮疹、便秘、咳嗽、乏力、背痛、反酸。

安奈拉唑钠肠溶片

（一）适应证

十二指肠溃疡。

（二）用法用量

早餐前 30～60 min 整片吞服。每日 1 次，每次 20 mg，疗程 4 周。

（三）药理机制

该药属苯并咪唑类质子泵抑制剂，可通过抑制胃壁细胞质子泵活性和降低质子泵转运能力抑制胃酸分泌。

（四）不良反应

常见不良反应：ALT、AST 升高。

注射用右兰索拉唑

（一）适应证

口服疗法不适用的伴有出血的胃、十二指肠溃疡。

（二）用法用量

一次 20 mg，每日 2 次，疗程≤ 5 天。

（三）特殊人群用法用量

孕妇及哺乳期妇女：孕妇益处大于风险时可使用。哺乳期避免使用，必须用药时应停止哺乳。

（四）指南推荐

《中国胃食管反流病诊疗规范》

PPI 在缓解胃食管反流病（GERD）症状、愈合食管炎方面的疗效优于组胺 H_2 受体拮抗剂（H_2RA），而钾离子竞争性酸阻滞剂（P-CAB）的疗效非劣于 PPI，PPI 和 P-CAB 均为 GERD 初始治疗和维持治疗的首选药物。使用 P-CAB 和长半衰期的 PPI（如右兰索拉唑）也可能减少患者夜间酸突破的发生。

（五）药理机制

右兰索拉唑是兰索拉唑的右旋异构体，通过特异性抑制胃壁细胞中的质子泵而抑制胃酸分泌。

（六）不良反应

常见不良反应：腹泻、腹痛、恶心、呕吐、胀气、上呼吸道感染、AST 和 ALT 升高、白细胞与中性粒细胞减少。

替戈拉生片

（一）适应证

反流性食管炎。

（二）用法用量

成人一次 50 mg，每日 1 次，疗程 8 周，空腹或餐后服用。

（三）特殊人群用法用量

1. 孕妇及哺乳期妇女：妊娠期、哺乳期禁用。
2. 老年人：老年人的肝、肾器官等生理功能低下，因此慎用。

（四）指南推荐

《中国胃食管反流病诊疗规范》

PPI 在缓解 GERD 症状、愈合食管炎方面的疗效优于组胺 H_2RA，而 P-CAB 的疗效非劣于 PPI，PPI 和 P-CAB 均为 GERD 初始治疗和维持治疗的首选药物。使用 P-CAB 和长半衰期的 PPI 也可能减少患者夜间酸突破的发生。

（五）药理机制

替戈拉生以钾离子竞争性方式可逆性抑制质子泵活性，可停留于胃壁细胞部位而抑制胃酸生成，可有效抑制胃肠道上部黏膜的损伤。

（六）不良反应

1. 十分常见的不良反应：血胃泌素升高。
2. 常见不良反应：肝功能异常、肝脂肪变性、高尿酸血症、高甘油三酯血症、腹胀、高胃泌素血症、肾功能损害、ALT 升高、血胆红素升高、白细胞计数降低或升高、血肌酸磷酸激酶升高、血尿酸升高、中性粒细胞计数增加。

盐酸凯普拉生片

（一）适应证

1. 十二指肠溃疡。

2. 反流性食管炎。

（二）用法用量

整片吞服，早餐前服用。

1. 十二指肠溃疡：每日1次，每次20 mg，疗程6周。

2. 反流性食管炎：每日1次，每次20 mg，疗程8周。

（三）特殊人群用法用量

1. 孕妇及哺乳期妇女：盐酸凯普拉生可通过胎盘屏障。治疗获益超过潜在的风险方可使用。哺乳期避免服用，必须给药时，应停止哺乳。

2. 老年人：老年人生理功能下降，需经过评估后方可使用。

（四）药理机制

该药通过抑制质子泵活性而抑制胃酸分泌，从而抑制胃肠道上部黏膜损伤。

（五）不良反应

常见不良反应：肝功能异常、胃息肉、腹泻、高脂血症、高尿酸血症、心律失常、窦性心动过缓、转氨酶升高、尿蛋白检出、心电图ST段异常。

甲磺酸多拉司琼注射液

（一）适应证

1. 预防初次和重复使用致吐性肿瘤化疗药引起的恶心和呕吐。

2. 预防术后恶心和呕吐。对术后几乎不可能出现恶心、呕吐的患者不推荐常规预防；对必须避免术后恶心、呕吐的患者，即使恶心、呕吐发生率低，也推荐使用。

3. 治疗术后恶心、呕吐。

（二）用法用量

1. 预防肿瘤化疗引起的恶心和呕吐

（1）成人：化疗前30 min 1.8 mg/kg静注；或使用固定剂量100 mg，静注30 s以上。

（2）儿童：2～16岁儿童建议化疗前30 min 1.8 mg/kg静注，最大值（Max）≤ 100 mg。

与苹果汁混合后可用于儿童患者口服，2～16岁儿童剂量是1.8 mg/kg，Max ≤ 100 mg，化疗前1 h口服。

2. 预防或治疗术后恶心和（或）呕吐

成人：外科手术麻醉停止前约15 min（预防）或刚出现恶心、呕吐时（治疗）静注12.5 mg。

（三）特殊人群用法用量

孕妇及哺乳期妇女：孕妇在确实需要时才能使用。哺乳期谨慎使用。

（四）指南推荐

《中国抗肿瘤治疗相关恶心呕吐预防和治疗指南（2023版）》

甲磺酸多拉司琼注射液批准用于预防初次和重复使用致吐性肿瘤化疗药（包括高剂量顺铂）引起的恶心和呕吐，建议剂量为1.8 mg/（kg · d），最大剂量不超过100 mg/d。儿童患者可将甲磺酸多拉司琼注射液与苹果汁或苹果-葡萄汁混合后，在化疗前1 h内服用，推荐剂量1.8 mg/kg，最大剂量不超过100 mg。

（五）药理机制

化疗药物引起小肠嗜铬细胞释放5-羟色胺（5-HT），5-HT激活位于迷走传出神经上的5-HT_3受体引起呕吐反射，产生恶心和呕吐。甲磺酸多拉司琼及其活性代谢物氢化多拉司琼（MDL-74156）是选择性的5-羟色胺（3）受体拮抗剂（5-HT_3RA），通过拮抗外周迷走神经末梢和中枢催吐化学感受区5-HT_3受体，抑制恶心和呕吐的发生。

（六）不良反应

常见不良反应：头痛、腹泻、发热、疲劳、肝功能异常、腹痛、高血压、疼痛、头晕、恶寒或寒战。

昂丹司琼口溶膜

（一）适应证

1. 预防高度致吐性化疗引起的恶心和呕吐。
2. 预防中度致吐性化疗引起的恶心和呕吐。
3. 预防放疗引起的恶心和呕吐。
4. 预防术后恶心和（或）呕吐。

（二）用法用量

1. 预防高度致吐性化疗引起的恶心和呕吐：高度致吐性化疗之前 30 min，连续口服 3 次，每次 8 mg，在前次给予的药物完全溶解后进行下一次给药。

2. 预防中度致吐性化疗引起的恶心和呕吐：每日口服 2 次，每次 8 mg。进行致吐性化疗前 30 min 第 1 次给药，8 h 后再次给药。化疗完成后 1～2 天继续口服，每次 8 mg，每 12 h 用药 1 次。

12 岁以上的儿科患者用药量与成人相同。4～11 岁儿童，用量为 3 次 / 日，每次 4 mg。进行致吐性化疗前 30 min 第 1 次给药，然后 4 h 和 8 h 分别给药 1 次。化疗完成后 1～2 天继续服用，每次 4 mg，每 8 h 给药 1 次。

3. 预防放疗引起的恶心和呕吐：对于全身放疗的患者，每次放疗前 1～2 h 口服 8 mg。

对于单次高剂量腹部放疗的患者，在放疗前 1～2 h 口服 8 mg，随后，每 8 h 用药 1 次，直到放疗完成后的 1～2 天。

对于腹部局部放疗的患者，在放疗前 1～2 h 口服 8 mg，随后，每 8 h 用药 1 次。

4. 预防术后恶心和（或）呕吐：在麻醉诱导前 1 h，成人患者口服 2 次，每次 8 mg。在前次给予的药物完全溶解后方可进行第 2 次给药。

（三）特殊人群用法用量

1. 肝功能损伤患者：每天给药量≤ 8 mg。
2. 儿童：仅推荐 4 岁以上儿童使用本品预防中度致吐性化疗引起的恶心和呕吐。

（四）指南推荐

《中国抗肿瘤治疗相关恶心呕吐预防和治疗指南（2023 版）》

在联合化疗方案中，当口服抗肿瘤药物与静脉药物联合使用时，应遵循致吐风险最高的药物的止吐建议。对于中高度致吐风险，抗肿瘤药物治疗前开始服用 5-HT_3RA（任选其一）：

1. 昂丹司琼片，8～16 mg，口服，每日 1 次。
2. 昂丹司琼口溶膜，8 mg，口服，每日 2 次。
3. 多拉司琼，100 mg，口服，每日 1 次。
4. 格拉司琼片，1 mg，口服，每日 2 次。
5. 格拉司琼透皮贴片，34.3 mg，每 7 天 1 次，需在抗肿瘤治疗前 24～48 h 开始使用。
6. 帕洛诺司琼胶囊，0.5 mg，口服，隔日 1 次。
7. 托烷司琼片，5 mg，口服，每日 1 次。

（五）药理机制

该药是一种选择性的 5-HT_3RA。细胞毒性化疗与小肠嗜铬细胞释放 5-HT_3 相关。释放的 5-HT 经由 5-HT_3 受体激活迷走神经的传入支，触发呕吐反射。预先给予 5-HT_3RA 可预防顺铂引起的呕吐。

（六）不良反应

1. 十分常见的不良反应：头痛。
2. 常见不良反应：温热或潮红的感觉、便秘。

奈妥匹坦帕洛诺司琼胶囊

（一）适应证

适用于成年患者：①预防高度致吐性化疗引起的急性和延迟性恶心和呕吐；②预防中度致吐性化疗引起的急性和延迟性恶心和呕吐。

（二）用法用量

在每个化疗周期开始前约 1 h 服用 1 粒。联合使用时，需将推荐的口服地塞米松剂量下调约 50%。整粒吞服，与或不与食物同服。

（三）特殊人群用法用量

1. 肾功能不全患者：轻至重度肾功能不全患者无须调整剂量。血液透析的终末期肾病患者避免使用。

2. 肝功能不全患者：轻或中度肝功能不全患者无须调整剂量。重度肝功能不全患者慎用。

（四）指南推荐

《延迟性恶心呕吐防治中国专家共识（2022年版）》

高度致吐风险药物化疗人群的预防方案：奈妥匹坦帕洛诺司琼胶囊＋地塞米松、阿瑞匹坦＋$5\text{-}HT_3RA$＋地塞米松、福沙匹坦＋$5\text{-}HT_3RA$＋地塞米松均为标准方案。

（五）药理机制

奈妥匹坦是一种人体P物质/神经激肽1（NK1）受体的选择性拮抗剂。帕洛诺司琼是一种$5\text{-}HT_3$受体拮抗剂，它与该受体的亲和力强，与其他受体的亲和力弱或无亲和力。化疗药物通过刺激小肠嗜铬细胞释放5-HT而引起恶心和呕吐，然后5-HT通过激活位于迷走神经传入纤维上的$5\text{-}HT_3$受体引起呕吐反射。已知急性呕吐的发生依赖于5-HT，$5\text{-}HT_3$受体已被证明可选择性地刺激催吐反应。延迟性呕吐主要与P物质激活NK1受体有关。体外和体内试验显示奈妥匹坦可抑制P物质介导的反应。

（六）不良反应

常见不良反应：头痛、便秘和疲乏。

阿瑞匹坦注射液

（一）适应证

本品与其他止吐药物联合给药，适用于成年患者：①预防高度致吐性化疗（HEC）的初次和重复治疗出现的急性和迟发性恶心和呕吐；②预防中度致吐性化疗（MEC）的初次和重复治疗出现的迟发性恶心和呕吐。

（二）用法用量

在预防成年患者因HEC或MEC所致的恶心和呕吐时，阿瑞匹坦注射液、地塞米松和$5\text{-}HT_3RA$的推荐剂量如下：

1. 预防HEC引起的恶心和呕吐的推荐剂量：第1天阿瑞匹坦注射液130 mg静脉注射，地塞米松6 mg口服，$5\text{-}HT_3RA$剂量可参阅《中国抗肿瘤治疗相关恶心呕吐预防和治疗指南（2023版）》；第2天只给地塞米松3.75 mg口服；第3天只给地塞米松3.75 mg口服2次/日；第4天只给地塞米松3.75 mg口服2次/日。

2. 预防MEC引起的迟发性恶心和呕吐的推荐剂量：阿瑞匹坦注射液130 mg静脉注射，地塞米松6 mg口服，5-HT3RA剂量可参阅《中国抗肿瘤治疗相关恶心呕吐预防和治疗指南（2023版）》，使用1天。

（三）特殊人群用法用量

孕妇及哺乳期妇女：孕妇避免使用。不建议哺乳期妇女使用。

（四）指南推荐

《中国抗肿瘤治疗相关恶心呕吐预防和治疗指南（2023版）》

来自于亚洲人群（韩国）的小样本Ⅱ期临床研究显示，奥氮平联合帕洛诺司琼＋阿瑞匹坦＋地塞米松方案可较好地预防高度致吐风险化疗所致的化疗相关性恶心和呕吐（CINV），安全性可接受。

（五）药理机制

阿瑞匹坦是人P物质/神经激肽1（NK1）受体的选择性高亲和力拮抗剂。动物模型显示阿瑞匹坦通过中枢作用抑制细胞毒化疗药物引起的呕吐。该药可透过血脑屏障，并占据脑内NK1受体，可增强$5\text{-}HT_3RA$昂丹司琼和糖皮质激素地塞米松的止吐活性，并抑制顺铂引起的急性期和迟发性呕吐。

（六）不良反应

常见不良反应：输注部位红斑、瘙痒、疼痛、硬结和血栓性静脉炎、皮疹、荨麻疹、Stevens-Johnson综合征、过敏反应、超敏反应。

门冬氨酸鸟氨酸颗粒

（一）适应证

治疗因急、慢性肝病如肝硬化、脂肪肝、肝炎所致的高氨血症，特别适合治疗早期的意识失调或神经系统并发症。

（二）用法用量

每天 1～3 次，每次 3 g，餐后服用。如果需要，可增加剂量，或隔周与注射剂型交替使用。

（三）特殊人群用法用量

儿童：用量酌减，遵医嘱。

（四）指南推荐

《肝硬化肝性脑病诊疗指南》

门冬氨酸鸟氨酸可降低肝性脑病（HE）患者的血氨水平、缩短住院时间，对 HE 具有治疗作用。

（五）药理机制

本品可提供尿素和谷氨酰胺合成的底物。谷氨酰胺是氨的解毒产物，同时也是氨的储存及运输形式；在生理病理条件下，尿素的合成及谷氨酰胺的合成会受到鸟氨酸、门冬氨酸和其他二羧基化合物的影响。鸟氨酸几乎涉及尿素循环的活化和氨的解毒全过程。门冬氨酸参与肝细胞内核酸的合成，以利于修复被损伤的肝细胞。另外，由于门冬氨酸对肝细胞内三羧酸循环代谢过程的间接促进作用，促进肝细胞内的能量生成，使得被损伤的肝细胞各项功能得以恢复。

（六）不良反应

本品口服无明显的不良反应。少数患者可能出现恶心、呕吐或腹胀等，停药后自动消失。

利那洛肽胶囊

（一）适应证

治疗成人便秘型肠易激综合征。

（二）用法用量

每日 1 粒，首餐前 30 min 服用。

（三）特殊人群用法用量

1. 孕妇及哺乳期妇女：不建议在妊娠期、哺乳期使用。

2. 儿童：6 岁以下儿童禁用，6～17 岁儿童避免使用。

（四）指南推荐

《中国成人慢性便秘评估与外科处理临床实践指南（2022 版）》

目前尚无根治便秘的药物，应个体化选择使用，尽量避免长期使用刺激性泻剂。促分泌剂利那洛肽是鸟苷酸环化酶 C 激动剂，可刺激肠液分泌，加快肠道蠕动，增加排粪频率，从而改善便秘症状。

（五）药理机制

利那洛肽是一种鸟苷酸环化酶 C（GC-C）激动剂，是一种含有 14 个氨基酸的合成肽类结构，与内源性鸟苷肽家族相关，具有内脏镇痛和促分泌作用。其活性代谢产物可与小肠上皮管腔表面的 GC-C 受体结合。GC-C 活化可使细胞内外环磷酸鸟苷（cGMP）浓度升高。细胞外 cGMP 通过降低疼痛神经纤维的活性，减轻模型动物的内脏疼痛。细胞内 cGMP 通过激活囊性纤维化跨膜传导调节因子（CFTR），可增加小肠腔内氯化物和碳酸氢盐的分泌量，最终使小肠液分泌增多和结肠转运速度增快。

（六）不良反应

1. 十分常见的不良反应：腹泻。

2. 常见不良反应：病毒性胃肠炎、头晕、头痛、腹痛、腹胀。

磷酸钠盐散

（一）适应证

用于结肠 X 线及肠道内镜检查前或手术前清

理肠道。

（二）用法用量

肠道准备时服药分 2 次，每次服 1 袋。

第 1 次服药：手术或检查前一天晚上 19 时，800 ml 以上温凉水溶解后服用。

第 2 次服药：手术或检查当天早上 7 时（或检查前至少 3 h）。

（三）特殊人群用法用量

1. 孕妇及哺乳期妇女：孕妇、哺乳期妇女用药前须咨询医师。

2. 儿童：不推荐 18 岁以下患者使用。

（四）指南推荐

《结肠镜检查肠道准备专家共识意见（2023，广州）》

磷酸钠盐可作为肠道准备的清洁剂，老年患者使用前应详细评估，特定疾病患者应避免使用。磷酸钠盐清肠方案的优点为仅需口服少量（约 1.6 L）溶液。国内外的研究表明，口服磷酸钠溶液与口服 4 L 聚乙二醇（PEG）溶液相比，肠道准备效果相当，且患者依从性更好，出现恶心、呕吐、腹胀等胃肠道不良反应较少。

（五）药理机制

磷酸钠盐口服制剂通过增加肠道内渗透压，将水导入肠道，刺激肠蠕动，从而产生导泻和清肠作用。

（六）不良反应

常见不良反应：腹胀、恶心、腹痛、呕吐。

芦比前列酮软胶囊

（一）适应证

用于成人慢性特发性便秘的治疗。

（二）用法用量

与食物和水整粒吞服，每日 2 次，每次 24 μg。

（三）特殊人群用法用量

1. 孕妇及哺乳期妇女：哺乳期妇女用药须考虑母体的临床需求及对婴儿的潜在不良影响，监测母乳喂养婴儿的腹泻情况。

2. 肝功能损害患者：采用剂量调整方案。中度：每天 2 次，每次 16 μg*；重度：每天 2 次，每次 8 μg*。

（* 如剂量耐受且仍未获得应答，可在监测下增加至全剂量。）

（四）指南推荐

《中国成人慢性便秘评估与外科处理临床实践指南（2022 版）》

目前尚无根治性治疗便秘的药物，应个体化选择使用，尽量避免长期使用刺激性泻剂。促分泌剂芦比前列酮可激活肠道上皮 2 型氯离子通道，促进肠液分泌，也具有缓解便秘的作用。

（五）药理机制

该药是一种局部作用的氯离子通道激动剂，通过激活肠上皮细胞顶端的 2 型氯离子通道，增强肠液分泌及增加肠道运动而促进排便。

（六）不良反应

常见不良反应：恶心、腹泻、腹痛、腹胀和胃肠胀气、头痛、晕厥和低血压、呼吸困难。

复方聚乙二醇（3350）电解质散

（一）适应证

用于治疗 2～11 岁儿童慢性便秘。

（二）用法用量

1 袋溶于 62.5 ml 水，口服。2～6 岁儿童的起始剂量为 1 袋 / 日，7～11 岁儿童的起始剂量为 2 袋 / 日。最大剂量不超过 4 袋 / 日。

（三）特殊人群用法用量

儿童：适用于 2 岁以上儿童。

（四）指南推荐

《中国儿童消化内镜诊疗相关肠道准备快速指南（2020，西安）》

聚乙二醇（PEG）是目前应用最为广泛且国内外指南一致推荐的肠道清洁剂，具有较好的肠道清洁效果，主要包括 PEG 3350、PEG 4000 和 PEG 电解质散三种类型。

（五）药理机制

PEG 3350 通过在肠道的渗透作用产生缓泻的效果，作用时间依粪便嵌塞或慢性便秘严重程度而异。电解质成分为保持钠、钾、水的平衡。

（六）不良反应

1. 十分常见的不良反应：腹痛、肠鸣。

2. 常见不良反应：腹泻、呕吐、恶心、肛门直肠不适。

美沙拉秦肠溶缓释胶囊

（一）适应证

用于成人溃疡性结肠炎的维持缓解。

（二）用法用量

每次 1.5 g，早上 1 次整粒吞服。避免与抗酸药并用。用药前评估肾功能。

（三）特殊人群用法用量

1. 孕妇及哺乳期妇女：孕妇用药临床数据有限，预期受益大于对胎儿的潜在风险时孕妇才能使用。

2. 老年人：65 岁或以上患者血液系统异常的发生率更高。

（四）指南推荐

《炎症性肠病诊断与治疗的共识意见（2018 年 · 北京）》

氨基水杨酸制剂是治疗轻度溃疡性结肠炎的主要药物，每天 1 次顿服美沙拉秦和分次服用等效。

（五）药理机制

美沙拉秦的作用机制尚不完全清楚，但似乎对结肠上皮细胞有局部抗炎作用。溃疡性结肠炎患者通过环氧化酶途径和脂肪氧合酶途径增加花生四烯酸代谢物的产量，5- 氨基水杨酸可能通过阻断花生四烯酸代谢物的产生来减轻炎症。

（六）不良反应

常见不良反应：肾功能损害、急性不耐受综合征、肝衰竭、重度皮肤不良反应、光敏性、肾石症。

德谷门冬双胰岛素注射液

（一）适应证

用于治疗成人 2 型糖尿病。

（二）用法用量

餐时给药，可随主餐每日 1～2 次，剂量个体化调整。

（三）药理机制

德谷门冬双胰岛素是由德谷胰岛素 70% 与门冬胰岛素 30% 组成的复方制剂。胰岛素与肌肉和脂肪细胞上的受体结合后促进葡萄糖的摄取，同时抑制肝输出葡萄糖。

（四）不良反应

常见不良反应：低血糖、注射部位反应。

德谷胰岛素利拉鲁肽注射液

（一）适应证

用于血糖控制不佳的 2 型糖尿病，在饮食和运动基础上联合其他口服降糖药改善血糖控制。

（二）用法用量

皮下注射，根据个体需求决定给药剂量，最大日剂量为德谷胰岛素 50 U/ 利拉鲁肽 1.8 mg。

（三）指南推荐

1.《中国糖尿病防治指南（2024版）》

（1）伴动脉粥样硬化性心血管疾病（ASCVD）或其高风险的2型糖尿病（T2DM）患者，选择有ASCVD获益证据的胰高血糖素样肽-1受体激动剂（GLP-1RA）或钠-葡萄糖共转运蛋白2抑制剂（SGLT2i）；伴心力衰竭（HF）的T2DM患者，选择SGLT2i；伴慢性肾脏病（CKD）的T2DM患者，选择有CKD获益证据的SGLT2i或GLP-1RA（A）。

（2）利拉鲁肽的心血管结局评估（LEADER）研究结果显示，在伴ASCVD或ASCVD高风险的T2DM患者，利拉鲁肽可以减少3P-MACE（三点主要不良心血管事件，即心血管死亡、非致死性心肌梗死、非致死性卒中），降低心血管疾病（CVD）死亡和全因死亡风险。

（3）GLP-1RA联合胰岛素治疗能更好地控制血糖、减少胰岛素剂量，减轻胰岛素治疗所致的体重增加及低血糖风险。

2.《德谷胰岛素利拉鲁肽注射液临床应用专家指导建议》

德谷胰岛素利拉鲁肽注射液将基础胰岛素类似物（德谷胰岛素）与GLP-1RA（利拉鲁肽）两种药物联合，增强降糖效果，提高糖化血红蛋白（HbA_1c）达标率，减少胰岛素治疗带来的低血糖和体重增加风险，并简化了治疗方案。德谷胰岛素利拉鲁肽注射液能够有效降低HbA_1c 1.3%～2.0%，改善空腹血糖（FPG）、餐后2 h血糖（PPG）以及9点血糖谱，HbA_1c＜7%的达标率为51.0%～89.9%，HbA_1c＜7%且无低血糖的安全达标率为48.7%～85.7%，HbA_1c＜7%且无低血糖、无体重增加的复合终点达标率为20.0%～42.1%。

（四）药理机制

德谷胰岛素的主要作用为调节糖代谢。利拉鲁肽为一种GLP-1RA，可增加葡萄糖依赖性胰岛素释放量，减少胰高血糖素分泌量，并减缓胃排空过程。

（五）不良反应

常见不良反应：食欲减退、恶心、腹泻、呕吐、便秘、消化不良、胰腺炎、胆石症、胆囊炎、低血糖等。

甘精胰岛素利司那肽注射液

（一）适应证

用于血糖控制不佳的2型糖尿病，在饮食和运动基础上联合其他口服降糖药物，改善血糖控制。

（二）用法用量

于餐前1 h内皮下注射，每日注射1次。最好是选定最便于注射的一餐，于每日同一餐的进餐前注射。

（三）特殊人群用法用量

肾功能不全患者：重度肾功能损伤和终末期肾病患者不建议使用。

（四）药理机制

本品是基础胰岛素类似物甘精胰岛素和GLP-1RA利司那肽的复方制剂。甘精胰岛素的主要作用是调节糖代谢。利司那肽是GLP-1RA，可促进葡萄糖依赖的胰岛素分泌，减少胰高血糖素的分泌，延缓胃排空。

（五）不良反应

常见不良反应：食欲减退、恶心、腹泻、呕吐、消化不良、胰腺炎、胆石症、胆囊炎、低血糖等。

二甲双胍恩格列净片（Ⅰ）

（一）适应证

本品配合饮食控制和运动，适用于适合接受恩格列净和盐酸二甲双胍治疗的2型糖尿病成人患者，用于改善这些患者的血糖控制。

用药限制：不建议用于1型糖尿病患者或用于治疗糖尿病酮症酸中毒。

（二）用法用量

根据患者目前的治疗方案，个体化决定起始剂量，口服给药，每日 2 次随餐服用，逐渐递增。

（三）特殊人群用法用量

1. 肾功能不全患者：禁用于估计肾小球滤过率（eGFR）＜ 45 ml/（min · 1.73 m^2）的患者。

2. 肝功能不全患者：应避免用于存在临床或实验室肝病证据的患者。

（四）指南推荐

1.《中国糖尿病防治指南（2024 版）》

伴动脉粥样硬化性心血管疾病（ASCVD）或其高风险的 2 型糖尿病（T2DM）患者，选择有 ASCVD 获益证据的胰高血糖素样肽 -1 受体激动剂（GLP-1RA）或钠－葡萄糖共转运蛋白 2 抑制剂（SGLT2i）；伴心力衰竭（HF）的 T2DM 患者，选择 SGLT2i；伴慢性肾脏病（CKD）的 T2DM 患者，选择有 CKD 获益证据的 SGLT2i 或 GLP-1RA（A）。

2.《恩格列净 / 二甲双胍复方制剂临床应用专家指导意见》

恩格列净与二甲双胍联合治疗有助于控制 T2DM 多重心血管危险因素，减少糖尿病相关的远期并发症；恩格列净 / 二甲双胍复方制剂可以简化治疗方案，提高治疗依从性，并节约医疗成本，为患者带来更大程度的治疗获益。

（五）药理机制

本品为恩格列净、盐酸二甲双胍组成的复方制剂。恩格列净是 SGLT2i，通过减少肾的葡萄糖重吸收，降低肾糖阈，促进葡萄糖从尿液排出。二甲双胍可减少肝糖生成，抑制葡萄糖的肠道吸收，并增加外周组织对葡萄糖的摄取和利用，通过增加外周糖的摄取和利用而提高胰岛素的敏感性。

（六）不良反应

常见不良反应：生殖器真菌感染、尿路感染、鼻咽炎、胃肠道不良反应等。

西格列汀二甲双胍缓释片（Ⅱ）

（一）适应证

本品配合饮食控制和运动，用于经二甲双胍单药治疗血糖仍控制不佳或正在接受二者联合治疗的 2 型糖尿病患者。

（二）用法用量

建议根据患者目前的治疗方案、治疗的有效程度和对药物的耐受程度，给予个性化的剂量，但不能超过磷酸西格列汀 100 mg 和二甲双胍 2000 mg 的每日最大推荐剂量。

（三）特殊人群用法用量

肾功能不全患者：根据患者 eGFR 水平调整剂量。对于 eGFR ≥ 60 ml/（min · 1.73 m^2）的患者，无须调整剂量；对于 eGFR 为 45～59 ml/（min · 1.73 m^2）的患者，建议根据患者情况酌情减量；对于 eGFR ＜ 45 ml/（min · 1.73 m^2）的患者禁用。

（四）指南推荐

《二肽基肽酶-4 抑制剂 / 二甲双胍固定剂量复方制剂的临床应用专家建议》

两者联合应用可针对 T2DM 不同的病理生理学缺陷，发挥机制互补、协同增效的降糖作用。其降糖疗效优于其中任一等剂量的单药，更适合于 HbA_1c 较高而需要起始联合治疗的 T2DM 患者。同时可以减少为了控制血糖达标而依靠增加单药剂量所带来的一些不良反应，以及降低治疗失败的风险，简化治疗方案，提高患者依从性。

（五）药理机制

本品为西格列汀和二甲双胍组成的复方制剂。磷酸西格列汀为二肽基肽酶 -4（DPP-4）抑制剂，增加活性形式的胰高血糖素样肽 -1（GLP-1）和葡萄糖依赖性促胰岛素多肽（GIP）的血浆浓度，以葡萄糖依赖的方式增加胰岛素释放，并降低胰高糖素水平。盐酸二甲双胍改善 2 型糖尿病患者的糖耐量，能降低基础血糖和餐后血糖。

（六）不良反应

常见不良反应：腹泻、恶心、呕吐、胃肠胀气、腹部不适、消化不良、鼻咽炎等。

达格列净二甲双胍缓释片（Ⅰ）

（一）适应证

本品适合接受达格列净和盐酸二甲双胍治疗的 2 型糖尿病成人患者改善血糖控制。本品不适合治疗 1 型糖尿病患者，可能增加这些患者的糖尿病酮症酸中毒风险。

（二）用法用量

为改善血糖控制，推荐达格列净起始剂量为 5 mg，每日 1 次，早晨或晚上随餐服用；为了降低因心力衰竭住院的风险，推荐达格列净剂量为 10 mg，每日 1 次。

（三）特殊人群用法用量

1. 老年人：建议增加老年人肾功能评估的频率。

2. 肾功能不全患者：eGFR ＜ 45 ml/（min · 1.73 m^2）的患者禁用本品，eGFR ≥ 45 ml/（min · 1.73 m^2）的患者无须调整剂量。

（四）指南推荐

《中国糖尿病防治指南（2024 版）》

（1）伴动脉粥样硬化性心血管疾病（ASCVD）或其高风险的 2 型糖尿病（T2DM）患者，选择有 ASCVD 获益证据的胰高血糖素样肽 -1 受体激动剂（GLP-1RA）或钠–葡萄糖共转运蛋白 2 抑制剂（SGLT2i）；伴心力衰竭（HF）的 T2DM 患者，选择 SGLT2i；伴慢性肾脏病（CKD）的 T2DM 患者，选择有 CKD 获益证据的 SGLT2i 或 GLP-1RA（A）。

（2）SGLT2i 在一系列大型心血管结局试验（CVOT）及肾脏结局研究中显示出了心血管及肾获益。HF 住院终点：DAPA-HF 研究显示，达格列净有效降低 T2DM 患者的 HF 住院风险。肾脏结局终点：DAPA-CKD 研究显示，达格列净使主要复合终点（eGFR 下降≥ 50%、终末期肾病或因肾衰竭死亡）风险降低 39%。

（五）药理机制

达格列净二甲双胍缓释片（Ⅰ）是由达格列净和盐酸二甲双胍组成的复方制剂。达格列净通过抑制钠–葡萄糖共转运蛋白 2（SGLT2），减少滤过葡萄糖的重吸收，降低葡萄糖的肾阈值，从而增加尿糖排泄。盐酸二甲双胍可抑制肝糖原的异生，减少小肠吸收葡萄糖，并通过增加外周组织对葡萄糖的摄取和利用，改善外周组织对胰岛素的敏感性。

（六）不良反应

常见不良反应：生殖器真菌感染、尿路感染、鼻咽炎、胃肠道不良反应等。

阿卡波糖咀嚼片

（一）适应证

用于糖尿病，降低糖耐量减低者的餐后血糖。

（二）用法用量

与食物一起咀嚼服用，起始剂量为每次 50 mg，每日 3 次；以后逐渐增加至每次 0.1 g，每日 3 次。个别情况下，可增加至每次 0.2 g，每日 3 次。

（三）指南推荐

《中国老年糖尿病诊疗指南（2024 版）》

α- 葡萄糖苷酶抑制剂是老年 T2DM 患者的二级推荐降糖药物。应小剂量起始，逐渐增加剂量。该类药物若单独使用，低血糖风险较低；若出现低血糖应使用葡萄糖升糖，食用淀粉等碳水化合物升糖效果差。

（四）药理机制

本品是一种生物合成的假性四糖。对小肠壁细胞刷状缘的 α- 葡萄糖苷酶的活性具有抑制作用，从而延缓肠道内多糖、寡糖或双糖的降解，使来自碳水化合物的葡萄糖的降解和吸收入血速度变缓，降低了餐后血糖的升高，使平均血糖值下降。

（五）不良反应

不良反应：胃肠胀气和肠鸣音，偶有腹泻和腹胀，极少数有腹痛。极个别病例可能出现皮肤过敏反应、水肿、肠梗阻、黄疸等。

磷酸瑞格列汀片

（一）适应证

适用于改善成人 2 型糖尿病患者的血糖控制。

（二）用法用量

本品不受进食限制。推荐剂量为 100 mg 每日 1 次或 50 mg 每日 2 次。

（三）特殊人群用法用量

肾功能不全患者：中度肾功能不全患者服用本品时，剂量调整为 50 mg 每日 1 次。重度肾功能不全患者不建议服用本品，如需服用，需严密监测肾功能状态。

（四）指南推荐

《中国老年糖尿病诊疗指南（2024 版）》

DPP-4 抑制剂是老年 T2DM 患者的一级推荐降糖药物。

（五）药理机制

磷酸瑞格列汀通过抑制 DPP-4 活性，进而提高内源性肠促胰岛素［包括胰高血糖素样肽 -1（GLP-1）和葡萄糖依赖性促胰岛素多肽（GIP）］的水平，促进胰腺 β 细胞合成并释放胰岛素，抑制胰腺 α 细胞分泌胰高糖素。

（六）不良反应

常见不良反应：低血糖、咽炎、头晕、淀粉酶升高等。

贝那鲁肽注射液

（一）适应证

本品用于成人 2 型糖尿病患者控制血糖，适用于单用二甲双胍血糖控制不佳的患者。

（二）用法用量

起始剂量为每次 0.1 mg（50 μl），每日 3 次，餐前 5 min 皮下注射。剂量可增加至每次 0.2 mg（100 μl），以进一步取得临床获益。

（三）特殊人群用法用量

有甲状腺髓样癌（MTC）病史或家族史、2 型多发性内分泌肿瘤（MEN2）综合征的患者，不得使用本药。

（四）指南推荐

《中国老年糖尿病诊疗指南（2024 版）》

单独应用 GLP-1RA 时低血糖发生风险低，GLP-1RA 在老年人群（＞ 65 岁）中的安全性和有效性与成人相似。

（五）药理机制

贝那鲁肽可激活 GLP-1 受体，促进葡萄糖依赖性胰岛素的释放，抑制胰高血糖素分泌，并延缓胃排空。

（六）不良反应

常见不良反应：低血糖、肝功能异常、恶心、呕吐、食欲下降、腹泻、便秘、腹胀等。

度拉糖肽注射液

（一）适应证

适用于成人 2 型糖尿病患者的血糖控制。

（二）用法用量

皮下注射，推荐起始剂量为 0.75 mg 每周 1 次。为进一步改善血糖控制，剂量可增加至 1.5 mg

每周 1 次。最大推荐剂量为 1.5 mg 每周 1 次。

（三）特殊人群用法用量

肾功能不全患者：轻度、中度或重度肾功能损害患者无须进行剂量调整［eGFR 为 15～90 ml/（min·1.73 m^2）］。在终末期肾病患者［eGFR＜15 ml/（min·1.73 m^2）］中的治疗经验非常有限，因此不推荐度拉糖肽用于此类人群。

（四）指南推荐

《中国糖尿病防治指南（2024 版）》

（1）伴动脉粥样硬化性心血管疾病（ASCVD）或其高风险的 T2DM 患者，选择有 ASCVD 获益证据的胰高血糖素样肽 -1 受体激动剂（GLP-1RA）或钠-葡萄糖共转运蛋白 2 抑制剂（SGLT2i）；伴心力衰竭（HF）的 T2DM 患者，选择 SGLT2i；伴慢性肾脏病（CKD）的 T2DM 患者，选择有 CKD 获益证据的 SGLT2i 或 GLP-1RA（A）。

（2）度拉糖肽对糖尿病心血管事件的影响（REWIND）研究结果显示，在伴 ASCVD 或 ASCVD 高风险的 T2DM 患者，度拉糖肽可以减少 3P-MACE，降低非致死性卒中风险。

（五）药理机制

度拉糖肽是 GLP-1RA，增加 β 细胞内环磷酸腺苷（cAMP）含量，导致葡萄糖依赖性胰岛素释放，抑制胰高血糖素分泌，并延缓胃排空。

（六）不良反应

常见不良反应：低血糖、恶心、呕吐、腹泻、腹痛、食欲减退、便秘、胃肠胀气、胰腺炎、胆石症、胆囊炎等。

聚乙二醇洛塞那肽注射液

（一）适应证

用于改善成人 2 型糖尿病患者的血糖控制。

（二）用法用量

推荐起始剂量为 0.1 mg 每周 1 次皮下注射；如血糖控制效果不满意，可增加到 0.2 mg 每周 1 次。可在一天中任何时间（进餐前或进餐后）使用。

（三）特殊人群用法用量

肾功能不全患者：中度肾功能不全患者如需使用，应降低剂量。本品未在重度肾功能不全患者中开展研究。

（四）指南推荐

《中国老年糖尿病诊疗指南（2024 版）》

单独应用 GLP-1RA 时低血糖发生风险低，GLP-1RA 在老年人群（＞65 岁）中的安全性和有效性与成人相似。

（五）药理机制

聚乙二醇洛塞那肽是 GLP-1RA，可激活 GLP-1 受体，增加 β 细胞内环磷酸腺苷（cAMP）含量，导致葡萄糖依赖性胰岛素释放，还可抑制胰高血糖素分泌，并延缓胃排空。

（六）不良反应

常见不良反应：恶心、呕吐、腹泻、食欲下降、腹胀、腹痛、反胃、低血糖、肝功能异常、丙氨酸氨基转移酶升高等。

司美格鲁肽注射液

（一）适应证

适用于成人 2 型糖尿病患者的血糖控制。

（二）用法用量

皮下注射，起始剂量为 0.25 mg，每周 1 次。4 周后，应增至 0.5 mg 每周 1 次。在以 0.5 mg 每周 1 次治疗至少 4 周后，剂量可增至 1 mg 每周 1 次，以便进一步改善血糖控制水平。不推荐每周剂量超过 1 mg。

（三）特殊人群用法用量

1. 肾功能不全患者：轻度、中度或重度肾损害患者无须调整剂量。在重度肾损害患者中使用司美格鲁肽的经验有限。不推荐终末期肾病患者使用本品。

2. 肝功能不全患者：肝损害患者无须调整剂量。在重度肝损害患者中使用司美格鲁肽的经验有限。

（四）指南推荐

《中国老年糖尿病诊疗指南（2024 版）》

1. 合并动脉粥样硬化性心血管疾病（ASCVD）或高危因素的老年 T2DM 患者，应首选有 ASCVD 获益证据的 SGLT2i 或 GLP-1RA（A）。

2. 合并心力衰竭（HF）或慢性肾脏病（CKD）的老年 T2DM 患者，应首选 SGLT2i；合并 CKD 的老年 T2DM 患者，若患者无法耐受 SGLT2i，也可选择有 CKD 获益证据的 GLP-1RA（A）。

3. 司美格鲁肽能够显著降低合并心血管疾病、慢性 HF、CKD、年龄＞ 60 岁或有心血管高危因素的 T2DM 患者的 3P-MACE 风险，且在基线异质性分析中，≥ 65 岁与＜ 65 岁患者结果一致。

4. 司美格鲁肽的 CVOT 次要研究终点或肾脏结局探索性分析均显示出该药可降低 T2DM 患者肾脏复合结局发生风险，降低尿白蛋白排泄量。

（五）药理机制

司美格鲁肽是 GLP-1RA，通过刺激胰岛素分泌和降低胰高血糖素分泌量来降低血糖，可轻微延迟餐后早期胃排空。

（六）不良反应

常见不良反应：恶心、呕吐、腹泻、腹痛、便秘、消化不良、淀粉酶升高、脂肪酶升高、胰腺炎、食欲减退、腹胀、体重减轻等。

艾托格列净片

（一）适应证

配合饮食和运动改善成人 2 型糖尿病患者的血糖控制。用药限制：本品不建议用于 1 型糖尿病或者糖尿病酮症酸中毒的治疗。

（二）用法用量

推荐起始剂量为 5 mg 每日 1 次，早晨服用，与食物同服或空腹服药。

（三）特殊人群用法用量

1. 肾功能不全患者：在 eGFR ＜ 45 ml/（min · 1.73 m^2）且≥ 30 ml/（min · 1.73 m^2）的患者中，不推荐使用艾托格列净治疗。在 eGFR ＜ 30 ml/（min · 1.73 m^2）的患者中，禁止使用艾托格列净。

2. 肝功能不全患者：对于轻度或中度肝功能不全患者，无须调整艾托格列净的剂量。重度肝功能不全患者不推荐使用本品。

（四）指南推荐

1.《中国糖尿病防治指南（2024 版）》

（1）伴动脉粥样硬化性心血管疾病（ASCVD）或其高风险的 T2DM 患者，选择有 ASCVD 获益证据的胰高血糖素样肽 -1 受体激动剂（GLP-1RA）或钠–葡萄糖共转运蛋白 2 抑制剂（SGLT2i）；伴心力衰竭（HF）的 T2DM 患者，选择 SGLT2i；伴慢性肾脏病（CKD）的 T2DM 患者，选择有 CKD 获益证据的 SGLT2i 或 GLP-1RA（A）。

（2）VERTIS CV 研究显示，艾托格列净能有效降低 T2DM 患者的 HF 住院风险。

2.《中国老年糖尿病诊疗指南（2024 版）》

艾托格列净的 CVOT 显示其不增加 3P-MACE 风险与心血管死亡风险，可降低 HF 住院风险，且老年亚组中的结果与总体人群一致。

（五）药理机制

艾托格列净是一种 SGLT2i，通过抑制 SGLT2，减少肾滤过葡萄糖的重吸收，降低葡萄糖的肾阈值，从而增加尿糖排泄。

（六）不良反应

常见不良反应：头痛、体重减轻、生殖器真菌感染、尿路感染、排尿增多等。

脯氨酸恒格列净片

（一）适应证

适用于改善成人2型糖尿病患者的血糖控制。用药限制：本品不适用于1型糖尿病或糖尿病酮症酸中毒的治疗。

（二）用法用量

推荐起始剂量为5 mg每日1次，建议晨服，不受进食限制。对于需要加强血糖控制且耐受5 mg每日1次的患者，本品剂量可增加至10 mg每日1次。

（三）特殊人群用法用量

1. 肾功能不全患者：eGFR ≥ 30 ml/（min·1.73 m^2）的患者不需要调整剂量。尚未在eGFR < 30 ml/（min·1.73 m^2）的患者中开展临床研究，eGFR < 30 ml/（min·1.73 m^2）的患者不推荐使用本品。

2. 肝功能不全患者：中度与重度肝功能不全（Child-Pugh分级B级与C级）患者本品的暴露量增加，本品的推荐剂量应降低至5 mg每日1次，并应谨慎加量。

（四）指南推荐

《恒格列净临床应用专家指导意见》

1. 对于成人T2DM患者，尤其是合并ASCVD或其高危因素的患者，推荐使用恒格列净单药或联合其他药物治疗。

2. 对于合并心力衰竭的T2DM患者，临床可考虑使用恒格列净治疗。

3. 对于合并CKD的T2DM患者，临床可考虑使用恒格列净治疗。

（五）药理机制

SGLT2表达于近端肾小管中，是负责经肾小球滤过的葡萄糖重吸收的主要转运体。脯氨酸恒格列净是一种SGLT2i，通过抑制SGLT2，减少滤过葡萄糖的重吸收，降低葡萄糖的肾阈值，从而增加尿糖排泄。

（六）不良反应

常见不良反应：体重降低、低血糖、尿白蛋白/肌酐比值升高、尿路感染、排尿增加、eGFR降低、血肌酐升高、生殖器感染等。

西格列他钠片

（一）适应证

本品单药适用于配合饮食控制和运动，改善成人2型糖尿病患者的血糖控制。

（二）用法用量

本品单药治疗的推荐剂量为32 mg（2片）每日1次，口服，不受进食限制。对于需要加强血糖控制且耐受32 mg每日1次的患者，本品剂量可增加至48 mg（3片）每日1次。

（三）特殊人群用法用量

1. 肝功能不全患者：建议中度肝功能损害患者谨慎服用本品。目前尚无重度肝功能损害患者服用本品的临床试验数据，不推荐重度肝功能损害患者服用本品。

2. 肾功能不全患者：建议中度肾功能损害患者谨慎服用本品。不推荐重度肾功能损害患者服用本品。

（四）药理机制

过氧化物酶体增殖物激活受体（PPAR）是体内调节糖脂能量代谢的核受体家族，包括γ、α、δ三个亚型。西格列他钠是一种PPAR全激动剂，能够同时激活PPAR γ、α、δ受体，并诱导下游与胰岛素敏感性、脂肪酸氧化、能量转化和脂质转运等功能相关的靶基因表达，还抑制与胰岛素抵抗相关的PPAR γ受体磷酸化。

（五）不良反应

常见不良反应：高脂血症、低血糖、尿白细胞阳性、尿蛋白或白蛋白阳性、肝功能异常、氨基转移酶升高、肝损伤、水肿等。

多格列艾汀片

（一）适应证

适用于改善成人 2 型糖尿病患者的血糖控制。

（二）用法用量

每次 1 片，每日 2 次，早餐前和晚餐前 1 h 内任何时间服用。

（三）特殊人群用法用量

75 岁以下老年 T2DM 患者可安全使用。

由于该药主要经肝细胞色素 P450 3A4 酶（CYP 3A4）代谢清除，原形经肾清除＜10%，故不同程度肾功能不全患者（尚未进行透析）服用本品时无须调整剂量；轻度肝功能损害患者无须调整剂量，中、重度肝功能损害患者暂不推荐使用。

（四）药理机制

多格列艾汀是一种葡萄糖激酶（GK）激动剂，作用于胰岛、肠道以及肝等器官中的 GK 靶点，提高 GK 的活性，改善受损的葡萄糖刺激下胰岛素和 GLP-1 分泌能力，进而改善 β 细胞功能，减低胰岛素抵抗，改善 2 型糖尿病患者的血糖稳态失调。

（五）不良反应

可有轻度高血压、肝酶一过性轻度升高、甘油三酯及尿酸轻度升高等不良反应。

氯化钾口服溶液

（一）适应证

用于治疗和预防伴或不伴代谢性碱中毒的低钾血症，在这些患者通过富含钾的食物进行膳食管理或减少利尿剂剂量治疗效果不佳时使用。

（二）用法用量

每次 0.5～1.5 g，120 ml 冷水稀释后服用，每日 1～3 次，饭后服用，日最大剂量为 6 g。

（三）特殊人群用法用量

孕妇及哺乳期妇女：孕妇、哺乳期妇女用药需权衡利弊。

（四）指南推荐

《中国心力衰竭患者离子管理专家共识》

补钾方案：对于正常低值血钾（血钾 3.5～4.0 mmol/L），起始或维持补钾，并持续随访血钾水平。首选口服补钾药物：门冬氨酸钾镁（钾含量 3 mmol/g）、氯化钾（钾含量 13.4 mmol/g）、枸橼酸钾（钾含量 9 mmol/g）。

（五）药理机制

钾离子是细胞内的主要阳离子，其浓度为 150～160 mmol/L；而细胞外的主要阳离子是钠离子，钾离子浓度仅为 3.5～5 mmo1/L。机体主要依靠细胞膜上的 Na^{+}-K^{+}-ATP 酶来维持细胞内外的 K^{+}、Na^{+}浓度差。正常的细胞内外钾离子浓度及浓度差与细胞的某些重要功能有着密切的关系。

（六）不良反应

常见不良反应：恶心、呕吐、咽部不适、胸痛（食管刺激）、胀气、腹痛、腹部不适、腹泻，甚至消化性溃疡、出血、穿孔和梗阻、高钾血症。

麦格司他胶囊

（一）适应证

治疗成人及儿童尼曼–匹克病 C 型（NPD-C 型）患者的进行性神经症状。

（二）用法用量

≥ 12 岁，每次 0.2 g，每日 3 次；12 岁以下根据体表面积调整剂量。与或不与食物同服。

（三）特殊人群用法用量

1. 孕妇及哺乳期妇女：孕妇、哺乳期妇女不应使用。

2. 儿童：4 岁以下儿童用药经验有限。

3. 老年人：尚无 70 岁以上患者的用药经验。

（四）指南推荐

《尼曼-匹克病 C 型规范化诊疗中国专家共识》

麦格司他通过抑制鞘糖脂合成进而阻止或延缓 NPD-C 型患者神经系统症状的进展。推荐剂量为成人及青少年患者（≥ 12 岁）每次 0.2 g，每日 3 次；12 岁以下患者根据体表面积调整剂量。

（五）药理机制

该药是一种葡萄糖神经酰胺合成酶的抑制剂，此酶是大多数鞘糖脂类合成系列反应的起始酶。NPD-C 型是一种以细胞内脂质运输受损为特征的神经退行性疾病，神经症状被认为是继发于鞘糖脂类在神经元细胞和神经胶质细胞内的异常蓄积而引起。麦格司他可使神经症状发生延迟，生存期延长，小脑细胞结构得以维持，大脑中神经节苷脂的蓄积被抑制。

（六）不良反应

1. 十分常见的不良反应：体重减轻、食欲下降、震颤、腹泻、肠胃胀气、腹痛。

2. 常见不良反应：血小板减少、抑郁、失眠、性欲下降、周围神经病、共济失调、健忘、感觉异常、感觉迟钝、头痛、头晕、恶心、呕吐、腹胀或腹部不适、便秘、消化不良、痉挛、肌无力、疲劳、无力、畏寒、不适、神经传导检查异常。

盐酸乙酰左卡尼汀片

（一）适应证

用于缓解糖尿病周围神经病变引起的感觉异常。

（二）用法用量

饭后口服 250～500 mg，每日 2～3 次，或遵医嘱。

（三）特殊人群用法用量

孕妇及哺乳期妇女：在怀孕前三个月（孕早期）和哺乳期如确实需用，应在医生指导下用药。

（四）指南推荐

《中国糖尿病足诊治临床路径（2023 版）》

针对神经病变病理生理学改变的药物有：α 硫辛酸是经循证医学证据证明具有确切疗效的抗氧化剂，依帕司他片是目前唯一上市的醛糖还原酶抑制剂，乙酰左卡尼汀是线粒体内肉碱的乙酰化衍生物。

（五）药理机制

乙酰左卡尼汀（ALC）是三甲基氨基酸酯，经由乙酰左卡尼汀转移酶在人体脑、肝及肾合成。它能促进线粒体在脂肪酸氧化过程中对乙酰辅酶 A 的摄取，增加乙酰胆碱的生成，并刺激蛋白质和膜磷脂的合成。ALC 结构上与乙酰胆碱类似，发挥拟胆碱作用。ALC 药理作用可能与 ALC 的胆碱能神经传递活性和增强神经元线粒体代谢有关。ALC 通过调节鞘磷脂水平，稳定细胞膜流动性，为细胞产能提供底物储存，从而阻止神经细胞过度死亡。

（六）不良反应

常见不良反应：打嗝、恶心、腹胀、头晕、肝功能异常、体重下降等。

注射用维得利珠单抗

（一）适应证

1. 溃疡性结肠炎：对传统治疗或肿瘤坏死因子 -α（TNF-α）抑制剂应答不充分、失应答或不耐受的中至重度活动性溃疡性结肠炎的成年患者。

2. 克罗恩病：对传统治疗或 TNF-α 抑制剂应答不充分、失应答或不耐受的中至重度活动性克罗恩病的成年患者。

（二）用法用量

剂量 300 mg，静脉输注，在第 0、2 和 6 周以及随后每8周给药一次。如果第14周仍未观察到治疗获益，则应停止治疗。有应答的患者，可按标准治疗，逐步减少或停止使用糖皮质激素。

（三）特殊人群用法用量

1. 孕妇及哺乳期妇女：仅当获益超过对母体和胎儿的潜在风险时，才可在妊娠期间用药。哺乳期用药应考虑母亲的治疗获益和婴儿的潜在风险。

2. 老年人：无须调整剂量。

（四）指南推荐

《生物制剂治疗炎症性肠病专家建议意见》

2019年英夫利昔单抗（IFX）的适应证扩展到溃疡性结肠炎，随后阿达木单抗、乌司奴单抗及维得利珠单抗也相继被批准用于炎症性肠病（IBD）的治疗。

（五）药理机制

该药是一种人源化单克隆抗体，可与α4β7整合素特异性结合，阻断其与黏膜地址素细胞黏附分子-1（MAdCAM-1）相互作用，抑制记忆T淋巴细胞穿过内皮迁移至胃肠道的炎症组织。α4β7整合素与MAdCAM-1相互作用是IBD慢性炎症形成的重要因素。

（六）不良反应

1. 十分常见的不良反应：鼻咽炎、头痛、关节痛。

2. 常见不良反应：支气管炎、胃肠炎、上呼吸道感染、流感、鼻窦炎、咽炎、感觉异常、高血压、咽部疼痛、鼻塞、咳嗽、肛周脓肿、肛裂、恶心、消化不良、便秘、腹胀、胀气、痔疮、皮疹、瘙痒、湿疹、红斑、盗汗、痤疮、肌肉痉挛、背痛、肌无力、疲劳、四肢疼痛、发热。

阿加糖酶α注射用浓溶液

（一）适应证

用于确诊为法布里（Fabry）病（α-半乳糖苷酶A缺乏症）患者的长期酶替代治疗。

（二）用法用量

用量0.2 mg/kg，隔周给药1次，静滴＞40 min。

（三）特殊人群用法用量

1. 孕妇及哺乳期妇女：妊娠期、哺乳期用药需谨慎。

2. 儿童：尚未确定0～6岁儿童用药的安全性和有效性。7～18岁患者开展的临床研究，给药剂量0.2 mg/kg，隔周给药1次。

（四）指南推荐

《中国脑小血管病诊治专家共识2021》

遗传性脑小血管病中，法布里病的特异性酶替代治疗已被证实有效，主要药物是外源性基因重组α半乳糖苷酶A，包括阿加糖酶α和阿加糖酶β。

（五）药理机制

法布里病是一种由于溶酶体酶α-半乳糖苷酶A活性缺乏而引起的鞘糖脂贮积障碍，导致该酶的鞘糖脂底物三己糖酰基鞘脂醇［Gb3或GL-3，也称为神经酰胺三己糖苷（CTH）］的蓄积。阿加糖酶α可催化水解Gb3，剪切末端半乳糖残基，减少内皮细胞、实质细胞等多种细胞中Gb3的蓄积。阿加糖酶α可影响靶细胞表面甘露糖-6-磷酸受体的摄取。

（六）不良反应

1. 十分常见的不良反应：外周水肿、头痛、头晕、神经性疼痛、震颤、感觉减退、感觉异常、耳鸣、心悸、呼吸困难、咳嗽、鼻咽炎、呕吐、恶心、腹痛、腹泻、皮疹、关节痛、肢体疼痛、肌痛、背痛、胸痛、寒战、发热、疲乏。

2. 常见不良反应：味觉障碍、睡眠过度、流泪增加、恶化性耳鸣、心动过速、心房颤动、高血压、低血压、潮红、声嘶、咽喉缩紧感、鼻漏、腹部不适、荨麻疹、红斑、瘙痒、痤疮、多汗、肌肉骨骼不适、外周肿胀、关节肿胀、超敏反应、胸闷、恶化性疲乏、发热感、寒冷感、流感样疾病。

酒石酸艾格司他胶囊

（一）适应证

治疗细胞色素 P450 2D6 酶（CYP 2D6）快代谢型、中间代谢型、慢代谢型患者的Ⅰ型戈谢病。

（二）用法用量

CYP 2D6 快代谢型、中间代谢型：一次 84 mg，每日 2 次；CYP 2D6 慢代谢型：一次 84 mg，每日 1 次。

（三）特殊人群用法用量

孕妇及哺乳期妇女：妊娠期权衡利弊，哺乳期停止哺乳。

（四）指南推荐

《中国成人戈谢病诊治专家共识（2020）》

艾格司他是一种葡萄糖脑苷脂合成抑制剂，分别于 2014 年被美国食品药品监督管理局（FDA）和 2015 年被欧洲批准用于治疗成人Ⅰ型戈谢病患者，是酶替代疗法（ERT）治疗后口服维持控制成人Ⅰ型戈谢病的治疗选择。

（五）药理机制

戈谢病由溶酶体酶酸性β-葡萄糖苷酶缺乏引起。酸性β-葡萄糖苷酶可催化鞘脂类葡萄糖脑苷脂转化为葡萄糖和神经酰胺，酶缺乏则引起葡萄糖神经酰胺主要蓄积于巨噬细胞溶酶体内，形成戈谢细胞。本药为葡萄糖神经酰胺合酶的特异性抑制药，在Ⅰ型戈谢病治疗中起到减少底物的作用，可减少脾和肝的体积，改善贫血和血小板减少。

（六）不良反应

常见不良反应：心悸、咳嗽、背痛、四肢疼痛、关节痛、头痛、偏头痛、头晕、恶心、腹泻、上腹疼痛、胃肠胀气、消化不良、口咽疼痛、胃食管反流、便秘、皮疹、疲乏。

第二章

血液和造血器官药物

贝米肝素钠注射液

（一）适应证

1. 用于血液透析时预防体外循环中发生凝血。
2. 预防普外手术和骨科手术患者的血栓栓塞性疾病。

（二）用法用量

1. 重复血液透析时间＜ 4 h 且无出血危险的患者，在开始透析时一次性向血管通路动脉端推注本品。＜ 60 kg 的患者，剂量为 2500 IU（抗Xa），≥ 60 kg 的患者，剂量为 3500 IU（抗Xa）。
2. 中度静脉血栓栓塞风险的普外手术：手术当天，术前 2 h 或术后 6 h 皮下注射 2500 IU 抗Xa。随后连续数天每 24 h 皮下注射 1 次 2500 IU 抗Xa。
3. 高度静脉血栓栓塞风险的骨科手术：手术当天，术前 2 h 或术后 6 h 皮下注射 3500 IU 抗Xa。随后连续数天每 24 h 皮下注射 1 次 3500 IU 抗Xa。

（三）特殊人群用法用量

1. 孕妇及哺乳期妇女：孕妇慎用。哺乳期用药应停止哺乳。
2. 老年人：除非肾功能受损，否则无须调整剂量。
3. 儿童：儿童禁用。

（四）指南推荐

《中国骨科手术加速康复围术期氨甲环酸与抗凝血药应用的专家共识》

贝米肝素钠是第二代低分子量肝素，是唯一批准术后 6 h 使用的低分子量肝素，满足临床术后抗凝使用需求。

（五）药理机制

该药为一种低分子量肝素，由猪肠黏膜提取肝素钠解聚获得，平均分子量约为 3600 Da；分子量＜ 2000 Da 的链不到 35%，分子量为 2000～6000 Da 的链占 50%～75%，分子量＞ 6000 Da 的链不到 15%。在人体，贝米肝素具有抗血栓活性，在推荐剂量下不会明显延长整体凝固参数的检测值。

（六）不良反应

1. 十分常见的不良反应：注射部位血肿和（或）淤血。
2. 常见不良反应：出血并发症，轻度和暂时性转氨酶和谷氨酰基转移酶升高。

司来帕格片

（一）适应证

治疗肺动脉高压（PAH）以延缓疾病进展并降低因 PAH 住院的风险。

（二）用法用量

1. 个体化剂量滴定：每位患者都应该进行剂量滴定至个人的最高耐受剂量，剂量范围从 0.2 mg、每日 2 次，到 1.6 mg、每日 2 次。
2. 个体化维持剂量：应维持滴定期间所达到的最高耐受剂量。若患者对于某个剂量的治疗逐渐无法耐受，考虑对症治疗和（或）将剂量降至前一个较低剂量。

早、晚随餐整粒服用。

（三）特殊人群用法用量

1. 孕妇及哺乳期妇女：妊娠期、哺乳期不建议使用。

2. 老年人：年龄＞75岁患者临床经验有限，谨慎使用。

3. 儿童：不建议使用。

4. 肝功能不全患者：重度肝功能不全，不得使用；中度肝功能不全，起始剂量为0.2 mg、每日1次，每隔一周增加0.2 mg、每日1次，直至出现无法耐受为止；轻度肝功能不全，无须调整给药方案。

5. 肾功能不全患者：重度肾功能不全，无须改变起始剂量，剂量滴定时应谨慎。

（四）指南推荐

《中国肺高血压诊断和治疗指南2018》

GRIPHON研究纳入1156例初治或既往有背景治疗的PAH患者，显示司来帕格可显著降低PAH患者的综合临床事件终点（致残率及致死率）。亚组分析显示，与5型磷酸二酯酶抑制剂单药相比，司来帕格两药序贯联合治疗可使PAH患者恶化或死亡风险降低42%；与内皮素受体拮抗剂单药相比，司来帕格两药序贯联合治疗可使恶化或死亡风险降低34%；与5型磷酸二酯酶抑制剂联合内皮素受体拮抗剂相比，司来帕格三药序贯联合治疗可使PAH患者恶化或死亡风险降低37%。

（五）药理机制

司来帕格是一种口服前列环素受体（IP受体）激动剂，其结构有别于前列环素。该药经羧酸酯酶1水解为活性代谢产物，效力约为司来帕格的37倍。司来帕格及其活性代谢产物可选择性作用于IP受体，而对其他前列腺素受体（EP1-4、DP、FP和TP）无作用。

（六）不良反应

1. 十分常见的不良反应：头痛、腹泻、恶心、呕吐、下颌疼痛、肌痛、肢体疼痛、关节痛和面部潮红。

2. 常见不良反应：贫血、血红蛋白下降、甲状腺功能亢进、促甲状腺激素减少、食欲不振、体重减轻、低血压、鼻充血、腹痛、皮疹、荨麻疹、红斑、疼痛。

铝镁匹林片（Ⅱ）

（一）适应证

用于下述情况需使用阿司匹林抑制血小板黏附和聚集，但患者不能耐受阿司匹林的胃肠道反应时：不稳定型心绞痛、急性心肌梗死、局部缺血性脑血管障碍等。

（二）用法用量

每日一次，一次1片，最多一次可服4片。

（三）特殊人群用法用量

1. 孕妇及哺乳期妇女：预产期在12周以内的孕妇禁用。哺乳期慎用，服药期间避免哺乳。

2. 儿童

（1）小儿使用易出现副作用，川崎病治疗中曾出现肝功能损害的报告，故治疗中应进行肝功能检查。

（2）不满15岁的水痘、流感患者不得服用。不得已服用时，慎重给药。

（3）不满15岁的川崎病患者若在服药期间出现水痘、流感病症须停药。

（4）幼儿谨慎给药。

（四）指南推荐

《铝镁匹林片（Ⅱ）在心脑血管疾病中的临床应用中国专家共识（2017）》

1. 建议铝镁匹林片（Ⅱ）用于需要阿司匹林进行心脑血管疾病一、二级预防的人群。

2. 建议有消化道损伤风险的人群优先使用铝镁匹林片（Ⅱ）。

（五）药理机制

本品为阿司匹林的复方制剂，小剂量阿司匹

林能抑制血栓素 A_2 的形成，不可逆地抑制正常血小板聚集过程，防止血栓形成。与制酸药甘羟铝和重质碳酸镁合用能保护胃肠黏膜。本品吸收较快，对胃黏膜刺激作用较轻。

（六）不良反应

常见不良反应：胃肠障碍、呕吐、腹痛、便秘、痢疾、消化性溃疡、食管炎、口唇肿胀、吐血、恶心、荨麻疹、瘙痒、皮疹、风团、发汗、眩晕、兴奋、AST 和 ALT 升高、血压降低、血管炎、过度呼吸、支气管炎、鼻出血、角结膜炎、代谢性酸中毒。

注射用阿替普酶

（一）适应证

1. 急性心肌梗死。
2. 血流不稳定的急性大面积肺栓塞。
3. 急性缺血性脑卒中。

（二）用法用量

1. 急性心肌梗死

（1）症状出现 6 h 以内的患者，采取 90 min 加速给药法。

≥ 65 kg 患者：15 mg 静脉推注，随后 30 min 滴注 50 mg，剩余的 35 mg 滴注 60 min，直至 Max 达 100 mg。

＜ 65 kg 患者，15 mg 静脉推注，之后按 0.75 mg/kg 剂量滴注 30 min（Max ＝ 50 mg），剩余剂量按 0.5 mg/kg 滴注 60 min（Max ＝ 35 mg）。

（2）症状出现 6～12 h 能够开始治疗的急性心肌梗死患者，采取 3 h 给药法。

≥ 65 kg 患者：10 mg 静脉推注，其后 1 h 静滴 50 mg，之后 2 h 输注 40 mg，直至 Max 达 100 mg。

＜ 65 kg 患者：10 mg 静脉推注，其后 3 h 静滴，最大总剂量为 1.5 mg/kg。

2. 急性大面积肺栓塞

（1）≥ 65 kg 患者：1～2 min 内静脉推注 10 mg，随后 2 h 静滴 90 mg，直到总剂量达到 100 mg

（2）＜ 65 kg 患者：1～2 min 内静脉推注 10 mg，随后 2 h 静滴，直到总剂量达到 1.5 mg/kg。

3. 急性缺血性脑卒中：总剂量为 0.9 mg/kg（Max ＝ 90 mg），总剂量的 10% 作为初始静脉推注剂量，随后静脉滴注剩余剂量，持续 60 min。

（三）特殊人群用法用量

1. 孕妇和哺乳期妇女：妊娠和哺乳期使用经验有限。对于急性的危及生命的疾病，应权衡收益与潜在危险，目前尚不知晓是否能够泌入乳汁。

2. 老年人：不能用于 80 岁以上的急性脑卒中患者治疗。

3. 儿童：不能用于 18 岁以下的急性脑卒中患者治疗。

（四）指南推荐

《中国脑血管病临床管理指南（第 2 版）（节选）——第 4 章　缺血性脑血管病临床管理推荐意见》

对于发病 3 h 内的急性缺血性卒中（AIS）患者，应进行阿替普酶静脉溶栓治疗（0.9 mg/kg，建议使用负荷剂量，即总量的 10% 在 1 min 内经静脉推注，剩余 90% 以输液泵静脉滴注，持续 1 h 以上，60 min 内最大剂量为 90 mg）。

（五）药理机制

阿替普酶是一种糖蛋白，可直接激活纤溶酶原转化为纤溶酶。本品在循环系统中表现出相对非活性状态。一旦与纤维蛋白结合后，本品被激活，诱导纤溶酶原转化为纤溶酶，导致纤维蛋白降解，血块溶解。

（六）不良反应

1. 十分常见的不良反应：出血，血细胞比容和（或）血红蛋白下降。

2. 常见不良反应：颅内出血、血管损伤处出血、咽部出血、胃肠道出血、瘀斑、泌尿生殖器出血、注射部位出血。

注射用重组人 TNK 组织型纤溶酶原激活剂

（一）适应证

用于发病 6 h 内急性心肌梗死的溶栓治疗。

（二）用法用量

静脉注射，在急性心肌梗死的临床症状发生后尽早开始给予本药。单次 16 mg，注射时间为 5～10 s。静脉注射液的配制：本药粉针剂 16 mg 用无菌注射用水 3 ml 溶解，溶解后应立即使用。如未立即使用，应在 2～8℃条件下避光保存，并在 24 h 内使用。

（三）药理机制

本药为糖蛋白，可直接激活纤溶酶原转化为纤溶酶。静脉给药后，在循环系统中表现出相对非活性状态，与纤维蛋白结合后被激活，诱导纤溶酶原转化为纤溶酶，导致纤维蛋白降解和血块溶解。

（四）不良反应

常见不良反应：出血，包括颅内出血和其他少量出血事件。

注射用甲磺酸萘莫司他

（一）适应证

用于预防血液体外循环（血液透析及血浆置换）时灌流血液凝固。

（二）用法用量

预防血液体外循环时灌流血液凝固。体外循环开始前，将本药 20 mg 溶解后注入 0.9% 氯化钠注射液 500 ml 中，预充血液体外循环回路。体外循环开始后，将本药溶解后以 20～50 mg/h 的速度，通过抗凝药注入管持续注入体外循环回路。根据患者的出血状况、体外回路中的残血及凝血检查结果，适当调整剂量。

（三）指南推荐

1.《抗凝技术在危重症肾替代治疗应用的中国专家共识（2023 年版）》

连续性肾替代治疗（CRRT）：轻中度出血风险患者，推荐使用枸橼酸盐抗凝，也可选择甲磺酸萘莫司他；重度出血风险及活动性出血患者，推荐枸橼酸盐抗凝，也可选择甲磺酸萘莫司他；肝衰竭患者，不建议使用阿加曲班，可选择甲磺酸萘莫司他等半衰期短且易被透析清除的抗凝剂。

2.《连续性肾替代治疗的抗凝管理指南》

CRRT 的系统性抗凝，以甲磺酸萘莫司他作为抗凝剂时，可应用于出血高危患者（ⅡB）。

（四）药理机制

本药是丝氨酸蛋白酶抑制药，对凝血纤溶系统、激肽释放酶-激肽系统、胰酶、磷脂酶 A_2 等具有极强的抑制作用。本药可延长凝血时间、抑制血小板聚集及补体溶血反应。

（五）不良反应

不良反应包括体温升高、嗜酸粒细胞增多、血小板减少、甘油三酯升高以及透析器动静脉压升高等。

注射用重组人凝血因子Ⅶa

（一）适应证

用于治疗下列患者的出血发作，以及防治外科手术或有创操作出血：

1. 凝血因子Ⅷ或Ⅸ的抑制物大于 5 Bethesda 单位（BU）的先天性血友病。
2. 预计对注射凝血因子Ⅷ或凝血因子Ⅸ具有高记忆应答的先天性血友病。
3. 获得性血友病。
4. 先天性凝血因子Ⅶ缺乏症。
5. 具有血小板膜糖蛋白Ⅱb-Ⅲa 和（或）人白细胞抗原（HLA）抗体和既往或现在对血小板滴注无效或欠佳的血小板无力症。

（二）用法用量

1. 伴抑制物的血友病 A 或 B 或预期具有高记忆应答的先天性血友病：推荐起始剂量为一次 90 μg/kg。初次用药后可能需再次注射。疗程和注射间隔时间应根据出血的严重性、所进行的有创操作或外科手术而异。最初每 2～3 h 一次，可达止血效果；如需继续治疗，一旦达到有效的止血效果，可延长至每 4 h、6 h、8 h 或 12 h 一次。

2. 获得性血友病：静脉注射，应于出血发作开始后尽早给药，推荐起始剂量为一次 90 μg/kg。初次用药后可能需再次注射。疗程和注射间隔时间应根据出血的严重性、所进行的有创操作或外科手术而异。最初每 2～3 h 一次，可达止血效果；如需继续治疗，一旦达到有效的止血效果，可延长至每 4 h、6 h、8 h 或 12 h 一次。

3. 凝血因子Ⅶ缺乏症：静脉注射，推荐剂量范围为一次 15～30 μg/kg，每 4～6 h 一次，直至达止血效果。注射剂量和频率应视个体而定。

4. 血小板无力症：静脉注射。推荐剂量为一次 90 μg/kg（范围为 80～120 μg/kg），每 2 h（范围为 1.5～2.5 h）一次。为确保有效止血，应至少给药 3 次。

（三）指南推荐

1.《血小板无效输注诊断和治疗中国专家共识（2022 年版）》

重组人凝血因子Ⅶa（rhF Ⅶa）：rhF Ⅶa 可在血管损伤部位与组织因子结合，通过促进凝血酶的生成，发挥局部促凝、止血作用。

2.《造血干细胞移植后出血并发症管理中国专家共识（2021 年版）》

出血的治疗：若出血症状未缓解，予重组人凝血因子Ⅶa（rhF Ⅶa）（60～120 μg/kg，推荐间隔 6～12 h，根据止血效果及血栓风险评估调整剂量）。

（四）药理机制

本药含有活化的凝血因子Ⅶ。止血机制包括凝血因子Ⅶa 与暴露的组织因子结合，形成的复合物激活凝血因子Ⅸ转化为凝血因子Ⅸa、凝血因子Ⅹ转化为凝血因子Ⅹa，触发凝血酶原向凝血酶的转化，凝血酶激活损伤部位的血小板、凝血因子Ⅴ和Ⅷ，并通过纤维蛋白原转化为纤维蛋白形成止血栓子。药理剂量的本药可不依赖于组织因子，在损伤部位的活化血小板表面直接激活凝血因子Ⅹ，从而在不依赖组织因子的情况下，凝血酶原被转化为大量的凝血酶。

（五）不良反应

常见不良反应：疗效下降、发热、皮疹、静脉血栓栓塞事件、瘙痒、荨麻疹。

重组人血小板生成素注射液

（一）适应证

1. 用于治疗实体瘤化疗后所致的血小板减少。

2. 用于血小板低于 20×10^9/L、糖皮质激素治疗无效（包括初始治疗无效，或有效后复发而再度治疗无效）、未接受脾切除治疗的原发免疫性血小板减少症（ITP）的辅助治疗。

（二）用法用量

1. 实体瘤化疗后所致的血小板减少：恶性实体肿瘤化疗后 6～24 h 皮下注射，一次 300 U/kg，每日 1 次，连用 14 日。如用药期间血小板计数恢复至 100×10^9/L 以上，或血小板绝对计数至少升高 50×10^9/L，应及时停药。

2. ITP：皮下注射，一次 300 U/kg，每日 1 次，连用 14 日。如用药期间血小板计数恢复至 ≥ 100×10^9/L，应及时停药。

（三）指南推荐

《肿瘤合并肝损伤患者血小板减少症管理中国专家共识（2022 版）》

重组人血小板生成素（rhTPO）在中国获批上市，主要用于实体瘤化疗后所致的血小板减少症和原发免疫性血小板减少症的辅助治疗。

（四）药理机制

血小板生成素为刺激巨核细胞生长及分化的

内源性细胞因子，对巨核细胞生成的各阶段均有刺激作用，包括前体细胞的增殖和多倍体巨核细胞的发育及成熟，从而升高血小板数目。本药为利用基因重组技术由中国仓鼠卵巢细胞表达，经提纯制成的全长糖基化血小板生成素，与内源性血小板生成素具有相似的升高血小板的作用。

（五）不良反应

较少发生不良反应，偶有发热、肌肉酸痛、头晕等，一般不需处理，可自行恢复。

注射用尖吻蝮蛇血凝酶

（一）适应证

辅助用于外科手术浅表创面渗血的止血，是否使用需要根据外科医生对伤口出血情况的判断。

（二）用法用量

单次静脉注射给药。每次 2 单位（2 瓶），每瓶用 1 ml 注射用水溶解，缓慢静脉注射，注射时间不少于 1 min。用于手术预防性止血，术前 15～20 min 给药。

（三）药理机制

尖吻蝮蛇血凝酶为止血药，通过水解纤维蛋白原使其变为纤维蛋白而增强机体凝血功能。动物实验结果显示，尖吻蝮蛇血凝酶能显著缩短小鼠剪尾出血时间和兔全血凝固时间。

（四）不良反应

本品临床试验中未观察到不良反应。据类似品种的文献资料，不良反应发生率低，偶见过敏样反应。如出现此类情况，可按一般抗过敏处理方法，给予抗组胺药和（或）糖皮质激素及对症治疗。

马来酸阿伐曲泊帕片

（一）适应证

用于择期进行诊断性操作或手术的慢性肝病相关的血小板减少。

（二）用法用量

慢性肝病相关的血小板减少：择期进行有创性检查或手术前 10～13 日开始服药。根据血小板计数确定推荐剂量：血小板计数小于 40×10^9/L 者，一次 60 mg，每日 1 次，连用 5 日；血小板计数为（40～50）$\times10^9$/L（不包括 50×10^9/L）者，一次 40 mg，每日 1 次，连用 5 日。在末次给药后的 5～8 日内接受手术。

（四）指南推荐

《肿瘤合并肝损伤患者血小板减少症管理中国专家共识（2022 版）》

肿瘤合并原发肝病相关血小板减少症、拟接受侵入性操作或手术的患者，非紧急情况下可考虑给予肝功能影响较小的血小板生成素受体激动剂（TPO-RA），如阿伐曲泊帕，将血小板计数提升至侵入性操作或手术要求的安全阈值（证据等级：Ⅱ级；推荐级别：推荐）。

（五）药理机制

本药为一种小分子血小板生成素（TPO）受体激动剂，能刺激骨髓祖细胞中巨核细胞的增殖、分化，从而增加血小板的产生。本药不与 TPO 竞争性结合 TPO 受体，在血小板生成上与 TPO 具有累加效应。

（六）不良反应

不良反应包括血栓形成、血小板减少、瘙痒、皮疹、胸闷、红斑、咽水肿、面部和舌肿胀。

艾曲泊帕乙醇胺片

（一）适应证

用于治疗对糖皮质激素、免疫球蛋白等治疗反应欠佳的慢性特发性或免疫性血小板减少症。

（二）用法用量

慢性特发性或免疫性血小板减少症：以最低

剂量使血小板计数≥ 50×10^9/L，以降低出血的风险。

（1）初始剂量：一次 25 mg，每日 1 次。

（2）剂量调整：根据血小板计数调整剂量。①以一次 25 mg、每日 1 次的幅度增减剂量，少数患者可能需采用不同日期服用不同规格片剂的联合剂量方法或需更低的给药频率。②本药以一次 75 mg、每日 1 次剂量治疗 4 周后，如血小板计数仍未升高至足以避免临床严重出血的水平，应停药。

（三）特殊人群用法用量

1. 儿童：12～17 岁儿童慢性特发性或免疫性血小板减少症患者，用法与用量同成人。

2. 肝功能不全患者：肝功能损害患者初始剂量为一次 25 mg，隔日 1 次。

（四）指南推荐

1.《肿瘤合并肝损伤患者血小板减少症管理中国专家共识（2022 版）》

美国食品药品监督管理局（FDA）和国家药品监督管理局（NMPA）对艾曲泊帕给出肝毒性黑框警告，提示其可能增加出现严重及潜在威胁生命的肝毒性风险，使用过程中应监测患者肝功能，并适时调整用药。

2.《再生障碍性贫血诊断与治疗中国指南（2022 年版）》

艾曲泊帕在抗胸腺细胞球蛋白（ATG）应用第 1 天同时给药可获得最佳疗效，血小板正常后缓慢减药，不要骤停，尤其对于老年患者。

（五）药理机制

本药为口服生物可利用的、小分子血小板生成素（TPO）受体激动剂，通过与人类 TPO 受体跨膜结构域的相互作用，启动信号级联反应，从而诱导骨髓祖细胞和巨核细胞的增殖和分化。

（六）不良反应

常见不良反应：头痛、贫血、食欲减退、失眠、咳嗽、恶心、腹泻、脱发、瘙痒、肌痛、发热、乏力、流感样疾病、无力、寒战和外周水肿。

海曲泊帕乙醇胺片

（一）适应证

1. 用于既往对糖皮质激素、免疫球蛋白等治疗反应欠佳的慢性原发性免疫性血小板减少症（ITP）。

2. 用于对免疫抑制治疗（IST）反应欠佳的重型再生障碍性贫血（SAA）。

（二）用法用量

1. 慢性原发性 ITP：推荐初始剂量为一次 2.5 mg，每日 1 次。用药期间应监测血小板计数，根据血小板计数情况，采用能使血小板计数达到并维持≥ 50×10^9/L 的最低剂量，最大日剂量为 7.5 mg。

2. SAA：推荐初始剂量为一次 7.5 mg，每日 1 次。用药期间应定期监测血小板计数，根据血小板计数情况，每 2 周调整一次剂量，直至达维持血小板应答的最低剂量。最大日剂量为 15 mg。治疗 24 周后如未出现血液学应答，建议停药。

（三）指南推荐

《海曲泊帕临床应用指导原则》

海曲泊帕目前已获批治疗既往对糖皮质激素、免疫球蛋白等治疗反应不佳的慢性 ITP 成年患者以及对 IST 反应不佳的 SAA 成年患者。

（四）药理机制

本药为口服可吸收的小分子人血小板生成素（TPO）受体激动剂。在体外试验中，本药可促进 TPO 受体依赖的 32D-MPL 细胞株的增殖，从而促进人脐带血 $CD34^+$细胞的增殖和分化。

（五）不良反应

不良反应包括肝酶升高、胆红素升高、头痛、血小板计数升高、血栓形成等。

注射用罗普司亭

（一）适应证

用于对其他治疗（如皮质类固醇、免疫球蛋白）反应不佳的慢性免疫性血小板减少症（ITP）。

（二）用法用量

慢性 ITP：皮下注射，推荐起始剂量为一次 1 μg/kg，每周 1 次。此后每周评估一次血小板计数，根据血小板计数和症状适当增减剂量，最大剂量为一次 10 μg/kg，每周 1 次。连续 4 周给予最大剂量（即一次 10 μg/kg，每周 1 次）后，血小板计数仍未升高至可避免临床严重出血风险的水平时，应停药并进行适当处理。

（三）指南推荐

《肿瘤合并肝损伤患者血小板减少症管理中国专家共识（2022 版）》

罗普司亭小样本研究提示术前用于丙型肝炎病毒（HCV）感染相关的血小板减少症（血小板计数＜ 50×10^9/L），可使大部分患者血小板计数≥ 70×10^9/L，并接受了手术。

（四）药理机制

本药为一种基因重组 Fc- 肽融合蛋白，通过与血小板生成素（TPO）受体结合，使其活化，从而促进血小板生成，该机制与内源性 TPO 类似。

（五）不良反应

不良反应包括血小板减少或增多、腹痛、消化不良、超敏反应、骨骼肌肉痛、头晕、头痛、失眠、出血等。

芦曲泊帕片

（一）适应证

用于慢性肝病患者于计划手术前治疗血小板减少（FDA 批准的适应证）。

（二）用法用量

慢性肝病患者的血小板减少：推荐剂量为一次 3 mg，每日 1 次，连用 7 日。于手术前 8～14 日开始服用，末次服药后 2～8 日进行手术。

（三）药理机制

本药为一种可口服的小分子血小板生成素（TPO）受体激动剂，可与表达于巨核细胞的人 TPO 受体跨膜区域相互作用，诱导来自造血干细胞的巨核细胞祖细胞增殖和分化及巨核细胞成熟。

（四）不良反应

不良反应包括门静脉血栓形成、头痛。

异麦芽糖酐铁注射液

（一）适应证

用于治疗以下情况的缺铁：①口服铁剂无效或无法口服补铁时；②临床上需快速补充铁时。

（二）用法用量

1. 静脉注射：单次最大剂量为 500 mg（以铁计，下同），每周最多注射 3 次，最大给药速率为 250 mg/min。每周总剂量不应超过 20 mg/kg。

2. 静脉滴注：累计铁需求可单次静脉滴注（最大剂量为 20 mg/kg），或每周静脉滴注直至达到累计铁需求。如累计铁需求超过 20 mg/kg，则须分 2 次给药，间隔时间至少为 1 周。建议第 1 次给药剂量尽可能达 20 mg/kg，随后根据实验室检验结果，结合临床考虑第 2 次给药剂量。每周总剂量不应超过 20 mg/kg。

（三）指南推荐

《成人缺铁性贫血患者血液管理专家共识》

常用的静脉铁剂包括第二代铁剂，如低分子右旋糖酐铁等，以及第三代铁剂，如羧基麦芽糖铁、异麦芽糖酐铁等。

（四）药理机制

本药中的铁与碳水化合物牢固结合后以球

状微粒形式存在于胶体溶液中，每个微粒包含一个由铁（Ⅲ）原子与异麦芽糖酐五聚体螯合形成的与铁蛋白相似的结构，复合物中的铁可缓慢及可控地释放而被机体利用，从而降低游离无机铁（Ⅲ）所致的毒性发生风险。在 pH 为 5.0～7.0 的水溶液中，铁以非离子水溶性形式存在。

（五）不良反应

常见不良反应：恶心、皮疹、注射部位反应。

羧基麦芽糖铁注射液

（一）适应证

1. 用于治疗对口服铁剂不耐受或疗效不佳的缺铁性贫血（FDA 批准的适应证）。

2. 用于治疗非透析依赖的慢性肾病患者的缺铁性贫血（FDA 批准的适应证）。

（二）用法用量

1. 静脉注射：体重≥ 50 kg 的患者，一次 750 mg，2 次为一疗程（2 次给药间隔时间至少为 7 日），每个疗程总累积量不可超过 1500 mg；体重小于 50 kg 的患者，一次 15 mg/kg，2 次为一疗程（2 次给药间隔时间至少为 7 日），每个疗程总累积量不可超过 1500 mg。如再次出现贫血，可重复本药疗程。

2. 静脉滴注：参见“静脉注射”项。

（三）指南推荐

《成人缺铁性贫血患者血液管理专家共识》

常用的静脉铁剂包括第二代铁剂，如低分子右旋糖酐铁，以及第三代铁剂，如羧基麦芽糖铁、异麦芽糖酐铁等。

（四）药理机制

本药为氢氧化铁（Ⅲ）胶体与羧基麦芽糖的复合物，可释放出铁。正电子发射断层成像（PET）表明，红细胞可从本药中摄取 61%～99% 的 ^{59}Fe 和 ^{52}Fe，缺铁患者使用本药 24 日后红细胞摄取铁 91%～99%，肾性贫血患者使用本药 24 日后红细胞摄取铁 61%～84%。

（五）不良反应

常见不良反应为恶心，其次是注射部位反应、血磷降低、头痛、头晕和高血压。

甲氧聚二醇重组人促红素注射液

（一）适应证

本品适用于治疗因慢性肾脏病（CKD）引起的贫血，且正在接受红细胞生成刺激剂（ESA）类药品治疗的患者。

（二）用法用量

1. CKD 患者的贫血治疗：应对患者进行密切监测，以确保使用批准的最低有效剂量，在维持血红蛋白浓度≤ 11 g/dl（6.83 mmol/L）的情况下，达到充分控制贫血症状的目的。

血红蛋白的变化问题应通过剂量管理来解决，应避免血红蛋白含量持续＞ 11 g/dl（6.83 mmol/L）。

建议每 2 周监测 1 次血红蛋白含量，直至其达到稳定。此后定期监测。

2. 目前正在接受 ESA 类药品治疗的患者：此类患者可以换用本品治疗；根据需要，每月 1 次静脉或皮下给药。起始剂量应根据患者换药前每周的促红细胞生成素（依泊汀 α 或依泊汀 β）或达依泊汀 α 的用药剂量按表 2-1 所示进行换算。首次注射应当安排在先前促红细胞生成素（依泊汀 α 或依泊汀 β）或达依泊汀 α 的给药预定日期。

表 2-1　与促红细胞生成素（依泊汀 α 或依泊汀 β）或达依泊汀 α 的剂量换算

先前每周促红细胞生成素（依泊汀 α 或依泊汀 β）剂量（IU）	先前每周达依泊汀 α 剂量（μg）	甲氧聚二醇重组人促红素注射液剂量（μg）每月 1 次
＜ 8000	＜ 40	120
8000～16 000	40～80	200
＞ 16 000	＞ 80	360

（三）特殊人群用法用量

1. 肝功能损害患者：对于任何程度的肝功能不全患者，均无须调整起始剂量或修改剂量调整规则。

2. 老年患者：年龄≥ 65 岁的患者无须调整起始剂量。

（四）指南推荐

《中国肾性贫血诊治临床实践指南》

ESA 治疗的目的是补充 CKD 患者的绝对或相对促红细胞生成素（EPO）不足。CKD 患者的贫血病因多样，只有排除其他贫血病因后诊断为肾性贫血的 CKD 患者，才适用 ESA 治疗。

（五）药理机制

甲氧聚二醇重组人促红素是一种化学合成的 EPO 受体激动剂，通过与骨髓干细胞上的 EPO 受体作用而刺激红细胞生成。肾缺氧会产生 EPO 并释放至血液中。EPO 是红细胞的主要生长因子，缺氧条件下，EPO 与红系祖细胞之间发生相互作用，从而增加红细胞的生成。

（六）不良反应

1. 临床试验中最常见的不良反应是高血压。

2. 上市后，有抗 EPO 抗体介导的纯红细胞再生障碍性贫血以及 Stevens-Johnson 综合征或中毒性表皮坏死松解症的报道。

罗沙司他胶囊

（一）适应证

用于治疗慢性肾脏病（CKD）引起的贫血，包括接受及未接受透析的患者。

（二）用法用量

治疗 CKD 引起的贫血。

1. 起始剂量：①对于接受透析的患者，体重为 45～60 kg（不包括 60 kg）者，一次 100 mg，每周 3 次；体重≥ 60 kg 者，一次 120 mg，每周 3 次。②对于未接受透析的患者，体重为 40～60 kg（不包括 60 kg）者，一次 70 mg，每周 3 次；体重≥ 60 kg 者，一次 100 mg，每周 3 次。

2. 根据血红蛋白（Hb）水平进行剂量调整，以使 Hb 维持在 100～120 g/L，并最大限度降低对输血的需求。建议根据患者当前的 Hb 水平及过去 4 周内 Hb 的变化，每 4 周进行一次剂量调整，剂量阶梯为 20 mg、40 mg、50 mg、70 mg、100 mg、120 mg、150 mg 和 200 mg。建议最大剂量为 2.5 mg/kg。

（三）指南推荐

《糖尿病肾脏疾病肾性贫血认识与管理中国专家共识（2023 年版）》

推荐使用低氧诱导因子–脯氨酰羟化酶抑制剂（HIF-PHI）（以罗沙司他为代表）治疗糖尿病肾脏疾病（DKD）肾性贫血（推荐级别：推荐）。DKD 贫血患者如合并微炎症状态、感染或红细胞生成刺激剂（ESA）抵抗，首选罗沙司他治疗（推荐级别：支持）。

（四）药理机制

本药为 HIF-PHI，在体外可抑制脯氨酰羟化酶（PHD）1、PHD2、PHD3，在 Hep3B 细胞系衍生株 1G6 细胞中可导致低氧诱导因子（HIF）-α 快速且可逆性活化，可诱导 Hep3B 细胞促红细胞生成素（EPO）升高。

（五）不良反应

不良反应包括眼睑水肿、腹部不适、腹胀、消化不良、恶心、呕吐、乏力、头晕、高血压、肌肉疲劳、皮疹等。

注射用罗特西普

（一）适应证

用于治疗需定期输注红细胞且红细胞输注≤ 15 单位 /24 周（1 单位红细胞指 200～350 ml 浓缩红细胞）的 β-地中海贫血。

（二）用法用量

本药皮下注射，最大剂量为一次 1.25 mg/kg，每 3 周 1 次；最小剂量为一次 0.6 mg/kg，每 3 周 1 次。

（三）指南推荐

《中国输血依赖型 β 地中海贫血诊断与治疗指南（2022 年版）》

罗特西普是一种晚期红细胞成熟剂，可促进 β 地中海贫血患者骨髓内晚幼红细胞向成熟红细胞分化，适用于治疗需要定期输注红细胞且红细胞输注≤ 15 单位 /24 周的 β 地中海贫血成人患者（≥ 18 岁）。

（四）药理机制

本药为一种重组融合蛋白，可结合数种内源性转化生长因子 -β（TGF-β）超家族配体，从而减弱 Smad 2/3 信号传导。在小鼠中，本药可通过增强晚幼红细胞（正常红细胞）的分化而促进红细胞成熟。在 β 地中海贫血和骨髓增生异常综合征小鼠模型中，本药可降低异常升高的 Smad 2/3 信号传导，并改善与无效红细胞生成相关的血液学参数。

（五）不良反应

常见不良反应：疲劳、头痛、肌肉骨骼疼痛、关节痛、头晕或眩晕、恶心、腹泻、咳嗽、腹痛、呼吸困难和过敏。

达依泊汀 α 注射液

（一）适应证

用于治疗接受血液透析的慢性肾脏病（CKD）患者的贫血。

（二）用法用量

静脉注射，治疗 CKD 引起的贫血。

1. 初始剂量：当血红蛋白（Hb）低于 10 g/dl 时，开始本药治疗。初始剂量为一次 20 μg，每周 1 次。

2. 维持剂量：应根据患者 Hb 浓度变化调整剂量。如 Hb 浓度达目标范围，则以该剂量进行维持治疗。

3. 给药间隔调整：每周 1 次给药的患者，如 Hb 浓度稳定在目标范围内，可用每周维持剂量的 2 倍作为单次剂量，每 2 周给药 1 次。每 2 周给药 1 次时，如单次剂量达 180 μg 仍无法使 Hb 浓度达目标范围，则应将剂量减半，每周 1 次给药。

4. 剂量调整：可根据贫血程度、Hb 升高速度调整剂量，最大单次剂量为 180 μg。如治疗 4 周 Hb 升高小于 1.0 g/dl 或低于目标范围下限连续 2 周时，应参考表 2-2 或表 2-3 增加 1 个剂量级别。增加剂量时应逐级增加。如治疗 4 周内 Hb 升高大于 2.0 g/dl 或高于目标范围上限连续 2 周时，应参考表 2-2 或表 2-3 减少 1 个剂量级别，必要时亦可减少 2 个或 2 个以上剂量级别。对于在 12 周递增期内疗效不佳的患者，进一步增加剂量不太可能改善疗效，并可能增加风险。

表 2-2　给药频率为每周 1 次时的剂量调整表

剂量级别	每周 1 次的剂量（μg）	剂量级别	每周 1 次的剂量（μg）
1	10	4	40
2	20	5	50
3	30	6	60

表 2-3　给药频率为每 2 周 1 次时的剂量调整表

剂量级别	每 2 周 1 次的剂量（μg）	剂量级别	每 2 周 1 次的剂量（μg）
1	10	7	80
2	20	8	100
3	30	9	120
4	40	10	140
5	50	11	160
6	60	12	180

（三）指南推荐

《糖尿病肾脏疾病肾性贫血认识与管理中国专家共识（2023 年版）》

根据 DKD 患者 Hb 水平和临床情况酌情选

择红细胞生成刺激剂（ESA）种类。

达依泊汀 α：0.45 μg/kg，每 1～2 周给药 1 次，皮下或静脉给药，非血液透析患者一般皆用皮下注射（推荐级别：推荐）。

（四）药理机制

本药的促红细胞生成作用与内源性促红细胞生成素的机制相似。

（五）不良反应

不良反应包括高血压、卒中、血栓栓塞事件、惊厥、过敏反应、皮疹或红斑、纯红细胞再生障碍性贫血等。

恩那度司他片

（一）适应证

适用于非透析的成人慢性肾脏病（CKD）患者的贫血治疗。

（二）用法用量

通常成人以每次 2 mg 的恩那度司他作为起始剂量，每日 1 次，餐前或睡前口服。之后可根据患者临床情况适当增减剂量，但最大剂量不超过一次 8 mg。

（三）特殊人群用法用量

1. 妊娠期妇女：本品不可用于妊娠或怀疑妊娠的女性。

2. 哺乳期妇女：应在使用本品期间及用药结束后的 4 天内，避免母乳喂养。

（四）药理机制

恩那度司他作为一种口服低氧诱导因子–脯氨酰羟化酶抑制剂（HIF-PHI），可稳定肾和肝中的低氧诱导因子 -α（HIF-α），并利用对低氧的生物学反应诱导内源性促红细胞生成素（EPO）生成、下调铁调素水平，促进单核吞噬细胞系统内铁释放，提高铁的利用率，纠正肾性贫血患者的红细胞生成活性，改善血液状态。

（五）不良反应

1. 心脏病：心悸。

2. 眼部疾病：视网膜出血、结膜出血、糖尿病视网膜病变、干眼症、黄斑水肿、后囊混浊、点状角膜炎、玻璃体出血、视网膜动脉瘤。

3. 胃肠道疾病：便秘、腹泻、糜烂性胃炎、胃食管反流病、胃肠道出血。

4. 血管疾病：高血压等。

培莫沙肽注射液

（一）适应证

用于治疗因慢性肾脏病（CKD）引起的贫血，包括：①未接受红细胞生成刺激剂（ESA）治疗的成人非透析患者；②正在接受短效促红细胞生成素（EPO）治疗的成人透析患者。

不适用于在需要立即纠正贫血的患者中替代红细胞输注。

（二）用法用量

1. 未接受 ESA 治疗的非透析患者：初始剂量，当患者血红蛋白（Hb）水平低于 10.0 g/dl 时，开始本品治疗。本品的初始给药剂量为 0.04 mg/kg，每 4 周一次，皮下注射。

2. 正在接受重组人促红素注射液（利血宝）治疗的透析患者：目前正在接受利血宝治疗的慢性肾脏病（CKD）透析患者可以换用本品治疗。本品的初始剂量应根据患者换药前每周利血宝的用药剂量按表 2-4 进行换算。换药过程中，患者在接受最后一次利血宝给药后，需间隔 1 周才能接受首次培莫沙肽给药。

表 2-4　利血宝的剂量换算表

换药前利血宝治疗剂量（国际单位 / 周）	培莫沙肽给药剂量（毫克 /4 周）
≤ 3000	2
＞ 3000，≤ 6000	4
＞ 6000	6

（三）药理机制

培莫沙肽是多肽类EPO受体激动剂，是人工合成的聚乙二醇化促红细胞生成素模拟肽，通过与细胞表面的特异性EPO受体结合，可促进骨髓红系定向祖细胞（BFU-E、CFU-E）增殖，向形态可识别的前体细胞分化，也能加速前体细胞的增殖、分化，并促进骨髓释放网织红细胞，促进红细胞的生成。

（四）不良反应

1. 肝毒性：主要表现为肝功能生化检测指标异常等。

2. 血压升高：主要表现为血压升高、血压控制不佳等。

3. 电解质异常：主要表现为高钾血症、高磷酸血症、低钾血症、低钙血症、高钙血症等。

4. 超敏反应：主要表现为瘙痒、结膜炎等。

琥珀酰明胶电解质醋酸钠注射液

（一）适应证

本品应由医生评估后，方可使用，不能替代血浆中的红细胞或凝血因子。

本品作为溶解在等渗电解质平衡型溶液中的胶体血浆容量代用品，用于相对或绝对的低血容量及休克的治疗。

可与晶体溶液联合用药作为灌注液的成分参与体外循环的过程。

（二）用法用量

静脉给药，应根据失血量及恢复和维持稳定血流动力学状况的个体需求量，来分别调节输注剂量和速度。起始输注剂量平均为500～1000 ml，严重失血患者可给予更高的剂量。

（三）指南推荐

《血液透析中低血压防治专家共识（2022）》

血液透析中低血压的治疗，推荐静脉补液100～200 ml生理盐水或平衡液；建议必要时可以应用高糖、高渗液体（如甘露醇等），或静脉输注人血白蛋白或其他人工胶体（琥珀酰明胶等）。

（四）药理机制

溶液的胶体渗透压决定了其初始效应的程度。扩容效果的持续时间取决于体内重新分布和排泄导致的胶体清除率。本品的扩容效应与溶液的输入量相当。本品虽然是血浆代用品，但不具有血浆扩充效应，本品不能补充丢失的血浆蛋白。

（五）不良反应

唯一潜在的严重不良反应是类过敏样反应。与任何胶体性血浆容量代用品一样，输注本品之后，可能出现不同严重程度的类过敏样反应。这些反应可表现为发热、皮疹（荨麻疹）、面部和颈部突然潮红以及血压突然下降。在罕见病例中，可发展为休克、心跳和呼吸停止。

多种油脂肪乳注射液（C6～24）

（一）适应证

用于肠外营养，为经口或肠道摄取营养不能、不足或有禁忌时的患者提供能量、必需脂肪酸和ω-3脂肪酸。

（二）用法用量

本品可用于中心或外周静脉输注。根据患者的脂肪廓清能力调整本品的用量和输注速度。成人标准剂量为1.0～2.0 g/（kg·d）脂肪［相当于本品5～10 ml/（kg·d）］。推荐输注速率为0.125 g/（kg·h）脂肪［相当于本品0.63 ml/（kg·h）］。最大输注速率不超过0.15 g/（kg·h）脂肪［相当于本品0.75 ml/（kg·h）］。

（三）特殊人群用法用量

1. 孕妇及哺乳期妇女：不建议应用。

2. 新生儿和婴儿：起始剂量为0.5～1.0 g/（kg·d）脂肪，在此剂量基础上持续增加0.5～1.0 g/（kg·d）脂肪至3.0 g/（kg·d）脂肪。推荐剂量不超过3.0 g/（kg·d）脂肪［相当于本品15 ml/（kg·d）］。最大输注速率不超过0.125 g/（kg·h）脂肪。在早产和出生体重较低的新生儿中，应持续 24 h 输注本品。

3. 儿童：推荐剂量为不超过 3 g/（kg·d）脂肪［相当于本品 15 ml/（kg·d）］。在第 1 周给药期间，每日用量应持续增加。最大输注速率不超过 0.15 g/（kg·h）脂肪。

（四）药理机制

本品为多种油脂肪乳注射液（C6～24），主要成分为大豆油、中链甘油三酸酯、橄榄油和鱼油。大豆油含有必需脂肪酸，包括 ω-6 脂肪酸（亚油酸）和 ω-3 脂肪酸（亚麻酸）等。中链脂肪酸能够被快速氧化，可以直接向人体提供能量。橄榄油主要以单不饱和脂肪酸的形式提供能量。鱼油含有二十碳五烯酸（EPA）和二十二碳六烯酸（DHA）。

（五）不良反应

输注脂肪乳剂可能发生的常见不良反应包括全身性不适（体温轻度升高）和输注部位反应。

如发生上述不良反应或输注期间甘油三酯水平超过 3 mmol/L，应停止本品输注；如有必要继续输注，应减少本品用量。

复方氨基酸注射液（18AA-Ⅴ-SF）

（一）适应证

氨基酸类药物。用于营养不良、低蛋白血症及外科手术前后。

（二）用法用量

营养不良、低蛋白血症，一次缓慢静脉滴注 500 ml，或遵医嘱。外科手术前后，一次缓慢静脉滴注 1500 ml，或遵医嘱。按 30～40 滴 / 分钟，老年患者及重病者应根据年龄、症状、体重调整，减慢滴速。每日输入木糖醇的量不得高于 100 g（相当于本品 2000 ml）。

（三）药理机制

1. 本品必需氨基酸符合 vuj-n 配方比例，非必需氨基酸符合人体血清蛋白模式。本品必需氨基酸和非必需氨基酸的比例为 1.04：1，每种氨基酸易被有效地用于人体蛋白质的合成，其生物利用度高。

2. 本品所含的木糖醇能进入无胰岛素的细胞内部，且具抵制酮体形成、节约蛋白质、提高氨基酸利用率以及促进肝糖原蓄积的作用，对糖代谢无不利影响，未见引起代谢性并发症。

3. 氨基酸输液在能量供给充足的情况下，可进入组织细胞，参与蛋白质的合成代谢，获得正氮平衡，并生成酶类、激素、抗体、结构蛋白，促进组织愈合，恢复正常生理功能。

（四）不良反应

1. 没有因亚硫酸盐类抗氧化剂可能诱发的过敏反应（尤其对于哮喘患者）。

2. 全身性反应：寒战、发冷、发热。

3. 胃肠系统：偶有恶心、呕吐等症状发生。

4. 呼吸系统：胸闷、胸痛、呼吸困难。

5. 中枢及周围神经系统：头晕、头痛。

6. 本品为高渗溶液，从周围静脉输注或滴注速度过快时，可能导致血栓性静脉炎和注射部位疼痛。

7. 过量或快速输注可能引起代谢性酸中毒，可引起肝及肾功能损伤、大脑功能损伤等严重反应。

8. 其他：偶有胸闷、心悸、面部潮红、多汗等症状。

复方氨基酸注射液（14AA-SF）

（一）适应证

用于改善患者手术前后营养状态，亦用于蛋白质消化和吸收障碍、蛋白质摄取不足或消耗过多等所致的轻度营养不良。

（二）用法用量

一日 250～500 ml，严重消耗性疾病可增至 1000 ml，滴速以每分钟 15～20 滴为宜。

（三）指南推荐

《复方氨基酸注射液临床应用专家共识》

静脉输注各种氨基酸比例应符合机体需求，

尤其是处于特殊病理、生理状态下。不能经胃肠道途径给予营养的患者，应该根据特殊人群的代谢特点，在合适的时机选择适宜的氨基酸制剂与剂量，才能起到氨基酸注射液应有的营养治疗作用。

临床应用中不仅要关注配伍安全，避免已知的药物相互作用，还应关注复方氨基酸注射液中抗氧化剂等成分对药品本身及易感人群的不良影响，明确相应质量标准范围及国内外有关复方氨基酸注射液制剂质量进展。

（四）药理机制

本药属氨基酸类药物，由8种人体必需氨基酸和6种非必需氨基酸组成，含有人体合成蛋白质时可利用的多种氨基酸。静脉给药后可防止氮的丢失，纠正负氮平衡及减少蛋白质的消耗。口服制剂中支链氨基酸比例为36%，芳香族氨基酸比例约0.02%，口服给药后可调整肝衰竭患者血浆中氨基酸异常，提高支链氨基酸/芳香族氨基酸比值，改善肝病引起的比值失常。

（五）不良反应

滴注速度过快时，易引起心悸、胸闷、胃肠道反应、发热、头痛等。

中长链脂肪乳/氨基酸（16）/葡萄糖（36%）注射液

（一）适应证

本品为中度至重度分解代谢的患者提供肠外营养（PN）治疗所需的能量、必需脂肪酸、氨基酸、电解质和液体。本品适用于成人、青少年及2岁以上儿童。

（二）用法用量

药物的剂量应根据患者的个体情况而调整。推荐对本品采用连续给药。为避免可能的并发症，在输注的初始30 min内输注速度应缓慢，然后逐步增加到理想值。

14岁及以上的青少年和成人：最大日输注剂量为35 ml/kg，最大输注速度为1.7 ml/（kg·h）。

儿童：新生儿、婴儿和2岁以下儿童禁止使用本品。2～13岁儿童，下面给出的推荐剂量是根据平均需求给出的指导性数据。给药剂量需根据年龄、发育阶段和疾病情况进行个体化调整。剂量应根据个体代谢的能力逐步增加到最大。2～4岁儿童的日剂量为25 ml/kg，5～13岁儿童的日剂量为17.5 ml/kg。

单袋输注时间：建议每袋肠外营养液的最长输注时间为24 h。使用方法：静脉输注，仅用于中心静脉输注。

（三）药理机制

本品用于补充人体日常生理功能所需的能量及营养成分。本品是通过静脉输注给药。因此，其所有的成分都能立即参与代谢。剂量、输注速度、代谢状态和患者个体因素（禁食程度）是决定甘油三酯达到最大浓度的关键因素。中链脂肪酸对白蛋白的亲和性较低。输注纯中链甘油三酯乳剂的动物实验表明，如果药物过量，中链脂肪酸能通过血脑屏障。

（四）不良反应

1. 血液及淋巴系统疾病：如血液高凝状态。

2. 免疫系统疾病：如过敏反应（速发过敏反应、皮肤出疹，以及喉、口腔和面部水肿）。

3. 代谢及营养类疾病：如高脂血症、高血糖症、代谢性酸中毒。

4. 脂肪超载综合征：甘油三酯消除能力受损可导致脂肪超载综合征，前者可能是由于药物过量引起的。必须观察代谢超载的可能迹象，原因可能是遗传（新陈代谢的个体差异）或脂肪代谢受到现有或先前疾病的影响。

结构脂肪乳（20%）/氨基酸（16）/葡萄糖（13%）注射液

（一）适应证

本品为肠内营养不可行、不足或禁忌时的成人患者提供肠外营养。

（二）用法用量

本品使用剂量和输注速率需要依据脂肪清除和葡萄糖代谢能力而定。

剂量：本品的使用剂量应根据患者的临床情况、体重和营养需求进行个体化调整。不建议儿童使用本品。维持机体蛋白质所需的氮量取决于患者实际情况。有或无营养不良的中至重度代谢应激患者，氮需求量为 0.15～0.25 g/（kg · d）。氮需求量 0.10～0.20 g/（kg · d）相当于本品 20～40 ml/（kg · d）。总能量需求量取决于患者临床情况，通常情况下为 20～30 kcal/（kg · d）。肥胖患者的剂量应根据其理想体重决定。为提供全面的肠外营养，应根据患者的需求，在本品中添加微量元素和维生素。输注速率：本品输注速率不应超过 3.0 ml/（kg · h）。建议输注时间为 14～24 h。每日最大剂量：根据患者临床情况进行调整，建议每日最大剂量为 40 ml/（kg · d）。使用方法：本品经周围或中心静脉输注。

（三）特殊人群用法用量

1. 尚无哺乳期妇女使用本品的临床经验。哺乳期妇女使用本品应停止哺乳。

2. 本品不适宜新生儿或未满 2 岁的婴幼儿使用。目前尚无 2～11 岁儿童应用本品的临床经验。

3. 老年患者剂量和滴注速度可低于“用法用量”项下推荐值。

（四）指南推荐

《中国成人患者肠外肠内营养临床应用指南（2023 版）》

与单瓶输注相比，“全合一”肠外营养（PN）可减少代谢性并发症的发生，降低相关感染风险，更符合机体生理代谢过程，是 PN 建议的应用模式。“全合一”PN 中各种营养成分充分混合，使之达到合理的配比，更加符合病理生理需求，有利于机体的合成代谢需要。

（五）药理机制

本品用于补充机体日常生理功能所需的能量及营养成分。

（六）不良反应

1. 脂肪超载综合征：脂肪清除受损后过量注射可能会导致脂肪超载综合征；脂肪超载综合征也会出现在虽以推荐剂量输注，但临床情况突然发生改变的患者（如肾功能损伤或感染）。

2. 氨基酸输注过量：与其他氨基酸液一样，当超过推荐输注速率时，本品中的氨基酸可产生某些不良反应，如恶心、呕吐、寒战、出汗。氨基酸输注也可引起体温升高。肾功能受损时可出现含氮产物（如肌酐、尿素）水平的升高。

3. 葡萄糖输注过量：如果超过患者的血糖清除能力，可出现高血糖症。

小儿多种维生素注射液（13）

（一）适应证

本品适用于接受肠外营养的 11 周岁以下患者维生素缺乏的预防。

（二）用法用量

将基于体重的本品推荐日剂量（表 2-5）直接加入不少于 100 ml 的葡萄糖注射液或氯化钠注射液中静脉滴注。

若患儿存在多种维生素缺乏或维生素需求增加，可补充多次本品日剂量或补充额外的个别维生素，对于低出生体重儿可能需要额外补充维生素 A，对于婴幼儿不推荐另补充额外剂量的维生素 E。或遵医嘱。

（三）药理机制

本品用于补充人体日常生理功能所需的能量及营养成分。

（四）不良反应

1. 硫胺素（维生素 B_1）相关过敏反应和维生素 A 过多症。

2. 皮肤：皮疹、红斑、瘙痒。

3. 中枢神经系统：头痛、头晕、烦躁、焦虑。

表 2-5 基于体重的本品推荐日剂量

	体重＜ 1 kg	体重≥ 1 kg 且＜ 3 kg	体重≥ 3 kg
A 瓶日剂量	**1.2 ml**	**2.6 ml**	**4 ml**
维生素 C	24 mg	52 mg	80 mg
维生素 A 棕榈酸酯（以维生素 A 计）	690 IU（相当于 0.2 mg）	1495 IU（相当于 0.5 mg）	2300 IU（相当于 0.7 mg）
维生素 D_3	120 IU（相当于 3 μg）	260 IU（相当于 7 μg）	400 IU（相当于 10 μg）
维生素 B_1（以硫胺素计）	0.4 mg	0.8 mg	1.2 mg
核黄素磷酸钠（以核黄素计）	0.4 mg	0.9 mg	1.4 mg
维生素 B_6	0.3 mg	0.7 mg	1 mg
烟酰胺	5.1 mg	11.1 mg	17 mg
右泛醇	1.5 mg	3.3 mg	5 mg
维生素 E	2.1 IU（相当于 2.1 mg）	4.6 IU（相当于 4.6 mg）	7 IU（相当于 7 mg）
维生素 K_1	60 μg	130 μg	200 μg
B 瓶日剂量	**0.3 ml**	**0.65 ml**	**1 ml**
叶酸	42 μg	91 μg	140 μg
生物素	6 μg	13 μg	20 μg
维生素 B_{12}	0.3 μg	0.7 μg	1 μg

4. 眼：复视。
5. 血管与淋巴管类疾病等。

注射用多种维生素（13）

（一）适应证

本品适用于接受肠外营养的成人和 11 岁及以上儿童维生素缺乏的预防。

（二）用法用量

本品 1 瓶用 5 ml 输液（5% 葡萄糖注射液或 0.9% 氯化钠注射液）溶解并稀释至 500～1000 ml（1000 ml 最佳），静脉滴注。

（三）药理机制

本品为维生素组成的复方制剂，用于维生素补充。

（四）不良反应

1. 硫胺素过敏反应。
2. 维生素 A 过多症。
3. 皮肤：皮疹、红斑、瘙痒。
4. 中枢神经系统：头痛、头晕、激越、焦虑。
5. 眼：复视。

复方氨基酸（16AA）/ 葡萄糖（12.6%）电解质注射液

（一）适应证

为肠内营养不可行、不足或禁忌时的成人患者提供肠外营养，补充氨基酸、电解质和葡萄糖。为能量需求较低的成人患者（如高龄患者、危重病患者急性应激期）提供肠外营养，本品与脂肪乳剂联合用于全肠外营养时，适用于非蛋白热量需求在 20 kcal/（kg · d）以下的人群。

（二）用法用量

可经外周静脉或中心静脉进行输注，最大日剂量为 40 ml/（kg · d）[相当于氨基酸 1.4 g/（kg · d）与葡萄糖 2.5 g/（kg · d）]。

（三）特殊人群用法用量

儿童：禁用于新生儿或小于 2 岁的婴幼儿。

（四）不良反应

本品可能发生同类氨基酸和葡萄糖注射液已知的不良反应。可能出现对本品任何成分的过敏反应，可能出现注射部位刺激和血栓性静脉炎。

艾考糊精腹膜透析液

（一）适应证

1. 用于终末期肾病（ESRD）患者的持续性不卧床腹膜透析（CAPD）每日单次长时间（8～16 h）留腹治疗。

2. 用于改善高平均转运或高转运 [通过腹膜平衡试验（PET）诊断] 患者的长时间留腹超滤作用，以及肌酐和尿素氮清除率。

（二）用法用量

成人 ESRD：腹腔内给药，作为 ESRD 期间长时间留腹的单次每日置换给药。给药时间为 10～20 min，推荐留腹时间为 8～16 h。

（三）指南推荐

《终末期糖尿病肾脏病肾替代治疗的中国指南》

腹膜透析液的选择：如有条件，可使用艾考糊精透析液或氨基酸透析液。前者在不增加葡萄糖负荷的同时增加超滤，且未发现对残余肾功能存在不利影响，尤其适用于腹膜高转运、使用传统透析液超滤不佳的患者。

（四）药理机制

本药为一种以葡萄糖聚合物（艾考糊精）作为主要渗透剂的等渗腹膜透析溶液。艾考糊精发挥胶体渗透剂作用，在长时间的腹膜透析期间发挥经毛细血管超滤作用。本药含电解质，有助于电解质平衡；含乳酸盐，有助于酸碱状态正常。

相比于 4.25% 高渗性葡萄糖溶液，本药可导致吸收的热（碳水化合物）负荷下降。此外，相比于高渗性葡萄糖溶液，本药可导致每克吸收的碳水化合物的超滤作用容量增加。

（五）不良反应

最常见的不良反应是皮疹。发生率大于 5% 的不良事件包括乏力、出口部位感染、背痛、低血压、腹泻、呕吐、贫血、外周水肿、血钾过低、血磷酸盐过高、血蛋白过少、高血容量症、关节痛、头晕、呼吸困难和瘙痒。

门冬氨酸钾镁木糖醇注射液

（一）适应证

电解质补充药。可用于低钾血症、洋地黄中毒引起的心律失常（主要是室性心律失常）以及心肌炎后遗症、充血性心力衰竭、心肌梗死的辅助治疗。本品仅用于糖尿、糖耐量异常的患者。

（二）用法用量

缓慢静脉滴注，一次 250 ml，每日 1 次，或遵医嘱。

（三）指南推荐

《中国慢性肾脏病患者血钾管理实践专家共识》

关于钾盐的选择，门冬氨酸钾镁可以促进钾离子进入细胞内，而镁离子与钾离子有协同作用，有利于纠正细胞内低钾，尤其适用于伴有低镁血症的患者。

（四）药理机制

门冬氨酸钾镁是门冬氨酸钾盐和镁盐的混合物，为电解质补充药。镁和钾是细胞内的重要阳离子，在多种酶反应和肌肉收缩过程中扮演重要的角色，细胞内外钾离子、钙离子、镁离子浓度的比例影响心肌收缩性。门冬氨酸是体内草酰乙酸的前体，在三羧酸循环中起重要作用。同时，门冬氨酸也参加鸟氨酸循环，促进氨和二氧化碳的代谢，使之生成尿素，降低血中氨和二氧化碳的含量。门冬氨酸与细胞有很强的亲和力，可作为钾、镁离子进入细胞的载体，使钾离子重返细胞内，促进细胞除极化和细胞代谢，维持其正常功能。镁离子是生成糖原及高能磷酸酯不可缺少的物质，可增强门冬氨酸盐的治疗作用。

（五）不良反应

1. 滴速太快可引起高钾血症和高镁血症，还可出现恶心、呕吐、颜面潮红、胸闷、血压下降。

2. 大剂量可能引起腹泻。

3. 上市后有严重过敏反应报告。

拉那利尤单抗注射液

（一）适应证

用于12岁及以上患者预防遗传性血管性水肿（HAE）发作。

（二）用法用量

成人常规剂量：预防HAE发作，皮下注射推荐起始剂量为一次300 mg，每2周1次。如病情得到充分控制（即无发作）达6个月以上，可考虑一次300 mg，每4周1次。

儿童常规剂量：12岁及以上儿童的用法用量同成人。

（三）药理机制

本药为一种全人源化单克隆抗体（IgG1/κ轻链），可与血浆激肽释放酶结合并抑制其蛋白水解活性。因C1抑制物（C1-INH）缺乏或功能紊乱的HAE患者，其血浆激肽释放酶正常调节活性受损，导致血浆激肽释放酶水平不受控制地升高而引起血管性水肿发作。本药可降低HAE患者的血浆激肽释放酶活性，控制多余缓激肽的产生。

（四）不良反应

≥10%患者观察到的不良反应：注射部位反应、上呼吸道感染、头痛、皮疹、肌痛、头晕、腹泻。

枸橼酸钠血滤置换液

（一）适应证

本品可作为采用局部枸橼酸盐抗凝的连续性肾替代治疗（CRRT）的置换液。枸橼酸盐尤其适用于禁忌使用肝素进行系统性抗凝的情况，例如出血风险增加的患者。

若能使用与患儿体重相匹配的设备，本品适用于所有年龄阶段的儿童患者。

（二）用法用量

给药方式：静脉使用，但不可用于直接静脉输注。

给药剂量：本品的给药速率取决于目标枸橼酸盐剂量和处方设定的血液流速。本品为处方药，只能由具备重症医学和CRRT经验的医生处方和管理（剂量、输注速率和总量）。

必须根据血流速度设定并调整滤器前本品的输注速率，以达到目标血液枸橼酸盐浓度3～4 mmol/L。

体外循环中抗凝剂的流速应逐步增加，以使滤器后的离子钙浓度保持在0.25～0.35 mmol/L范围内。通过调整钙的补充量，使患者体内的离子钙浓度保持在正常生理范围内。

枸橼酸盐也是一种缓冲物质来源（由于转化为碳酸氢盐），必须考虑本品的输注速率与其他来源的缓冲物质给药速率之间的关系。本品必须与碳酸氢盐浓度适当的透析液/置换液一起使用。

始终需要单独输注钙。抗凝停止后，根据医生处方调整或停止钙输注。

（三）特殊人群用法用量

1. 成人和青少年

（1）连续性静脉-静脉血液滤过：1～2.5 L/h，

血液流速为 100～200 ml/min。

（2）连续性静脉-静脉血液透析滤过：1～2 L/h，血液流速为 100～200 ml/min。

2. 儿童

（1）对于新生儿和幼儿（0～23 个月），本品在连续性静脉-静脉血液滤过或血液透析滤过中的剂量应调整至目标血液枸橼酸盐浓度 3 mmol/L。

（2）对于儿童（2～11 岁），剂量应根据患者体重和血液流速进行调整。

3. 肝功能损害或休克：轻度至中度肝功能损害患者（如 Child-Pugh 评分≤ 12 分）可能需要降低剂量。建议频繁监测枸橼酸盐蓄积情况。由于枸橼酸盐代谢受限，肝功能重度损害或休克伴肌肉血流灌注不足（如感染性休克和乳酸酸中毒）的患者不得使用本品。

（四）药理机制

枸橼酸钠血滤置换液主要成分为氯化钠和枸橼酸钠。钠和氯是人体的正常组分，不具有药理学活性。枸橼酸是人体正常代谢产物，可与离子钙形成复合物，阻止其进入凝血级联反应，从而发挥抗凝作用。

（五）不良反应

常见不良反应：电解质失衡、酸碱失衡（包括代谢性酸中毒和代谢性碱中毒）。

第三章

心血管系统药物

注射用重组人脑利钠肽

（一）适应证

用于治疗休息或轻微活动时呼吸困难的急性失代偿性心力衰竭［纽约心脏协会（NYHA）心功能分级＞Ⅱ级］。

（二）用法用量

成人常规剂量：休息或轻微活动时呼吸困难的急性失代偿性心力衰竭，静脉给药，推荐首先给予1.5 μg/kg（范围为1.5～2 μg/kg），静脉注射约60 s，之后以0.0075 μg/（kg · min）的速率连续静脉滴注24 h［范围为0.0075～0.01 μg/（kg · min），开始滴注时推荐速率为0.0075 μg/（kg · min）］。

（三）指南推荐

《心力衰竭合理用药指南（第2版）》

重组人脑利钠肽（Ⅱa类，B级）：重组人脑利钠肽通过扩张静脉和动脉（包括冠状动脉），降低心脏前、后负荷；同时具有一定的促进钠排泄、利尿、抑制肾素-血管紧张素-醛固酮系统（RAAS）和交感神经系统的作用。该药对急性心力衰竭患者安全，可明显改善患者血流动力学和呼吸困难的相关症状。

（四）药理机制

人脑利钠肽为B型利钠肽，为人体分泌的一种内源性多肽，是在病因诱导下发生心力衰竭后应激大量产生的一种补充代偿机制。本药为一种通过重组DNA技术用大肠埃希菌生产的无菌冻干制剂，与心室肌产生的内源性脑利钠肽有相同的氨基酸序列。作用机制主要为：①人脑利钠肽与特异性利钠肽受体（该受体与鸟苷酸环化酶相偶联）相结合，引起细胞内环磷酸鸟苷（cGMP）浓度升高和平滑肌细胞舒张。作为第二信使，cGMP可扩张动脉和静脉，迅速降低全身动脉压、右心房压和肺毛细管楔压，从而降低心脏的前、后负荷，并迅速减轻心力衰竭患者的呼吸困难程度和全身症状。②脑利钠肽为RAAS的天然拮抗药，可拮抗心肌细胞、血管平滑肌细胞内的内皮素、去甲肾上腺素和醛固酮，提高肾小球滤过率，增强钠的排泄，减少肾素和醛固酮的分泌，亦可抵抗垂体后叶加压素及交感神经的保钠保水、升高血压作用。脑利钠肽参与了血压、血容量及水盐平衡的调节，增加血管通透性，降低体循环血管阻力及血浆容量，从而降低心脏前、后负荷，增加心排血量。本药无正性肌力作用，不增加心肌的氧耗。

（五）不良反应

常见不良反应为低血压，其他不良反应多为头痛、恶心、室性心动过速、血肌酐升高等。

丹参酮ⅡA磺酸钠注射液

（一）适应证

用于冠心病、心绞痛、心肌梗死的辅助治疗。

其他临床应用包括：

（1）用于治疗动脉粥样硬化。

（2）用于治疗肺动脉高压。

（3）用于治疗特发性肺纤维化。

（4）用于治疗慢性阻塞性肺病或肺心病急性发作。

（5）用于治疗缺血性脑卒中。

（6）用于治疗慢性充血性心力衰竭。

（7）用于改善介入治疗及冠状动脉造影术中造影剂引起的肾损害。

（二）用法用量

1. 肌内注射：一次 40～80 mg，每日 1 次。

2. 静脉注射：一次 40～80 mg，每日 1 次。

3. 静脉滴注：一次 40～80 mg，每日 1 次。

4. 特发性肺纤维化：静脉滴注，注射液一次 50～80 ml，稀释于 0.9% 氯化钠注射液 250 ml 中，每日 1 次。

（三）指南推荐

1.《新型冠状病毒感染合并心功能不全中西医结合诊疗专家共识（2023）》

新型冠状病毒感染合并冠心病患者可使用丹参酮ⅡA 磺酸钠注射液。

2.《不稳定型心绞痛中医诊疗专家共识（2022）》

在常规治疗基础上加用丹参酮ⅡA 磺酸钠注射液治疗不稳定型心绞痛较单纯常规治疗的疗效更好（证据级别：B 级；推荐强度：强推荐）。

（四）药理机制

本药可增加冠状动脉血流量，改善缺血区心肌的侧支循环及局部供血；改善缺氧引起的心肌代谢紊乱，提高心肌的耐缺氧能力；抑制血小板聚集及抗血栓形成；缩小试验动物缺血性心肌梗死面积；在一定剂量下亦可增强心肌收缩力。

（五）不良反应

个别情况下会出现皮疹、斑丘疹、皮炎、过敏性休克、寒战、发热、低血压性休克、疼痛、静脉炎、恶心、腹痛等症状。

瑞加诺生注射液

（一）适应证

作为放射性核素心肌灌注显像（MPI）的负荷药物，用于不能接受运动负荷试验的患者。

（二）用法用量

放射性核素 MPI 静脉注射，推荐剂量为 0.4 mg，在 10 s 内经外周静脉注射，随后立即用 5 ml 生理盐水冲洗。冲洗后间隔 10～20 s，可通过同一管路注射放射性核素心肌灌注显像剂。

（三）药理机制

本药为低亲和力的腺苷 A2α 受体激动剂，可使冠状动脉血管扩张，增加冠状动脉血流量。

（四）不良反应

常见不良反应：呼吸困难、头痛、面部潮红、胸部不适、眩晕、心绞痛、胸痛和恶心。

维立西呱片

（一）适应证

用于近期心力衰竭失代偿经静脉治疗后病情稳定的射血分数降低（射血分数＜45%）的症状性慢性心力衰竭，以降低发生心力衰竭住院或需急诊静脉给予利尿剂治疗的风险。

（二）用法用量

推荐起始剂量为一次 2.5 mg，每日 1 次。约每 2 周将剂量加倍，根据患者耐受情况调整至合适的维持剂量，最大维持剂量为一次 10 mg、每日 1 次。如出现症状性低血压或收缩压（SBP）小于 90 mmHg，建议暂时减少剂量或停用本药。

（三）指南推荐

1.《慢性心力衰竭“新四联”药物治疗临床决策路径专家共识（2022）》

对于 NYHA 心功能分级Ⅱ～Ⅳ级的患者，在“新四联”药物治疗的基础上，仍有心力衰竭症状，可考虑使用维立西呱，以降低心血管死亡和心力衰竭住院风险。

2.《慢性心力衰竭加重患者的综合管理中国专家共识（2022）》

维立西呱适用于治疗慢性心力衰竭患者［NYHA

心功能分级Ⅱ～Ⅳ级、左心室射血分数（LVEF）＜45%］在发生心力衰竭住院或静脉给予利尿剂治疗后，以降低心血管死亡和心力衰竭住院风险。

（四）药理机制

本药为一种可溶性鸟苷酸环化酶（sGC）激动药，sGC为一氧化氮（NO）信号传导通路中一种重要的酶。当NO与sGC结合时，sGC可催化细胞内环磷酸鸟苷（cGMP）的合成，cGMP为第二信使，可调节血管张力、心肌收缩力和心脏重塑。心力衰竭与NO合成受损和sGC活性降低有关，可导致心肌和血管功能障碍。本药通过直接刺激sGC（不依赖NO或与NO协同作用），可升高细胞内cGMP水平，从而松弛平滑肌和扩张血管。

（五）不良反应

常见不良反应为低血压和贫血。

非奈利酮片

（一）适应证

用于治疗与2型糖尿病相关的慢性肾脏病（伴白蛋白尿），以降低估计肾小球滤过率（eGFR）值，持续降低终末期肾病、心血管死亡和因心力衰竭住院的发生风险。

（二）用法用量

开始治疗前测量血清钾水平和肾小球滤过率，若血清钾＞5.0 mmol/L，请勿开始治疗。2型糖尿病相关的慢性肾脏病（CKD），根据eGFR确定本药的起始剂量，具体见表3-1。目标剂量为一次20 mg，每日1次。在开始治疗后4周内监测血清钾并调整剂量；在剂量调整后4周内和整个治疗期间监测血清钾，并按需调整剂量。

表3-1 本药的起始剂量

eGFR［ml/（min · 1.73 m^2）］	起始剂量
≥60	一次20 mg，每日1次。
25～60（不包括60）	一次10 mg，每日1次。
＜25	不推荐使用

对于无法吞咽整片的患者，可在用药前将药片压碎，并与水或软食（如苹果酱）混合后立即口服。

（三）指南推荐

《中国成人2型糖尿病及糖尿病前期患者动脉粥样硬化性心血管疾病预防与管理专家共识（2023）》

非奈利酮可延缓伴蛋白尿的CKD进展，并降低心血管终点事件风险。

（四）药理机制

盐皮质激素受体（MR）可被醛固酮和皮质醇激活并调节基因转录，MR过度激活可导致纤维化和炎症。本药为一种强效非甾体选择性MR拮抗药，可阻断上皮（如肾）和非上皮（如心脏和血管）组织中MR介导的钠重吸收和MR过度激活，对雄激素、孕激素、雌激素和糖皮质激素受体无亲和力。

（五）不良反应

不良反应包括高钾血症、低血压和低钠血症等。

波生坦片

（一）适应证

用于治疗肺动脉高压（PAH）（WHO分组1）：①用于WHO功能分级为Ⅱ～Ⅳ级的PAH成人患者，以改善运动能力和延缓临床恶化。②用于3岁及以上儿童的特发性或先天性PAH，可改善肺血管阻力，预计可改善运动能力。

（二）用法用量

WHO功能分级为Ⅱ～Ⅳ级的PAH：①体重＜40 kg者，初始剂量和维持剂量均为一次62.5 mg，每日2次。②体重≥40 kg者，初始剂量为一次62.5 mg，每日2次，持续4周；随后增至维持剂量一次125 mg，每日2次。

（三）特殊人群用法用量

儿童特发性或先天性PAH：12岁以上儿童且体重小于40 kg者，初始剂量和维持剂量均为一次62.5 mg，每日2次。

（四）指南推荐

《中国肺动脉高压诊断与治疗指南（2021版）》推荐儿童PAH应用波生坦儿童剂型（1B）。对于急性血管反应试验阴性且风险较低的儿童PAH，建议开始口服单个靶向药物治疗，包括内皮素受体拮抗药（ERA）（波生坦）。

（五）药理机制

本药为双重内皮素受体拮抗药，可竞争性结合内皮素受体ETA和ETB，对ETA的亲和力稍高于对ETB的亲和力。本药可降低肺血管和全身血管阻力，并且在不增加心率的情况下增加心脏输出量。

（六）不良反应

常见不良反应包括头痛、水肿或体液潴留、肝功能检查异常、贫血或血红蛋白减少等。

马昔腾坦片

（一）适应证

用于治疗肺动脉高压（PAH）（WHO分组1），以延缓疾病进程和降低住院率。

（二）用法用量

一次10 mg，每日1次，不建议超过推荐剂量使用。

（三）指南推荐

《中国肺动脉高压诊断与治疗指南（2021版）》马昔腾坦是新一代双重内皮素受体拮抗药（ERA），具有更好的组织穿透力和受体亲和力，马昔腾坦10 mg每日1次。

（四）药理机制

本药为内皮素（ET）受体拮抗药，可阻碍ET-1与其受体（ETA和ETB）结合，调节多种有害影响，如血管收缩、纤维化、增生、肥大和炎症。本药与人类肺动脉平滑肌细胞内的ET受体具有较高的亲和力及持续结合能力。

（五）不良反应

临床显著不良反应包括胚胎-胎儿毒性、肝毒性、体液潴留、血红蛋白降低。

注射用盐酸兰地洛尔

（一）适应证

1. 用于手术过程中发生的下列快速性心律失常的紧急治疗：心房颤动、心房扑动、窦性心动过速。

2. 用于手术后循环系统动态监护时发生的下列快速性心律失常的紧急治疗：心房颤动、心房扑动、窦性心动过速。

3. 用于心功能不全患者发生的下列快速性心律失常的治疗：心房颤动、心房扑动。

（二）用法用量

1. 手术过程中发生的快速性心律失常的紧急治疗：静脉滴注，以0.125 mg/（kg · min）的速度滴注1 min，随后以0.04 mg/（kg · min）的速度持续滴注。滴注过程中根据心率、血压调整速度在0.01～0.04 mg/（kg · min）范围内。

2. 手术后循环系统动态监护时发生的快速性心律失常的紧急治疗：静脉滴注，以0.06 mg/（kg · min）的速度滴注1 min，随后以0.02 mg/（kg · min）的速度持续滴注。如滴注5～10 min后心率下降未达预期目标，以0.125 mg/（kg · min）的速度滴注1 min，随后以0.04 mg/（kg · min）的速度持续滴注。滴注过程中根据心率、血压调整速度在0.01～0.04 mg/（kg · min）范围内。

3. 心功能不全患者发生的快速性心律失常的治疗：静脉滴注，以1 μg/（kg · min）的速度滴注。滴注过程中根据心率、血压小幅度［原则上以 1 μg/（kg·min）的幅度进行增减］调整速度在 1～10 μg/（kg·min）范围内。

（三）指南推荐

《兰地洛尔临床应用中国专家共识（2021）》

兰地洛尔是新一代速效、超短效、高选择性 $β_1$ 受体阻滞剂，对心脏抑制作用弱且较少引起低血压。兰地洛尔是心脏手术围术期心动过速治疗的最佳选择。兰地洛尔的高 $β_1$ 选择性可作为心力衰竭患者治疗心律失常的一线药物，因为它避免了其他 β 受体阻滞剂中常见的典型的心脏功能抑制。

（四）药理机制

本药为选择性 $β_1$ 受体阻滞剂，主要拮抗存在于心脏的 $β_1$ 受体，通过抑制由儿茶酚胺引起的心搏次数增加，从而改善快速性心律失常。

（五）不良反应

不良反应主要包括低血压、心动过缓、肝功能异常、胆红素升高等。

盐酸艾司洛尔氯化钠注射液

（一）适应证

1. 用于室上性心动过速或非代偿性窦性心动过速：①用于心房颤动或心房扑动患者在围术期、术后或其他需短效药物对心室率进行短期控制的紧急情况下，迅速控制心室率。②用于需特别干预控制快速心率的非代偿性窦性心动过速。

2. 用于麻醉诱导期、气管插管过程、术中、麻醉苏醒期和术后发生的心动过速和（或）高血压。

（二）用法用量

1. 室上性心动过速或非代偿性窦性心动过速：采用连续静脉滴注方式给药，为达所期望的心室反应，可能有必要再次给予负荷剂量和（或）调整维持滴注剂量（步进式给药）。连续给药和步进式给药的有效维持剂量为 50～200 μg/（kg·min），部分患者给予 25 μg/（kg·min）已足够。剂量超过 200 μg/（kg·min）时并不增强心率减慢效果，反而增加不良反应的发生率。维持滴注给药的最长时间为 48 h。

2. 术中和术后心动过速和（或）高血压：静脉给药。①即刻控制剂量为 1 mg/kg，静脉注射 30 s，必要时以 150 μg/（kg·min）静脉滴注维持。②逐渐控制剂量同室上性心动过速。③治疗心动过速时，维持滴注剂量不宜超过 200 μg/（kg·min）；剂量超过 200 μg/（kg·min）时并不增强心率减慢效果，反而增加不良反应的发生率。治疗高血压时，可能需更高的维持滴注剂量［250～300 μg/（kg·min）］。尚无有关剂量超过 300 μg/（kg·min）安全性的研究资料。

（三）指南推荐

《成人非心脏手术围术期血压评估与管理指南》

推荐依据：术中常用缩血管药物，如去氧肾上腺素或者去甲肾上腺素；血管扩张药，如硝普钠、尼卡地平、硝酸甘油等；或者短效 $β_1$ 受体阻滞剂，如艾司洛尔等。在围术期出现高血压急症（一般超过 180/120 mmHg）时需要紧急处理，如合并心率快且无 β 受体阻滞剂禁忌证者，可首选艾司洛尔或拉贝洛尔。

（四）药理机制

本药为短效选择性 $β_1$ 受体阻滞剂，在治疗剂量下无明显内在拟交感活性或膜稳定作用。其主要抑制位于心肌的 $β_1$ 受体，大剂量时对血管及支气管平滑肌的 $β_2$ 受体亦有阻滞作用。

本药可减慢正常人运动及静息时的心率，对抗异丙肾上腺素引起的心率加快。其降血压作用与 β 受体阻滞程度呈相关性。

（五）不良反应

常见不良反应包括低血压、外周缺血、神志不清、头痛、易激惹、乏力、呕吐等。

比索洛尔氨氯地平片

（一）适应证

作为高血压治疗的替代疗法，用于目前同时服用与复方制剂剂量相同的单药且血压控制良好的患者。

（二）用法用量

每日推荐剂量1片，严禁突然停药，因为可能会导致临床状况短时恶化，尤其是缺血性心脏病患者不得突然停药。早晨服用，整片服用勿嚼碎。

（三）特殊人群用法用量

重度肝损伤、重度肾损伤（肌酐清除＜20 ml/min）患者，比索洛尔每日剂量不超过10 mg。

（四）药理机制

比索洛尔是一种高选择性 β_1 受体阻滞剂，无内在拟交感活性和膜稳定活性，比索洛尔对支气管和血管平滑肌 β_2 受体仅有较低的亲和力，对 β_2 受体有关的代谢效应无明显影响，因此，比索洛尔通常不会影响呼吸道阻力和 β_2 受体调节的代谢效应，比索洛尔在超出治疗剂量时仍具有 β_1 受体选择性作用。比索洛尔无明显的负性肌力效应。

氨氯地平为二氢吡啶类钙通道阻滞剂，可抑制钙离子跨膜进入血管平滑肌和心肌。其抗高血压作用机制是由于直接舒张血管平滑肌，引起外周血管阻力下降。

（五）不良反应

与氨氯地平有关的常见不良反应：嗜睡、头晕、头痛、心悸、潮红、腹痛、恶心、脚踝肿胀、水肿及疲劳等。

与比索洛尔有关的常见不良反应：头晕、头痛、肢端发冷、麻木、恶心、呕吐、腹泻、便秘及疲劳等。

氨氯地平叶酸片（Ⅱ）

（一）适应证

用于治疗伴血浆同型半胱氨酸升高的原发性高血压。

（二）用法用量

通常推荐起始剂量为一次5.4 mg或5.8 mg、每日1次，推荐维持剂量为一次5.8 mg、每日1次。最大日剂量为10.8 mg。根据个体需要调整用药剂量，通常调整期应不少于7～14日。

（三）药理机制

氨氯地平为二氢吡啶类钙通道阻滞剂，其与钙通道的相互作用取决于其和受体位点结合及解离的渐进性速率。氨氯地平对平滑肌的作用大于心肌，通过直接作用于血管平滑肌扩张外周动脉，从而降低外周血管阻力和血压。

（四）不良反应

常见不良反应为头晕。

阿利沙坦酯片

（一）适应证

用于治疗轻、中度原发性高血压。

（二）用法用量

通常起始剂量和维持剂量为一次240 mg，每日1次，继续增加剂量不能增强疗效。治疗4周可达最大降压效果。不建议本药与食物同服。

（三）药理机制

血管紧张素Ⅱ为肾素血管紧张素系统（RAS）的关键性产物，在高血压的病理生理过程中起主要作用。血管紧张素Ⅱ有两种受体：1型（AT1）和2型（AT2）。血管紧张素Ⅱ与AT1受体结合，具有促进血管收缩、醛固酮释放、心脏收缩、钠重吸收和刺激平滑肌细胞增生等生理作用。

本药经酯酶代谢产生活性代谢产物 E3174，E3174 与 AT1 受体选择性结合，阻断血管紧张素Ⅱ所产生的生理作用。E3174 不影响其他激素受体或心血管中重要的离子通道的功能，亦不抑制降解缓激肽的血管紧张素转换酶（激肽酶Ⅱ），因此不会出现缓激肽作用增强导致的不良反应。

（四）不良反应

常见不良反应：头痛、头晕、血脂升高、转氨酶升高、高胆固醇血症等。

美阿沙坦钾片

（一）适应证

用于治疗原发性高血压。

（二）用法用量

推荐起始剂量为一次 40 mg，每日 1 次。如较低剂量下血压控制不佳，最大剂量可增至一次 80 mg，每日 1 次；如单用本药血压控制不佳，可与其他降压药联用。

（三）特殊人群用法用量

1. 妊娠期妇女禁用。
2. 老年人群：75 岁及以上老年人可考虑以 20 mg 作为起始剂量。
3. 肝功能不全患者：轻至中度肝功能损伤患者应考虑以 20 mg 作为起始剂量。

（四）药理机制

本药为一种前体药物，口服吸收后迅速转化为活性成分阿齐沙坦。血管紧张素Ⅱ为肾素-血管紧张素-醛固酮系统（RAAS）中的主要升压物质，有收缩血管、刺激醛固酮合成和释放、兴奋心脏及促进肾对钠的重吸收等作用。阿齐沙坦在多种组织中可通过选择性阻断血管紧张素Ⅱ与 1 型受体（AT1）结合而阻断血管紧张素Ⅱ的作用。阿齐沙坦与 AT1 受体的亲和性为 AT2 受体的 10 000 倍。

（五）不良反应

常见不良反应：头晕、腹泻、血肌酸磷酸激酶升高等。

沙库巴曲缬沙坦钠片

（一）适应证

1. 用于射血分数降低（LVEF ≤ 40%）的慢性心力衰竭患者（NYHA 心功能分级为Ⅱ～Ⅳ级），以降低心血管死亡及入院的风险。本药可替代血管紧张素转换酶抑制药（ACEI）或血管紧张素受体拮抗药（ARB），与其他心力衰竭治疗药物联用。
2. 用于治疗原发性高血压。

（二）用法用量

1. 射血分数降低的慢性心力衰竭：推荐起始剂量为一次 100 mg（沙库巴曲 49 mg/ 缬沙坦 51 mg），每日 2 次。先前未使用过 ACEI 或 ARB，或使用低剂量上述药物的患者，推荐起始剂量为一次 50 mg（沙库巴曲 24 mg/ 缬沙坦 26 mg），每日 2 次。如耐受，每 2～4 周将剂量加倍，直至达一次 200 mg（沙库巴曲 97 mg/ 缬沙坦 103 mg）、每日 2 次的目标维持剂量。
2. 原发性高血压：推荐起始剂量为一次 200 mg，每日 1 次。若此剂量无法充分控制血压，可增至一次 400 mg，每日 1 次。可单用或与除 ACEI 和 ARB 以外的其他降压药联用。

（三）特殊人群用法用量

1. 妊娠中晚期妇女禁用。
2. 肾功能不全时剂量：射血分数降低的慢性心力衰竭患者，若有中、重度肾功能损害［eGFR ＜ 30 ml/（min · 1.73 m^2）］，推荐起始剂量为一次 50 mg、每日 2 次。
3. 肝功能不全时剂量

（1）射血分数降低的慢性心力衰竭：中度肝功能损害患者推荐起始剂量为一次 50 mg、每日 2 次；如耐受，每 2～4 周将剂量加倍，直至达一次 200 mg、每日 2 次的目标维持剂量。

（2）原发性高血压：中度肝功能损害患者推荐起始剂量为一次 100 mg、每日 1 次。

4. 特殊疾病状态：收缩压为 100～110 mmHg、射血分数降低的慢性心力衰竭患者，考虑将起始剂量改为一次 50 mg、每日 2 次。

（四）指南推荐

《慢性心力衰竭"新四联"药物治疗临床决策路径专家共识（2022）》

"新四联"药物的启动原则为尽早启动：对所有射血分数降低的心力衰竭患者，无禁忌证的情况下，应尽早启动血管紧张素受体脑啡肽酶抑制剂（ARNI）（或 ACEI/ARB）＋钠-葡萄糖共转运蛋白 2 抑制剂（SGLT2i）＋β 受体阻滞剂＋盐皮质激素受体拮抗剂（MRA），即"新四联"治疗，以改善预后。

（五）药理机制

本药含脑啡肽酶抑制药沙库巴曲和 ARB 缬沙坦。通过沙库巴曲活性代谢产物 LBQ657 抑制脑啡肽酶，从而使经脑啡肽酶降解的多肽（如利钠肽）水平增加。缬沙坦通过阻断血管紧张素Ⅱ与 1 型受体（AT1）结合，抑制血管紧张素Ⅱ的作用，并抑制血管紧张素Ⅱ依赖的醛固酮释放。

（六）不良反应

主要不良反应包括血管性水肿、低血压、肾功能损害、高钾血症等。

非诺贝酸片

（一）适应证

本药在控制饮食的基础上：①用于降低重度高甘油三酯血症（≥ 500 mg/dl）患者的甘油三酯水平。②用于治疗原发性高胆固醇血症或混合型血脂异常。

（二）用法用量

1. 重度高甘油三酯血症：初始剂量为一日 35～105 mg。根据疗效个体化给药，每 4～8 周复测血脂，必要时调整给药剂量，最大剂量为一次 105 mg、每日 1 次。

2. 原发性高胆固醇血症或混合型血脂异常：一日 105 mg。

（三）特殊人群用法用量

1. 妊娠期妇女禁用。

2. 肾功能不全时剂量：轻、中度肾功能损伤患者，初始剂量为一次 35 mg、每日 1 次。

（四）药理机制

本药通过激活过氧化物酶体增殖物激活受体 α（PPARα）实现对脂质的修饰作用。通过该机制，激活脂蛋白脂酶，并减少脂蛋白脂酶抑制剂 ApoC Ⅲ的产生，进而增加脂肪分解，并消除血浆中富含甘油三酯的颗粒。甘油三酯的降低导致低密度脂蛋白（LDL）的大小和组成发生变化，从小的致密颗粒变为大的浮力颗粒。这些较大颗粒对胆固醇受体具有更大的亲和力，并迅速分解代谢。

（五）不良反应

主要不良反应包括腹痛、背痛、头痛、肝功能异常、恶心、便秘、呼吸障碍、鼻炎等。

海博麦布片

（一）适应证

作为饮食控制外的辅助治疗，单用或与他汀类药物联用治疗原发性（杂合子型、家族性或非家族性）高胆固醇血症，可降低总胆固醇（TC）、低密度脂蛋白胆固醇（LDL-C）、载脂蛋白 B（Apo B）。

（二）用法用量

一次 10 mg 或 20 mg，每日 1 次，单用或与他汀类药物联用。

（三）指南推荐

《中国血脂管理指南（2023 年）》

海博麦布为我国研发的胆固醇吸收抑制剂。

国人数据显示，海博麦布 10 mg/d 单用使 LDL-C 降低约 15%（较安慰剂），20 mg/d 联合他汀类药物较单用他汀类药物使 LDL-C 进一步降低约 16%，安全性和耐受性良好。

（四）药理机制

本药可抑制胆固醇载体 NPC1L1 依赖的胆固醇吸收，从而减少小肠中胆固醇向肝转运，降低血胆固醇水平，减少肝内胆固醇贮量。

（五）不良反应

常见不良反应：乏力、腹泻、口干、上腹痛、肌酶升高、肌酸磷酸激酶升高、肌酸磷酸激酶同工酶升高、高尿酸血症、关节痛、肢体疼痛、头痛、睡眠障碍、湿疹等。

依洛尤单抗注射液

（一）适应证

1. 用于动脉粥样硬化性心血管疾病，以降低心肌梗死、卒中和冠状动脉血运重建的风险：与最大耐受剂量的他汀类药物联用，伴或不伴其他降脂疗法；或对他汀类药物不耐受或禁忌使用的患者单用或与其他降脂疗法联用。

2. 作为饮食的辅助疗法，用于治疗原发性高胆固醇血症（杂合子型家族性和非家族性）或混合型血脂异常，以降低 LDL-C 水平：接受最大耐受剂量的他汀类药物治疗仍无法达 LDL-C 目标者，与他汀类药物联用，伴或不伴其他降脂疗法；或对他汀类药物不耐受或禁忌使用的患者单用或与其他降脂疗法联用。

3. 与饮食疗法和其他降低 LDL-C 的疗法（如他汀类药物、依折麦布、LDL 分离术）联用，治疗需进一步降低 LDL-C 的纯合子型家族性高胆固醇血症（HoFH）。

（二）用法用量

皮下给药，对于 HoFH 患者，使用一次性预充式自动注射器，在 30 min 内，给药剂量为 420 mg，每月 1 次。鉴于对治疗的应答取决于 LDL 受体功能的水平，应在其给药 4～8 周后检测 HoFH 患者的 LDL-C 水平。

（三）指南推荐

《中国血脂管理指南（2023 年）》

中等强度他汀类药物联合胆固醇吸收抑制剂下 LDL-C 仍不能达标者，联合前蛋白转化酶枯草溶菌素 9（PCSK9）抑制剂（Ⅰ，A）

对于≥ 75 岁人群，如存在潜在药物相互作用或肾功能损害，建议从低剂量他汀类药物开始，中等剂量不能达标者可考虑联合胆固醇吸收抑制剂或 PCSK9 抑制剂治疗（Ⅱb，C）

家族性高胆固醇血症（FH）诊断与治疗推荐：根据 LDL-C 达标需求和个体耐受情况，选择单药或联合降 LDL-C 药物，包括他汀类药物、胆固醇吸收抑制剂、PCSK9 抑制剂等（Ⅰ，A）。HoFH 患者可联合应用 PCSK9 抑制剂、Lomitapide、Evinacumab（国外均已获批）（Ⅰ，B）。

（四）药理机制

依洛尤单抗是一种对 PCSK9 的人单克隆抗体 IgG2。通过与 PCSK9 结合，抑制循环中的 PCSK9 与低密度脂蛋白受体结合，从而阻止 PCSK9 介导的低密度脂蛋白受体降解，使低密度脂蛋白受体可重新循环至肝细胞表面。

（五）不良反应

1. 治疗 HoFH 患者的不良反应包括上呼吸道感染、流感、胃肠炎和鼻咽炎，治疗成人原发性高脂血症患者的不良反应最常见为肌痛。

2. 变态反应。

3. 存在免疫原性的可能。

阿利西尤单抗注射液

（一）适应证

1. 用于心血管事件预防，在确诊为动脉粥样硬化性心血管疾病的成人患者中，降低心肌梗死、卒中、需要住院的不稳定型心绞痛的风险。①通过与最大耐受剂量的他汀类药物联合用药，伴或不伴其他降脂疗法。②或者在他汀类药物不耐受或禁忌使用的患者中，单独用药或与其他降脂疗法联合用药。

2. 可作为饮食的辅助疗法，用于成人原发性高胆固醇血症（杂合子型家族性和非家族性）或混合型血脂异常患者的治疗，以降低 LDL-C 水平。①在接受最大耐受剂量的他汀类药物治疗仍无法达到 LDL-C 目标的患者中，与他汀类药物或者与他汀类药物及其他降脂疗法联合用药。②或者在他汀类药物不耐受或禁忌使用的患者中，单独用药或与其他降脂疗法联合用药。

（二）用法用量

本品的常规起始剂量为 75 mg，皮下注射，每 2 周一次。若患者需要更大幅度降低 LDL-C，可以 150 mg 起始给药，皮下注射，每 2 周一次。

（三）特殊人群用法用量

孕妇及哺乳期妇女：不建议使用。

（四）指南推荐

《中国血脂管理指南（2023 年）》

推荐在生活方式干预的基础上，以中等强度他汀类药物作为起始药物治疗，必要时联用胆固醇吸收抑制剂和（或）PCSK9 抑制剂的达标策略。

（五）药理机制

本药是一种针对人 PCSK9 的全人源单克隆抗体 IgG1。通过抑制 PCSK9 与低密度脂蛋白受体（LDLR）结合，导致能够清除血液中低密度脂蛋白的 LDLR 数量增加，从而降低 LDL-C 水平。

（六）不良反应

常见不良反应为局部注射部位各种反应、上呼吸道症状和体征（咽痛、流涕、打喷嚏）以及瘙痒。

第四章

皮肤病用药

盐酸奈康唑乳膏

（一）适应证

用于下列皮肤真菌病的治疗：①癣菌病，如足癣、体癣、股癣；②皮肤念珠菌病，如指间糜烂、间擦疹；③花斑癣。

（二）用法用量

每日 1 次，涂敷于患处。

（三）药理机制

本药在完全抑菌及杀菌的高浓度下不直接损伤细胞膜；在部分抑菌的浓度下主要抑制真菌细胞成分麦角甾醇的合成，引起细胞膜脂质组成的改变，并增强前者作用。

（四）不良反应

主要不良反应为局部刺激感、皮炎、皮肤发红或红斑、瘙痒感、浸润、脱屑增加等。

本维莫德乳膏

（一）适应证

本品用于适合局部治疗的成人轻至中度稳定性寻常型银屑病。

（二）用法用量

皮肤局部外用，每日 2 次，早晚各 1 次，均匀涂抹于患处，形成一薄层即可。每日最大使用剂量不超过 6 g，治疗面积不应超过体表面积的 10%。患处皮肤涂布本品后严禁日光照射，在自然光照下也需注意采取避光措施。

临床用药总时间最长不得超过 12 周。停药后不推荐重复使用。

本品不可用于头面部、口周及眼睑部、腹股沟、肛门生殖器等部位。

（三）特殊人群用法用量

1. 孕妇及哺乳期妇女：妊娠、计划妊娠及哺乳期妇女禁用。

2. 儿童：18 岁以下患者不得使用本品。

（四）指南推荐

《本维莫德乳膏治疗银屑病专家指导意见》

推荐本维莫德乳膏用于银屑病和特应性皮炎的治疗。

（五）药理机制

本维莫德可抑制淋巴细胞蛋白质酪氨酸激酶活性；此外，对与银屑病相关的炎症性细胞因子的释放、炎症细胞迁移和浸润、角质形成细胞的非正常分化和增生、新生血管形成和血管扩张均有抑制作用。

（六）不良反应

常见不良反应：用药部位瘙痒、毛囊炎、接触性皮炎、丘疹、过敏性皮炎、疼痛、红斑、皮肤水肿、皮疹、色素异常、皮炎、皮肤干燥等。

度普利尤单抗注射液

（一）适应证

本品用于治疗外用药控制不佳或不建议使

用外用药的6个月及以上儿童和成人中重度特应性皮炎。本品可与或不与外用皮质类固醇联合使用。

（二）用法用量

1. 用量

（1）成人：推荐成人患者使用本品的初始剂量为600 mg（300 mg注射2次），继以每2周一次给予300 mg，皮下注射给药。

（2）儿童（6个月至17岁）

①6个月至5岁儿童患者的给药剂量

5 kg至＜15 kg，初始剂量200 mg（一剂200 mg注射液）每4周一次。

15 kg至＜30 kg，初始剂量300 mg（一剂300 mg注射液）每4周一次。

②6～17岁儿童患者的给药剂量

15 kg至＜30 kg，初始剂量600 mg（两剂300 mg注射液），后续300 mg每4周一次。

30 kg至＜60 kg，初始剂量400 mg（两剂200 mg注射液），后续200 mg每2周一次。

≥60 kg，初始剂量600 mg（两剂300 mg注射液），后续300 mg每2周一次。

（3）老年患者（≥65岁）不建议调整剂量。

2. 用法

（1）本品通过皮下注射至大腿、上臂或腹部，肚脐周围5 cm以内的区域除外。每支预充式注射器仅供一次性使用。

（2）对于400 mg初始剂量，应在不同的注射部位接连注射2次200 mg本品。对于600 mg初始剂量，应在不同的注射部位接连注射2次300 mg本品。

（3）建议每次注射时轮换注射部位。本品不应注射至脆弱、受损或有瘀伤、瘢痕的皮肤上。

（4）本品治疗特应性皮炎16周后无效的患者应考虑停止治疗。

（5）错过一次给药时，在计划给药日后7天内补充给药，然后恢复原先的给药计划。

（三）指南推荐

《度普利尤单抗治疗特应性皮炎专家共识》

推荐度普利尤单抗用于中重度特应性皮炎治疗。

（四）药理机制

本药是一种全人单克隆抗体（IgG4型），可抑制白细胞介素（IL）-4和IL-13信号传导，从而抑制其细胞因子诱导的炎性反应，包括促炎细胞因子、趋化因子、一氧化氮和IgE的释放；但是度普利尤单抗的作用机制尚未完全明确。

（五）不良反应

常见不良反应：注射部位反应（包括红斑、水肿、瘙痒、疼痛和肿胀）、结膜炎、过敏性结膜炎、关节痛、口腔疱疹和嗜酸性粒细胞增多。

克立硼罗软膏

（一）适应证

本品适用于3月龄及以上患者轻度至中度特应性皮炎的局部外用治疗。

（二）用法用量

将一薄层克立硼罗软膏涂于患处，每日2次。本药仅外用，不宜口服、眼内使用或阴道内给药。

（三）指南推荐

《特应性皮炎治疗药物应用管理专家共识（2024版）》

推荐克立硼罗可用于包括皮肤薄嫩部位和褶皱部位的所有部位皮损。初始可与外用糖皮质激素（TCS）联合使用，如应用TCS的间歇期应用克立硼罗，皮损改善后使用克立硼罗维持治疗。

（四）药理机制

克立硼罗是一种磷酸二酯酶-4（PDE-4）抑制剂，可导致细胞内环磷酸腺苷（cAMP）水平升高。克立硼罗治疗特应性皮炎的具体作用机制尚不明确。

（五）不良反应

常见不良反应为给药部位疼痛。

阿布昔替尼片

（一）适应证

本品适用于对其他系统治疗（如激素或生物制剂）应答不佳或不适宜上述治疗的难治性、中重度特应性皮炎成人患者。

（二）用法用量

1. 用量：本品的推荐剂量为 100 mg 每日 1 次。如果每日 1 次口服 100 mg 本品未实现充分应答，考虑将剂量增加至 200 mg 每日 1 次（可短期使用，≤ 12 周）。如果在剂量增加至每日 1 次 200 mg 后发现未达到充分应答，则停用本品。应使用所需的最低有效剂量以维持应答。

（1）肾功能损伤：30 ml/（min · 1.73 m^2）≥ eGFR ≤ 59 ml/（min · 1.73 m^2），建议阿布昔替尼片 50 mg 每日 1 次；eGFR ≤ 29 ml/（min · 1.73 m^2），不建议使用。在轻、中度肾功能损伤患者中，如果在 12 周后未实现充分应答，可将本品的剂量加倍。

（2）肝功能损伤：不建议重度肝功能损伤患者使用本品。对于轻、中度肝功能损伤患者无须调整剂量。

2. 用法：应在每天大致相同的时间口服阿布昔替尼，每日 1 次，可与食物同服或不同服。如有漏服，应建议患者尽快补服该剂量。如果与下一次服药时间间隔不到 12 h，则患者不应服用漏服的剂量，此后按常规计划时间继续用药。

阿布昔替尼片应整片用水吞服。阿布昔替尼片不可压碎、切开或咀嚼服用。

起始给药，如果患者的血小板计数＜ 150×10^3/mm^3、淋巴细胞绝对计数＜ 0.5×10^3/mm^3、中性粒细胞绝对计数＜ 1×10^3/mm^3 或血红蛋白值＜ 8 g/dl，则不应开始阿布昔替尼治疗。

（三）指南推荐

《中国中重度特应性皮炎诊疗临床路径专家共识（2023 版）》

推荐阿布昔替尼用于对其他系统治疗（如糖皮质激素或生物制剂）应答不佳或不适宜上述治疗的难治性、中重度特应性皮炎成人患者。

（四）药理机制

阿布昔替尼是 Janus 激酶（JAK）1 抑制剂。阿布昔替尼通过阻断三磷酸腺苷（ATP）结合位点，可逆性和选择性地抑制 JAK1，可引起血清炎症标志物的剂量依赖性降低。

（五）不良反应

常见不良反应：恶心、头痛、痤疮、单纯疱疹、血肌酸磷酸激酶升高、呕吐、头晕和上腹痛。

第五章

泌尿生殖系统药物

克霉唑阴道膨胀栓

（一）适应证

用于念珠菌性外阴阴道病。

（二）用法用量

阴道给药，洗净后将栓剂置于阴道深处。每晚 1 次，一次 1 粒。连续 7 日为一疗程。

（三）特殊人群用法用量

孕妇、哺乳期妇女及无性生活史的女性应在医师指导下使用。

（四）药理机制

本品系广谱抗真菌药，抑制真菌细胞膜的合成，以及影响其代谢过程。

（五）不良反应

偶见局部刺激，如瘙痒或烧灼感。

第六章

除性激素和胰岛素外的全身激素制剂

去氨加压素口服溶液

（一）适应证

用于夜间遗尿症、中枢性尿崩症。

（二）用法用量

用于夜间遗尿症时，成人首次用量为睡前200 μg，如疗效不显著可增至400 μg，连续使用3个月后至少停用1周，以便评估是否需要继续治疗。6岁及以上儿童用法用量同成人。

用于中枢性尿崩症时，开始一次100 μg、每日3次，以后根据疗效调整剂量。多数患者的适宜剂量为一次100～200 μg、每日3次。一日总量为200～1200 μg。儿童用法用量同成人。

（三）特殊人群用法用量

1. 孕妇及哺乳期妇女：妊娠期尿崩症首选本药治疗，用药时建议密切监测，因本药具有抗利尿作用，用药时应限制液体摄入并监测血压，且避免在子痫前期和子痫患者中使用。已使用本药治疗尿崩症的患者在妊娠期也可继续用药，必要时可调整剂量。哺乳期妇女可用。

2. 儿童：幼儿慎用。

3. 老人：65岁以上老人慎用。

4. 特殊疾病状态：高血压、慢性肾病患者慎用。

（四）药理机制

本药与天然激素精氨酸加压素的结构类似，主要区别为对半胱氨酸进行脱氨基处理和以D-精氨酸取代L-精氨酸。这些结构改变后，可使作用时间延长，而不产生加压的不良反应。

（五）不良反应

常见不良反应：头痛、胃痛、恶心、鼻充血等。

注射用醋酸奥曲肽微球

（一）适应证

1. 用于下列肢端肥大症患者的治疗

（1）皮下注射醋酸奥曲肽注射液（善宁）已充分控制病情。

（2）不适合外科手术治疗、放射治疗或者此类治疗无效的患者，或者在放射治疗充分发挥疗效前，处于潜在反应阶段的患者。

2. 用于胃肠胰内分泌肿瘤患者：伴有以下功能性胃肠胰内分泌肿瘤症状的患者，已经用皮下注射善宁治疗得到充分控制。

（1）伴有类癌综合征特征的类癌。

（2）血管活性肠肽瘤。

（3）胰高血糖素瘤。

（4）胃泌素瘤（卓-艾综合征）。

（5）胰岛素瘤（用于术前低血糖的控制和维持治疗）。

（6）生长激素释放因子腺瘤与需雄激素去势治疗的前列腺癌。

（二）用法用量

1. 仅能通过臀部肌肉深部注射给药。

2. 肢端肥大症

（1）对使用标准剂量皮下注射善宁已完全控制的患者，本品的推荐初始剂量为 20 mg，每 4 周给药 1 次，共 3 个月。

（2）如果 3 个月后临床症状以及生化参数［生长激素（GH）和胰岛素样生长因子 -1（IGF-1）］尚未完全控制（仍旧 GH ＞ 2.5 μg/L），剂量应当增至 30 mg，每 4 周给药 1 次。如 GH ≤ 2.5 μg/L，则继续使用 20 mg 治疗，每 4 周给药 1 次。

（3）如果使用 20 mg 治疗 3 个月后，GH 的浓度持续低于 1 μg/L，IGF-1 的浓度正常以及临床上肢端肥大症的可逆症状和体征消失，本品的剂量可降至 10 mg。

（4）持续使用本品而未改变剂量的患者，应每 6 个月评价 GH 和 IGF-1。

（5）对于不适合外科手术治疗、放射治疗或者此类治疗无效的患者，或者在放射治疗充分发挥疗效前病情处于潜在反应阶段的患者，建议在开始使用本品治疗前，先短期使用皮下注射善宁以评估奥曲肽治疗的反应和全身耐受性。

3. 胃肠胰内分泌肿瘤

（1）已使用皮下注射善宁治疗的患者：对于皮下注射善宁能够控制症状的患者，建议本品的初始剂量为 20 mg，每 4 周给药 1 次。应继续维持原有皮下注射善宁的有效剂量治疗至第一次注射本品后至少 2 周。

（2）从未使用皮下注射善宁治疗的患者：建议开始使用本品治疗前，应短期（约 2 周）每日 3 次皮下注射善宁 0.1 mg，以评估奥曲肽治疗反应和全身耐受性。

（3）使用本品治疗 3 个月后，对于症状和生化指标已完全控制的患者，本品剂量可以降至 10 mg，每 4 周给药 1 次。使用本品治疗 3 个月后症状仅部分控制的患者，剂量可以增至 30 mg，每 4 周给药 1 次。

（三）特殊人群用法用量

孕妇及哺乳期妇女：哺乳期妇女使用应该禁止哺乳。

（四）指南推荐

《中国抗癌协会神经内分泌肿瘤诊治指南（2022 年版）》

推荐长效奥曲肽为改善功能性神经内分泌肿瘤激素相关症状的一线治疗，其缓释剂型可显著改善 70%～80% 类癌综合征患者的腹泻及潮红症状。

（五）药理机制

本药的药理作用与天然激素、生长抑素相似。奥曲肽对生长激素、胰高糖素和胰岛素的抑制作用甚至比生长抑素更强。

（六）不良反应

常见不良反应：胃肠道异常、神经系统异常、肝胆异常以及代谢和营养异常。

醋酸兰瑞肽缓释注射液（预充式）

（一）适应证

本品适用于在手术和（或）放射治疗后血液中生长激素（GH）和胰岛素样生长因子 -1（IGF-1）水平仍然异常时，或不能进行外科手术和（或）放射治疗的肢端肥大症的治疗。

（二）用法用量

1. 本品患者应以 90 mg 为起始剂量治疗，深部皮下注射，每 4 周给药 1 次，连续给药 3 个月。

2. 3 个月后可根据以下情况对剂量进行调整：

（1）若 1 ng/ml ＜ GH ≤ 2.5 ng/ml、IGF-1 正常、临床症状得以控制，保持每 4 周 90 mg 的剂量。

（2）若 GH ＞ 2.5 ng/ml、IGF-1 升高和（或）临床症状未得到控制，将剂量提高至每 4 周 120 mg。

（3）若 GH ≤ 1 ng/ml、IGF-1 正常、临床症状得以控制，将剂量减少至每 4 周 60 mg。

3. 对于在 60 mg 或 90 mg 本品治疗下病情得到控制的患者，可考虑 120 mg 剂量的延长给药间隔方案，每 6 或 8 周注射 1 次。在用量方案改变后6周，应测定GH和IGF-1水平，评价患者反应的持续性。

4. 建议中度或重度肾或肝功能损害患者采用60 mg兰瑞肽的起始剂量。

5. 本品应该通过臀部外上象限深部皮下注射给药。

（三）指南推荐

《中国肢端肥大症诊治共识（2021版）》

推荐主要用于手术后未缓解患者的治疗，醋酸兰瑞肽缓释注射液可有效抑制GH分泌，同时控制垂体GH腺瘤增大甚至缩小腺瘤，是治疗肢端肥大症患者的首选药物。

（四）药理机制

兰瑞肽是一种天然生长抑素的八肽类似物，作用机制类似天然生长抑素。

（五）不良反应

常见不良反应：胃肠系统异常（腹泻和腹痛）、胆石症（通常无症状）和注射部位反应（疼痛、硬结）。

第七章

全身用抗感染药物

注射用甲苯磺酸奥马环素

（一）适应证

用于治疗敏感微生物所致的社区获得性细菌性肺炎（CABP）、急性细菌性皮肤和皮肤结构感染（ABSSSI）。

（二）用法用量

1. 社区获得性细菌性肺炎（CABP）成人患者的剂量：如表 7-1 所示。给予 CABP 患者起始负荷剂量时，应通过静脉输注给予注射用奥马环素。

表 7-1　CABP 成人患者的奥马环素剂量

起始负荷剂量	维持剂量	治疗持续时间
第 1 天，200 mg 静脉输注 60 min	100 mg 静脉输注 30 min，每日 1 次	7～14 天
或	或	
第 1 天，100 mg 静脉输注 30 min，共 2 次	300 mg 口服，每日 1 次	

2. 急性细菌性皮肤和皮肤结构感染（ABSSSI）成人患者的剂量：如表 7-2 所示。给予 ABSSSI 患者起始负荷剂量时，应通过静脉输注给予注射用奥马环素。

表 7-2　ABSSSI 成人患者的奥马环素剂量

起始负荷剂量	维持剂量	治疗持续时间
第 1 天，200 mg 静脉输注 60 min	100 mg 静脉输注 30 min，每日 1 次	7～14 天
或	或	
第 1 天，100 mg 静脉输注 30 min，共 2 次	300 mg 口服，每日 1 次	

（三）特殊人群用法用量

1. 孕妇及哺乳期妇女：妊娠中晚期给药时可能导致胎儿乳牙变色，并且可能可逆性地抑制胎儿骨骼生长。哺乳期使用奥马环素治疗期间以及接受最后剂量后 4 天内（基于半衰期）不建议母乳喂养。

2. 儿童：由于四环素类药物（包括奥马环素）对牙齿发育和骨骼生长的不良影响，不建议 8 岁以下的儿童患者使用奥马环素。

（四）指南推荐

《临床常用四环素类药物合理应用多学科专家共识》

针对疑似或确诊耐甲氧西林金黄色葡萄球菌（MRSA）所致的复杂皮肤软组织感染，可选择口服或静脉输注奥马环素；重症或有耐药菌感染风险的社区获得性肺炎患者可选用奥马环素；奥马环素还可用于快生长型非结核分枝杆菌感染的治疗。

（五）药理机制

奥马环素为氨甲基环素类抗菌药，属于四环素类抗菌药物。奥马环素与核糖体亚基 30S 结合并阻断蛋白质合成。通常认为奥马环素具有抑菌作用，但已观察到奥马环素对某些肺炎链球菌和流感嗜血杆菌的分离株具有杀菌活性。

（六）不良反应

常见不良反应：天冬氨酸氨基转移酶升高、γ- 谷氨酰转移酶升高、高尿酸血症、高甘油三酯血症、高血压、皮疹、瘙痒症、上呼吸道感染、白细胞计数升高、发热、心电图 QT 间期延长、心悸、失眠、便秘、头痛、眩晕、恶心、呕吐、腹泻、输注部位反应（输注部位外渗、疼痛、红斑、肿胀、炎症、刺激、周围肿胀和皮肤硬结）。

甲苯磺酸奥马环素片

（一）适应证

用于治疗敏感微生物所致的社区获得性细菌性肺炎（CABP）、急性细菌性皮肤和皮肤结构感染（ABSSSI）。

（二）用法用量

用量参考注射用甲苯磺酸奥马环素。至少禁食 4 h 后用水送服。口服给药后，2 h 内不食用任何食物或饮料（水除外），4 h 内不食用乳制品、抗酸剂或多种维生素。肾或肝功能受损患者无须调整剂量。

（三）特殊人群用法用量

同注射用甲苯磺酸奥马环素。

（四）指南推荐

同注射用甲苯磺酸奥马环素。

（五）药理机制

同注射用甲苯磺酸奥马环素。

（六）不良反应

同注射用甲苯磺酸奥马环素。

注射用头孢唑林钠 / 氯化钠注射液

（一）适应证

适用于治疗敏感细菌所致的支气管炎及肺炎等呼吸道感染、尿路感染、皮肤软组织感染、骨和关节感染、败血症、感染性心内膜炎、肝胆系统感染及眼、耳、鼻、喉科感染等。本品也可作为外科手术前的预防用药。本品不宜用于中枢神经系统感染。对慢性尿路感染，尤其伴有尿路解剖异常者，本品疗效较差。本品不宜用于治疗淋病和梅毒。

（二）用法用量

1. 成人常用剂量：一次 0.5～1 g，每日 2～4 次，严重感染可增加至一日 6 g，分 2～4 次静脉给予。

2. 儿童常用剂量：一日 50～100 mg/kg，分 2～3 次静脉滴注。

3. 肾功能减退者的肌酐清除率＞ 55 ml/min 时，仍可按正常剂量给药。肌酐清除率为 35～54 ml/min 时，可以给予推荐剂量，但给药间隔至少应为 8 h；11～34 ml/min 时，每 12 h 给予 1/2 常规剂量；＜ 10 ml/min 时，每 18～24 h 给予 1/2 常规剂量。

4. 小儿肾功能减退者应用头孢唑林时，先给予 12.5 mg/kg，继以维持量，肌酐清除率在 70 ml/min 以上时，仍可按正常剂量给予；40～70 ml/min 时，每 12 h 给予 12.5～30 mg/kg；20～40 ml/min 时，每 12 h 给予 3.1～12.5 mg/kg；5～20 ml/min 时，每 24 h 给予 2.5～10 mg/kg。

5. 当本品用于预防外科手术后感染时，一般为术前 0.5～1 h 静脉给药 1 g，手术时间超过 6 h 者术中加用 0.5～1 g，术后每 6～8 h 给予 0.5～1 g，至手术后 24 h 止。

（三）特殊人群用法用量

1. 孕妇及哺乳期妇女：妊娠或有妊娠可能的妇女权衡利弊后使用。哺乳期妇女使用应停止哺乳。

2. 儿童：早产儿及 1 个月以下新生儿不推荐应用本品。

3. 老人：慎用。

（四）指南推荐

《中国围术期感染预防与管理指南（2023）》

颅脑外科手术（清洁手术无植入物）中推荐首选第一、二代头孢菌素进行预防（如头孢唑林、头孢呋辛）；剖宫产手术推荐使用第一、二代头孢菌素联用甲硝唑或头霉素类（如头孢美唑）进行预防。

（五）药理机制

第一代头孢菌素，作用机制为与细菌细胞膜上的青霉素结合蛋白结合，使转肽酶酰化，细菌生长受抑制，以致溶解死亡。

（六）不良反应

应用头孢唑林的不良反应发生率低，药疹发生率为 1.1%，嗜酸粒细胞增高的发生率为 1.7%。

注射用头孢呋辛钠 / 氯化钠注射液

（一）适应证

本品适用于治疗以下疾病中特定微生物敏感菌株引起的感染：呼吸道感染、耳鼻喉感染、泌尿道感染、皮肤和软组织感染、败血症、脑膜炎、骨和关节感染、产褥期和妇科感染。

（二）用法用量

1. 成人：大多数感染，每次 750 mg、每日 3 次，对于较严重的感染，剂量应增至每次 1.5 g、每日 3 次；如果需要，间隔时间可至每 6 h 一次，每日总剂量为 3～6 g。

2. 脑膜炎：成年人每 8 h 静脉注射本品 3 g。

3. 肾功能损害时剂量：仅在肌酐清除率降至 20 ml/min 或以下时，才须减少剂量。对于肌酐清除率 10～20 ml/min 者，推荐剂量为每次 750 mg、每日 2 次。肌酐清除率＜ 10 ml/min，每日 1 次、每次 750 mg。对于接受透析的患者，在每次透析结束时再给予本品 750 mg；对于连续腹膜透析者，每日 2 次、每次 750 mg；在监护室进行连续动静脉血液透析或高流量血液透析的肾衰竭患者，每日 2 次、每次 750 mg。

（三）特殊人群用法用量

孕妇及哺乳期妇女：妊娠初期应慎用，哺乳期妇女慎用。

（四）指南推荐

同注射用头孢唑林钠 / 氯化钠注射液。

（五）药理机制

第二代头孢菌素，通过结合细菌蛋白，从而抑制细菌细胞壁的合成。

（六）不良反应

常见不良反应：中性粒细胞减少、嗜酸粒细胞增多、一过性肝酶水平增高，注射部位反应可能包括疼痛及血栓性静脉炎。

注射用头孢西丁钠 / 氯化钠注射液

（一）适应证

1. 用于治疗敏感菌引起的下呼吸道感染（包括肺炎、肺脓肿）、泌尿道感染（包括无并发症的淋病）、腹腔内感染（包括腹膜炎、腹内脓肿）、妇科感染（包括子宫内膜炎、盆腔蜂窝织炎、盆腔炎）、败血症（包括伤寒）、骨和关节感染、皮肤和皮肤软组织感染、心内膜炎。

2. 用于预防手术感染。

（二）用法用量

1. 成人

（1）治疗感染：常用量为一次 1～2 g，每 6～8 h 一次。单纯性感染（如肺炎、泌尿系统感染、皮肤感染），一次 1 g，每 6～8 h 一次。中、重度感染，一次 1 g，每 4 h 一次；或一次 2 g，每 6～8 h 一次。需大剂量抗生素治疗的感染（如气性坏疽），一次 2 g，每 4 h 一次；或一次 3 g，每 6 h 一次。

（2）预防手术感染：①剖宫产手术，脐带夹住时给予 2 g，4 h 和 8 h 后各追加 1 次剂量。②未受污染的胃肠道手术、经阴道子宫切除术或经腹子宫切除术，术前 0.5～1 h 给予 2 g，之后每 6 h 给予 2 g，给药时间不超过 24 h。

（3）肾功能不全时剂量：按肌酐清除率调整剂量。肌酐清除率为 30～50 ml/min 者，一次 1～2 g，每 8～12 h 一次；10～29 ml/min 者，一次 1～2 g，每 12～24 h 一次；5～9 ml/min 者，一次 0.5～1 g，每 12～24 h 一次；＜ 5 ml/min 者，一

次 0.5～1 g，每 24～48 h 一次。

2. 儿童

（1）治疗感染：静脉滴注，3 个月及以上儿童，一次 13.3～26.7 mg/kg，每 6 h 一次；或一次 20～40 mg/kg，每 8 h 一次；亦可一日 80～160 mg/kg，均分为 4～6 次给药。更高剂量应用于更严重或危重的感染，最大日剂量为 12 g。

（2）预防手术感染：3 个月及以上儿童，术前 0.5～1 h 给予 30～40 mg/kg。

（三）特殊人群用法用量

1. 孕妇及哺乳期妇女：数据非常有限，权衡利弊后使用。哺乳期妇女慎用。

2. 儿童：3 个月以下不宜使用。

（四）指南推荐

《抗菌药物临床应用指导原则（2015 年版）》

推荐可用于敏感菌引起的下呼吸道感染、血液感染、骨和关节感染，以及皮肤及软组织感染、尿路感染、腹腔感染、盆腔感染；也可用于胃肠道手术、经阴道子宫切除术、经腹腔子宫切除术或剖宫产等手术前的预防用药。

（五）药理机制

通过抑制细菌细胞壁合成而杀灭细菌。

（六）不良反应

常见不良反应为静脉给药部位反应（血栓性静脉炎）。

头孢托仑匹酯颗粒

（一）适应证

本品适用于敏感菌引起的下列感染：浅表性皮肤感染、深部皮肤感染、淋巴管及淋巴结炎、慢性脓皮病、肛周脓肿、咽炎及喉炎、扁桃体炎（包括扁桃体周围炎、扁桃体周围脓肿）、急性支气管炎、肺炎、肺脓肿、慢性呼吸系统病变的继发性感染、中耳炎、鼻窦炎、牙周炎、颌炎、膀胱炎、肾盂肾炎、猩红热、百日咳，以及外伤、烫伤、手术创口等的继发性感染。

（二）用法用量

1. 肺炎、中耳炎、鼻窦炎：通常，小儿服用头孢托仑匹酯一次 3 mg（效价）/kg、每日 3 次，餐后口服。根据需要，可以将用量增加至一次 6 mg（效价）/kg，但是不宜超过成人用量的上限剂量一次 200 mg（效价）、每日 3 次［每日 600 mg（效价）］。

2. 除上述疾病之外的其他感染：通常，小儿服用头孢托仑匹酯一次 3 mg（效价）/kg、每日 3 次，餐后口服。可以随年龄及症状，适宜增减用量。但是不宜超过成人用量的上限剂量一次 200 mg（效价）、每日 3 次［每日 600 mg（效价）］。

（三）特殊人群用法用量

1. 孕妇及哺乳期妇女：不适用。

2. 儿童：对于未满 3 岁小儿，当用药量为一次 6 mg（效价）/kg、每日 3 次时，腹泻、软便的发生频率较高，故应注意。

3. 老人：不适用。

（四）指南推荐

《2013 年日本儿童急性中耳炎诊断和管理临床实践指南（更新版）》

推荐本品颗粒剂作为治疗该疾病的口服头孢抗生素。

（五）药理机制

通过与细菌的青霉素结合蛋白结合，抑制细菌细胞壁合成。

（六）不良反应

主要不良反应为消化系统异常（腹泻、软便等）、皮肤及皮肤附属器异常（皮疹、荨麻疹）等。

盐酸头孢卡品酯颗粒

（一）适应证

本品适用于儿童。用于对头孢卡品敏感菌所致的下列感染：皮肤软组织感染、淋巴管和淋巴结炎、慢性脓皮病；咽炎、喉炎、扁桃体炎（包括扁桃体周围炎、扁桃体周围脓肿）、急性支气管炎、肺炎；膀胱炎、肾盂肾炎；中耳炎、鼻窦炎；猩红热。

（二）用法用量

口服。儿童常用剂量为一次 3 mg（效价）/kg，每日 3 次，餐后服用。

（三）指南推荐

《2022 日本指南：儿童呼吸道传染病的管理》

推荐治疗儿童社区获得性细菌性肺炎，对于青霉素过敏的患者推荐口服头孢卡品酯。

（四）药理机制

作用机制为通过与青霉素结合蛋白结合，阻碍细菌细胞壁合成，发挥杀菌作用。

（五）不良反应

常见不良反应：皮疹、嗜酸性粒细胞增多、白细胞减少、丙氨酸氨基转移酶（ALT）升高、天冬氨酸氨基转移酶（AST）升高、乳酸脱氢酶（LDH）升高、血尿素氮（BUN）升高、腹泻、腹痛、胃部不适、胃痛、恶心。

注射用头孢他啶 / 氯化钠注射液

（一）适应证

用于敏感革兰氏阴性杆菌所致的败血症、下呼吸道感染、腹腔和胆道感染、复杂性尿路感染和严重皮肤软组织感染等。对于由多种耐药革兰氏阴性杆菌引起的免疫缺陷者感染、医院内感染以及革兰氏阴性杆菌或铜绿假单胞菌所致中枢神经系统感染尤为适用。

（二）用法用量

1. 对于败血症、下呼吸道感染、胆道感染等，一日 4～6 g，分 2～3 次静脉滴注或静脉注射，疗程 10～14 日。

2. 对于泌尿系统感染和重度皮肤软组织感染等，一日 2～4 g，分 2 次静脉滴注或静脉注射，疗程 7～14 日。

3. 对于某些危及生命的感染、严重铜绿假单胞菌感染和中枢神经系统感染，可酌情增量至一日 0.15～0.2 g/kg，分 3 次静脉滴注或静脉注射。

4. 婴幼儿常用剂量为一日 30～100 mg/kg，分 2～3 次静脉滴注。

（三）药理机制

通过抑制细菌细胞壁合成而产生杀菌作用。

（四）不良反应

少数患者可发生皮疹、皮肤瘙痒、药物热、恶心、腹泻、腹痛，以及注射部位轻度静脉炎。

注射用头孢他啶 /5% 葡萄糖注射液

（一）适应证

用于敏感微生物引起的单一或多重感染，包括全身重度感染、下呼吸道感染（包括肺炎）、耳鼻喉感染、尿路感染、皮肤软组织感染、骨和关节感染、妇科感染、胃肠道胆道和腹部感染、中枢神经系统感染，以及预防围术期尿路感染。

（二）用法用量

1. 对于大多数感染，应每 8 h 给予 1 g 或每 12 h 给予 2 g 的剂量。

2. 对于尿路感染及许多较轻的感染，一般每 12 h 给予 500 mg 或 1 g 已足够。

3. 对于严重妇科和腹腔内感染，应每 8 h 给予 2 g 的剂量，静脉注射。

4. 对于非常严重的感染，特别是免疫抑制患者，包括那些中性粒细胞减少症的患者，应每 8 或 12 h 给予 2 g 或每 12 h 给予 3 g 的剂量。

5. 当用作前列腺手术预防治疗时，应将 1 g 的剂量用于诱导麻醉期间，第二次的剂量应考虑用于拔除导管时。

6. 老人：年龄大于 80 岁的患者，其每天的剂量一般不能超过 3 g。

7. 肾功能损害患者：应降低剂量以适应其减慢的排泄功能，肾功能轻度损害［即肾小球滤过率（GFR）＞50 ml/（min · 1.73 m^2）］的患者除外。对于怀疑为肾功能不全的患者，可给予 1 g 的首次负荷剂量，然后，应根据肾小球滤过率来决定合适的维持剂量。

（三）药理机制

通过抑制细菌细胞壁合成而产生杀菌作用。

（四）不良反应

常见不良反应：嗜酸粒细胞增多、血小板增多、腹泻、斑丘疹或荨麻疹、因静脉给药引起的静脉炎或血栓性静脉炎、肝酶短暂升高、抗人球蛋白试验（Coombs 试验）阳性。

注射用头孢地嗪钠 /5% 葡萄糖注射液

（一）适应证

本品适合于对头孢地嗪敏感的链球菌、肺炎链球菌、淋球菌、卡他莫拉菌、大肠埃希菌、柠檬酸杆菌、克雷伯菌等引起的上泌尿道感染（如肾盂肾炎）、下泌尿道感染（如膀胱炎、尿道炎）、下呼吸道感染（如支气管炎、支气管扩张伴感染、肺炎、慢性呼吸道疾患继发感染、肺脓肿、脓胸）。

（二）用法用量

基础方案：每次 1.0 或 2.0 g，每日 1～2 次。总量不超过 2 g。

（三）药理机制

第三代头孢菌素，通过抑制细菌细胞壁的合成而发挥杀菌作用。

注射用头孢地嗪钠 / 氯化钠注射液

（一）适应证

同注射用头孢地嗪钠 /5% 葡萄糖注射液。

（二）用法用量

同注射用头孢地嗪钠 /5% 葡萄糖注射液。

（三）药理机制

同注射用头孢地嗪钠 /5% 葡萄糖注射液。

注射用头孢噻肟钠他唑巴坦钠

（一）适应证

本品仅用于对头孢噻肟耐药而对本品复方制剂敏感的中重度感染患者。适用于敏感细菌所致的下列感染：①下呼吸道感染；②泌尿生殖道感染；③妇科感染；④菌血症或败血症；⑤皮肤及皮肤软组织感染；⑥腹腔感染；⑦骨和关节感染；⑧中枢神经系统感染。

（二）用法用量

1. 静脉滴注给药，用灭菌注射用水或 0.9% 氯化钠注射液溶解本品后，加入 5% 葡萄糖注射液或 0.9% 氯化钠注射液或 5% 葡萄糖氯化钠注射液 100 ml 中静脉滴注，滴注时间为 1 h 以上。建议本品在临床上溶于 0.9% 氯化钠注射液或 5% 葡萄糖注射液滴注时应在使用时现配，并最好在配伍后 4 h 内滴注完毕；或配伍后于冷处（2～8℃）保存，保存时间不超过 2 h，并在 4 h 内滴注完毕。

2. 用于中重度感染，常用量为每次 2.34 g（其中头孢噻肟钠 2 g，他唑巴坦钠 0.34 g），每日 3 次；或每次 3.51 g（其中头孢噻肟钠 3 g，他唑巴坦钠 0.51 g），每日 2 次。特别严重的感染可酌情增加剂量，其中他唑巴坦最大推荐剂量为 1.5 g/d。

3. 严重肾功能减退患者应用本品时须适当减量，血清肌酐超过 424 μmol/L（4.8 mg/dl）或肌酐清除率低于 20 mg/min 时，本品的维持量应减半；血清肌酐超过 751 μmol/L（8.5 mg/dl）时，维持量是正常量的 1/4。需血液透析者一日 0.585～2.34 g，但在透析后应加用 1 次剂量。

4. 通常疗程为 4～14 天，严重复杂感染可适当延长。

（三）特殊人群用法用量

孕妇及哺乳期妇女：妊娠期数据非常有限，权衡利弊后使用。哺乳期妇女使用宜暂停哺乳。

（四）指南推荐

《β- 内酰胺类抗生素 / β- 内酰胺酶抑制剂复方制剂临床应用专家共识（2020 年版）》

推荐 β- 内酰胺酶抑制剂复方制剂是临床治疗产 β- 内酰胺酶细菌感染的重要选择。

（五）药理机制

本品为头孢噻肟与他唑巴坦组成的复方制剂。头孢噻肟为第三代半合成头孢菌素，通过干扰细菌细胞壁合成而产生抗菌作用。他唑巴坦对由 β- 内酰胺类抗生素耐药菌株产生的多数重要的 β- 内酰胺酶具有不可逆的抑制作用，可保护 β- 内酰胺类抗生素免受耐药菌 β- 内酰胺酶的水解破坏。

（六）不良反应

常见不良反应为静脉注射部位炎症反应或者肌内注射部位疼痛、硬化和压痛，以及皮疹、瘙痒、发热、嗜酸性粒细胞增多、结肠炎、腹泻、恶心和呕吐。

妥布霉素吸入溶液

（一）适应证

本品适用于成人伴肺部铜绿假单胞菌感染的支气管扩张症，用来控制感染和改善症状。

（二）用法用量

1. 用量：本品仅供吸入使用。推荐剂量为每次 1 支（300 mg），每日 2 次，持续 28 天。

每周期治疗方案为持续用药 28 天，停止用药 28 天，然后进入下一周期。每日 2 次用药间隔时间尽可能接近 12 h，应不少于 6 h。如漏用一次药物，则应在距下次计划用药时间至少 6 h 前尽快补用。如距下次计划用药时间不足 6 h，则无须补用，下次仍按原计划时间及剂量用药。

2. 用法：使用 Air360 系列网式雾化器，每次雾化时取本品 1 支，拧开瓶盖后将药液全部挤入雾化杯中，开启雾化器，经口吸入至雾化完全（没有雾气产生，雾化时间 10～15 min）。

（三）特殊人群用法用量

孕妇及哺乳期妇女：氨基糖苷类药物可能会对胎儿造成伤害。

（四）指南推荐

《成人抗感染药物下呼吸道局部应用专家共识》

推荐对痰培养铜绿假单胞菌阳性的稳定期中重度非囊性纤维化支气管扩张症患者，给予妥布霉素雾化吸入治疗。长期雾化吸入治疗时建议间歇给药。

（五）药理机制

妥布霉素为一种氨基糖苷类抗菌剂，通过抑制细菌蛋白质合成来发挥抗菌作用，其作用是杀菌，对革兰氏阴性菌（包括铜绿假单胞菌）表现出广泛的体外抗菌活性。

（六）不良反应

常见不良反应：喘鸣、咯血、咳嗽、胸闷、呼吸困难、发声困难、口咽疼痛、呼吸急促、咽干、头晕。

苹果酸奈诺沙星氯化钠注射液

（一）适应证

本品适用于治疗对奈诺沙星敏感的由肺炎链球菌、金黄色葡萄球菌、流感嗜血杆菌、副流感嗜血杆菌、卡他莫拉菌、肺炎克雷伯菌以及肺炎支原体、肺炎衣原体和嗜肺军团菌所致的轻、中度成人（≥ 18 岁）社区获得性肺炎。

（二）用法用量

1. 剂量和给药方法

（1）肾功能正常患者：静脉缓慢输注，每次输注时间不少于 90 min，成人一次 0.5 g（250 ml），每日 1 次。疗程为连续使用 7～14 日，也可根据病情需要适当延长。

（2）肾功能不全患者：在肌酐清除率≥50 ml/min 的患者中无须进行剂量调整。

（3）肝功能不全患者：轻、中度肝功能减退患者无须进行剂量调整。

（三）特殊人群用法用量

1. 孕妇及哺乳期妇女：妊娠或有可能妊娠的妇女，权衡利弊后使用。哺乳期患者避免使用。

2. 儿童：避免用于 18 岁以下（包括儿童）患者。

（四）指南推荐

《喹诺酮类抗菌药物急诊临床应用指导意见》

推荐静脉奈诺沙星用于社区获得性肺炎重症及住院患者的治疗。

（五）药理机制

奈诺沙星是一种无氟喹诺酮类抗菌药，其抗菌作用机制为抑制细菌 DNA 复制、转录、修复和重组所需的 DNA 回旋酶（gyrase）和第四型拓扑异构酶（topoisomerase Ⅳ）。

（六）不良反应

常见不良反应：丙氨酸氨基转移酶升高、天冬氨酸氨基转移酶升高和输液部位反应、白细胞计数降低、中性粒细胞减少、心电图 QT 间期延长、恶心和呕吐。

小儿法罗培南钠颗粒

（一）适应证

本品适用于法罗培南敏感菌引起的儿童下列感染性疾病的治疗：浅表皮肤及皮肤组织感染、深层皮肤及皮肤组织感染、淋巴管炎、淋巴结炎、慢性皮肤化脓性疾病、咽喉炎、扁桃体炎、急性支气管炎、肺炎、膀胱炎、肾盂肾炎、中耳炎、鼻窦炎、牙周组织炎、猩红热、百日咳。

（二）用法用量

1. 用法：将本品适量用水溶解后口服。本品需临用时配制，配制后不能长时间放置，用水溶解后应迅速用药，必要时可放在冰箱内保存，但也应尽快使用。

2. 用量：通常，儿童每次 5 mg/kg、每日 3 次。可根据年龄、体重、症状酌情增减剂量。增加剂量不得超过每次 10 mg/kg。年龄较大的儿童，剂量不得超过成人剂量的上限，即每次 300 mg、每日 900 mg。

（三）特殊人群用法用量

1. 孕妇及哺乳期妇女：妊娠期数据非常有限，权衡利弊后使用。哺乳期妇女使用应避免哺乳。

2. 老人：慎用。

（四）药理机制

通过阻止细菌细胞壁合成而发挥抗菌、杀菌作用。

（五）不良反应

主要不良反应为腹泻、稀便、嗜酸性粒细胞增多、ALT 升高、AST 升高。

注射用磷酸左奥硝唑酯二钠

（一）适应证

本品适用于治疗肠道和肝严重的阿米巴病、奥硝唑敏感厌氧菌引起的手术后感染，以及预防外科手术导致的敏感厌氧菌感染。

（二）用法用量

1. 用于治疗阿米巴病

（1）成人：每日 1～1.5 g。

（2）儿童：每日 30～40 mg/kg。

（3）针对肝阿米巴病，在脓肿阶段，在左奥硝唑治疗时需联合进行脓肿的排出。

2. 用于治疗敏感厌氧菌引起的手术后感染

（1）成人：每日 1～1.5 g，静脉滴注。单次静脉滴注可以使用1 g。

（2）儿童：每日20～30 mg/kg，静脉滴注。

（3）新生儿和婴儿：每日20 mg/kg，每次10 mg/kg，每日2次，静脉滴注。在患者情况允许时，可采用相同剂量的口服给药方式。

3. 用于预防外科手术导致的敏感厌氧菌感染

（1）成人：麻醉诱导时静脉滴注1 g，24 h后可再次给药1 g。

（2）儿童：每日20～30 mg/kg，给药方案与成人相同，静脉滴注。

（2）新生儿和婴儿：每日20 mg/kg，每次用药10 mg/kg，每日2次，静脉滴注。

（三）特殊人群用法用量

孕妇及哺乳期妇女：妊娠期和哺乳期，应避免使用。

（四）药理机制

磷酸左奥硝唑酯二钠为奥硝唑左旋异构体磷酸酯衍生物的钠盐，在人体内能迅速转化为左奥硝唑。左奥硝唑为奥硝唑的左旋体，属硝基咪唑类衍生物。奥硝唑抗微生物作用的可能机制是：通过其分子中的硝基，在无氧环境中还原成氨基或通过自由基的形成，与细胞成分相互作用，而导致微生物死亡。

（五）不良反应

常见不良反应：恶心、呕吐、口腔内金属味道。

康替唑胺片

（一）适应证

适用于治疗由对本品敏感的金黄色葡萄球菌（甲氧西林敏感和耐药的菌株）、化脓性链球菌或无乳链球菌引起的复杂性皮肤和软组织感染。

（二）用法用量

本品应随餐或进餐后30 min内口服，每次800 mg（2片），每12 h服用1次。建议疗程（连续治疗天数）为7～14天，也可根据病情需要适当延长，总的疗程可由治疗医生根据感染部位和严重程度及患者对治疗的反应而定。

（三）药理机制

康替唑胺为全合成的新型恶唑烷酮类抗菌药物，通过抑制细菌蛋白质合成过程中必需的功能性70S起始复合体的形成，从而抑制细菌生长。

（四）不良反应

常见不良反应：恶心、呕吐、腹部不适以及肝酶升高等。

注射用两性霉素B胆固醇硫酸酯复合物

（一）适应证

用于深部真菌感染患者；因肾功能损伤或药物毒性而不能使用有效剂量两性霉素B的患者，或已接受过两性霉素B治疗无效的患者均可使用。

（二）用法用量

成人深部真菌感染：静脉滴注，每日3～4 mg/kg。如感染无改善或恶化，剂量可增至每日6 mg/kg。

（三）指南推荐

1.《2016年美国感染病学会曲霉病诊断处理实践指南》

应用两性霉素B胶状分散体（ABCD）治疗侵袭性曲霉病时，推荐剂量为3～6 mg/(kg·d)。

当无法应用伏立康唑时，两性霉素B及其含脂制剂是曲霉病初始治疗及补救治疗的选择（强推荐）；可在患者使用吡咯类药物有禁忌证或不能耐受的情况下应用两性霉素B含脂制剂（强推荐）。

肺外曲霉病：不能耐受伏立康唑或用后无效的中枢神经系统曲霉病患者，可采用两性霉素B含脂制剂；推荐手术治疗联合两性霉素B含脂制剂治疗侵袭性曲霉性鼻窦炎；对于曲霉心内膜炎患者，初始治疗推荐两性霉素B含脂制剂；对于肝曲霉病患者，建议采用两性霉素 B 含脂制剂进行初始治疗，以上均为强推荐。

对于长期中性粒细胞减少的侵袭性曲霉病高危患者，经广谱抗菌药物治疗仍发热，推荐选用两性霉素 B 含脂制剂进行经验性治疗（强推荐）。

2.《2017 欧洲临床微生物学和感染性疾病学会（ESCMID）/ 欧洲医学真菌学联盟（ECMM）/ 欧洲呼吸学会（ERS）指南：曲霉病的诊断和管理》

推荐 ABCD 用于异基因造血干细胞移植或其他非中性粒细胞减少的肺曲霉病一线治疗（DⅠ）。推荐 ABCD 用于血液恶性肿瘤或造血干细胞移植的化疗、中性粒细胞减少、发热、接受肠外广谱抗菌治疗等患者的经验治疗（CⅠ）。推荐难治性肺曲霉病的血液病患者使用 ABCD 治疗。

（四）药理机制

两性霉素 B 为多烯类抗生素，通过与真菌细胞膜上的固醇（主要为麦角固醇）结合，导致膜通透性改变、胞内容物流出而使真菌细胞死亡。两性霉素 B 亦能与哺乳动物细胞膜中的固醇（主要为胆固醇）结合，可能为其毒性原因。

（五）不良反应

常见不良反应：腹痛、腹胀、胸痛、背痛、注射部位炎症、面部水肿、皮疹、心血管功能紊乱、贫血、凝血障碍、窒息、哮喘、血尿及精神障碍等。

注射用硫酸艾沙康唑

（一）适应证

用于治疗侵袭性曲霉病、侵袭性毛霉病。

（二）用法用量

静脉滴注。①推荐负荷剂量：前 48 h 内，一次 200 mg，每 8 h 一次，共给药 6 次。②推荐维持剂量：于末次负荷剂量后 12～24 h 开始用药，一次 200 mg，每日 1 次。③治疗持续时间应根据临床反应确定；如需治疗 6 个月以上，应权衡利弊。

（三）特殊人群用法用量

儿童侵袭性曲霉病、侵袭性毛霉病患者：静脉滴注 FDA 推荐剂量如下。

（1）1～3 岁（不含 3 岁）且＜18 kg 儿童：负荷剂量为一次 15 mg/kg，每 8 h 一次，连用 6 次（48 h）。维持剂量为一次 15 mg/kg，每日 1 次。

（2）3～18 岁（不含 18 岁）儿童：①＜37 kg 儿童，负荷剂量为一次 10 mg/kg，每 8 h 一次，连用 6 次（48 h）；维持剂量为一次 10 mg/kg，每日 1 次。②≥37 kg 儿童，负荷剂量为一次 372 mg（相当于艾沙康唑 200 mg），每 8 h 一次，连用 6 次（48 h）。维持剂量为一次 372 mg，每日 1 次。

（3）末次负荷剂量后 12～24 h 开始给予维持剂量。

（四）指南推荐

《艾沙康唑临床应用专家共识（2023 版）》

推荐艾沙康唑（ISA）用于罹患侵袭性曲霉病成人患者的一线单药治疗（AⅠ）；伴有轻度或中度肝损伤（Child-Pugh 分级 A 级和 B 级）或具有潜在肝损害风险的侵袭性曲霉病患者推荐使用 ISA 进行治疗（AⅠ）；重度肾功能不全的侵袭性曲霉病患者推荐 ISA 进行初始治疗（AⅢ）；基于一项Ⅲ期临床研究事后分析和多项回顾性研究，伴有混合真菌感染风险的高危人群在未获得明确病原学诊断前接受 ISA 诊断驱动性治疗（BⅢ）。

（五）药理机制

本药为艾沙康唑的前药，艾沙康唑属三唑类抗真菌药。艾沙康唑通过抑制细胞色素 P450（CYP）依赖性酶羊毛固醇 14-α- 脱甲基酶（该酶可将羊毛固醇转变为麦角固醇）以阻断真菌细胞膜关键成分麦角固醇的合成，从而导致细胞膜中甲基化固醇前体累积和麦角固醇损耗，进而弱化真菌细胞膜的结构和功能。哺乳动物细胞的去甲基化对艾沙康唑的抑制作用不敏感。

（六）不良反应

常见不良反应：谵妄、头痛、嗜睡、血栓性静脉炎、呼吸困难、急性呼吸衰竭、呕吐、腹泻、腹痛、皮疹、胸痛、肝酶升高等。

硫酸艾沙康唑胶囊

（一）适应证

用于治疗侵袭性曲霉病、侵袭性毛霉病。

（二）用法用量

口服给药。①推荐负荷剂量：前 48 h 内，一次 200 mg，每 8 h 一次，共给药 6 次。②推荐维持剂量：于末次负荷剂量后 12～24 h 开始用药，一次 200 mg，每日 1 次。③治疗持续时间应根据临床反应确定；如需治疗 6 个月以上，应权衡利弊。

（三）特殊人群用法用量

儿童侵袭性曲霉病、侵袭性毛霉病患者：对于 6 岁及以上且至少 16 kg 的儿童，口服给药 FDA 推荐剂量如下。

（1）16～18 kg（不含 18 kg）的儿童：负荷剂量为一次 149 mg（相当于艾沙康唑 80 mg），每 8 h 一次，连用 6 次（48 h）。维持剂量为一次 149 mg，每日 1 次。

（2）18～25 kg（不含 25 kg）的儿童：负荷剂量为一次 223.5 mg（相当于艾沙康唑 120 mg），每 8 h 一次，连用 6 次（48 h）。维持剂量为一次 223.5 mg，每日 1 次。

（3）25～32 kg（不含 32 kg）的儿童：负荷剂量为一次 298 mg（相当于艾沙康唑 160 mg），每 8 h 一次，连用 6 次（48 h）。维持剂量为一次 298 mg，每日 1 次。

（4）≥ 32 kg 的儿童：负荷剂量为一次 372 mg（相当于艾沙康唑 200 mg），每 8 h 一次，连用 6 次（48 h）。维持剂量为一次 372 mg，每日 1 次。

（5）末次负荷剂量后 12～24 h 开始给予维持剂量。

（四）指南推荐

《艾沙康唑临床应用专家共识（2023 版）》

推荐 ISA 用于罹患侵袭性曲霉病成人患者的一线单药治疗（AⅠ）；伴有轻度或中度肝损伤（Child-Pugh 分级 A 级和 B 级）或具有潜在肝损害风险的侵袭性曲霉病患者推荐使用 ISA 进行治疗（AⅠ）；重度肾功能不全的侵袭性曲霉病患者推荐 ISA 进行初始治疗（AⅢ）；基于一项Ⅲ期临床研究事后分析和多项回顾性研究，伴有混合真菌感染风险的高危人群在未获得明确病原学诊断前接受 ISA 诊断驱动性治疗（BⅢ）。

推荐 ISA 用于中枢神经系统侵袭性曲霉病和侵袭性毛霉病患者的一线治疗（AⅡ）。

（五）药理机制

同注射用硫酸艾沙康唑。

（六）不良反应

同注射用硫酸艾沙康唑。

对氨基水杨酸肠溶颗粒

（一）适应证

与其他抗结核药物联用，治疗结核分枝杆菌所致的肺及肺外结核病，主要用于二线治疗。

（二）用法用量

1. 成人结核病：推荐一次 4 g，每 8 h 一次，最大日剂量为 12 g。

2. 儿童结核病：28 日龄及以上儿童，一日 150 mg/kg，分 2 次服用。

（三）指南推荐

《2019 中国中枢神经系统结核病诊疗指南》

推荐意见 23：利福平单耐药及耐多药中枢神经系统结核病患者的抗结核治疗强化期不少于 8 个月，全疗程不少于 20 个月（B，Ⅲ）。无论是传统药物敏感试验还是分子药物敏感试验证实的利福平单耐药或耐多药中枢神经系统结核病，应确保强化期初始方案包含至少 4 种有效药物。莫西沙星、左氧氟沙星、利奈唑胺可作为优先选择药物替代利福平和（或）异烟肼。环丝氨酸、阿米卡星、卡那霉素、卷曲霉素、丙硫异烟胺、对氨基水杨酸、美罗培南亦可选用。参照耐多药肺结核治疗中的疗程建议，治疗时间不少于20个月，其中强化期为8个月。

（四）药理机制

本药为抗结核分枝杆菌药，可能的作用机制为抑制叶酸合成（但对抗叶酸化合物无增效作用）和（或）抑制细胞壁组分分枝杆菌生长素的合成而使结核分枝杆菌的铁摄入减少。本药可抑制细菌对异烟肼和链霉素产生耐药性。

（五）不良反应

常见不良反应：眩晕、前庭综合征、腹痛、腹胀、恶心、呕吐、腹泻、皮疹等。

艾米替诺福韦片

（一）适应证

用于治疗慢性乙型肝炎。

（二）用法用量

慢性乙型肝炎：口服给药，一次25 mg，每日1次。

（三）指南推荐

《慢性乙型肝炎防治指南（2022年版）》

对于血清乙型肝炎病毒（HBV）DNA阳性，ALT持续异常［＞正常值上限（ULN）］，且排除其他原因所致者，建议抗病毒治疗（B1）。

（四）药理机制

本药为替诺福韦（2′-脱氧腺苷单磷酸类似物）的亚磷酰胺前体药物，属于核苷类逆转录酶抑制药。本药在体内水解酶作用下转化为替诺福韦，随后替诺福韦经细胞激酶磷酸化为活性代谢产物二磷酸替诺福韦。二磷酸替诺福韦通过HBV逆转录酶嵌入病毒DNA而导致DNA链终止，从而抑制HBV复制。

（五）不良反应

常见不良反应：ALT升高、AST升高、甲状旁腺激素升高和低磷酸血症等。

恩替卡韦颗粒

（一）适应证

用于治疗病毒复制活跃、血清ALT持续升高或肝组织学显示有活动性病变的慢性乙型肝炎（包括代偿及失代偿性肝病）。

（二）用法用量

慢性乙型肝炎：口服给药，一次0.5 mg，每日1次。曾在拉米夫定治疗时发生病毒血症或出现耐药者，一次1 mg，每日1次。失代偿性肝病患者，一次1 mg，每日1次。

（三）指南推荐

《慢性乙型肝炎防治指南（2022年版）》

对于血清HBV DNA阳性，ALT持续异常（＞ULN），且排除其他原因所致者，建议抗病毒治疗（B1）。

（四）药理机制

本药为鸟嘌呤核苷类似物，经磷酸化后转化为具有活性的三磷酸盐形式，后者通过与HBV多聚酶的天然底物三磷酸脱氧鸟嘌呤核苷竞争，抑制病毒多聚酶（逆转录酶）的三种活性，包括HBV多聚酶的启动、前基因组mRNA逆转录负链的形成及HBV-DNA正链的合成。

（五）不良反应

常见不良反应：头痛、眩晕、头晕、嗜睡、失眠、ALT升高、疲劳等。

来迪派韦索磷布韦片

（一）适应证

用于治疗基因1、2、4、5或6型慢性丙型肝炎病毒（HCV）感染［包括人类免疫缺陷病毒（HIV）合并感染］。

（二）用法用量

口服给药：推荐剂量为一次 90 mg/400 mg（来迪派韦 / 索磷布韦），每日 1 次。

（三）指南推荐

《丙型肝炎防治指南（2022 年版）》

推荐意见 9 ：基因 1b 型可选择艾尔巴韦 / 格拉瑞韦，50 mg/100 mg，每日 1 次，治疗初治及既往经过规范的聚乙二醇干扰素 α 联合利巴韦林抗病毒治疗（PRS 经治）患者，无肝硬化及代偿期肝硬化患者疗程 12 周（A1）。来迪派韦 / 索磷布韦，90 mg/400 mg，每日 1 次，治疗初治及 PRS 经治患者，无肝硬化及代偿期肝硬化患者疗程 12 周（A1）。依米他韦＋索磷布韦，100 mg＋400 mg，每日 1 次，治疗初治及 PRS 经治患者，无肝硬化或代偿期肝硬化患者疗程 12 周（A1）。达诺瑞韦＋利托那韦，100 mg＋100 mg，每日 2 次，联合拉维达韦，200 mg，每日 1 次，以及利巴韦林，治疗初治及 PRS 经治非肝硬化患者疗程 12 周（A1）。

（四）药理机制

来迪派韦为直接抗 HCV 药，通过抑制 HCV NS5A 蛋白而发挥作用。

索磷布韦为直接抗 HCV 药，可抑制 HCV 非结构蛋白（NS）5B RNA 依赖性 RNA 聚合酶。索磷布韦为核苷酸前体，通过细胞内代谢形成有药理学活性的尿苷类似物三磷酸盐（GS-461203），GS-461203 作为终止信号经 NS5B 聚合酶成为 HCV RNA 的一部分，从而终止 RNA 链形成。GS-461203 可抑制基因 1b 和 4a 型 HCV 重组 NS5B 聚合酶活性，不抑制人类 DNA 或 RNA（包括线粒体 RNA）聚合酶活性。

（五）不良反应

常见不良反应：头痛、皮疹、疲劳等。

索磷布韦维帕他韦片

（一）适应证

用于治疗慢性 HCV 感染。

（二）用法用量

1. 口服给药：推荐剂量为一次 400 mg/100 mg（索磷布韦 / 维帕他韦），每日 1 次。

2. 对采用含 NS5A 的方案治疗失败、有较高进展风险以及无替代治疗选择的患者，可考虑本药与利巴韦林联用 24 周。

（三）指南推荐

《丙型肝炎防治指南（2022 年版）》

索磷布韦 / 维帕他韦，400 mg/100 mg，每日 1 次，治疗基因 1～6 型初治或者 PRS 经治患者，无肝硬化或代偿期肝硬化患者疗程 12 周，针对基因 3 型代偿期肝硬化患者可以考虑增加利巴韦林，失代偿期肝硬化患者联合利巴韦林疗程 12 周（A1）。

（四）药理机制

索磷布韦为直接抗 HCV 药，可抑制 HCV NS5B RNA 依赖性 RNA 聚合酶。索磷布韦为核苷酸前体，通过细胞内代谢形成有药理学活性的尿苷类似物三磷酸盐（GS-461203），GS-461203 经 NS5B 聚合酶整合入 HCV RNA，从而终止 RNA 链形成。GS-461203 可抑制基因 1b、2a、3a 和 4a 型 HCV 重组 NS5B 聚合酶活性，不抑制人类 DNA 或 RNA（包括线粒体 RNA）聚合酶活性。维帕他韦为直接抗 HCV 药物，通过抑制 HCV NS5A 蛋白而发挥作用。

（五）不良反应

常见不良反应：皮疹等。

盐酸可洛派韦胶囊

（一）适应证

与索磷布韦联用，治疗初治或经干扰素治疗的伴或不伴代偿期肝硬化的基因 1、2、3、6 型慢性 HCV 感染。

（二）用法用量

口服给药：一次 60 mg，每日 1 次，连用 12

周。同时口服索磷布韦，一次 400 mg，每日 1 次，连用 12 周。

（三）特殊人群用法用量

肝功能不全患者：代偿期肝硬化（Child-Pugh 分级 A 级）患者无须调整剂量。不推荐失代偿期肝硬化（中至重度肝功能损害，Child-Pugh 分级 B 或 C 级）患者使用本药。

（四）指南推荐

《丙型肝炎防治指南（2022 年版）》

可洛派韦 60 mg 联合索磷布韦 400 mg，1 次 / 日，治疗基因 1～6 型初治或者 PRS 经治患者，无肝硬化或代偿期肝硬化疗程 12 周，针对基因 3 型代偿期肝硬化患者可以考虑增加利巴韦林（A1）。

（五）药理机制

本药为 HCV NS5A 复制复合体抑制药。NS5A 为一种磷酸蛋白，可与多种宿主细胞蛋白相互作用，在 HCV 生命周期中的复制和组装阶段发挥作用。本药对 HCV 1a、1b、2a、3a、4a、5a 及 6a 基因型均具有强效抑制作用。本药与干扰素 -α2b、聚乙二醇干扰素联用具有协同效应，与索磷布韦联用具有药效相加作用。

（六）不良反应

常见不良反应：中性粒细胞计数降低、血小板计数降低等。

索磷维伏片

（一）适应证

适用于治疗既往接受过含直接抗病毒药物（DAA）方案、无肝硬化或伴代偿期肝硬化（Child-Pugh 分级 A 级）的成人慢性 HCV 感染。

（二）用法用量

每日 1 次，每次口服 1 片（每片含 400 mg 索磷布韦、100 mg 维帕他韦和 100 mg 伏西瑞韦），随食物服用。

（三）特殊人群用法用量

肝功能损害患者：不建议在中度或重度肝功能损害（Child-Pugh 分级 B 或 C 级）患者中使用索磷维伏片。

（四）药理机制

本品为索磷布韦、维帕他韦和伏西瑞韦组成的复方制剂。

索磷布韦是 HCV NS5B RNA 依赖性 RNA 聚合酶抑制剂，是一种核苷酸前体药物。代谢产物 GS-461203 被 NS5B 聚合酶嵌入 HCV RNA 而终止复制，GS-461203 既不是人类 DNA 和 RNA 聚合酶抑制剂，也不是线粒体 RNA 聚合酶抑制剂。

维帕他韦是 HCV NS5A 抑制剂。HCV 为单股正链 RNA 病毒，其中包含结构区和非结构区，非结构区中又包含 NS5A 区和 NS5B 区，维帕他韦的主要作用靶点为 NS5A。

伏西瑞韦是 HCV NS3/4A 蛋白酶的一种泛基因型抑制剂，其作为 NS3/4A 蛋白酶的非共价、可逆性抑制剂发挥作用。

（五）不良反应

常见不良反应：头痛、疲劳、腹泻、恶心、乏力、失眠等。

达诺瑞韦钠片

（一）适应证

与利托那韦、聚乙二醇干扰素 α 和利巴韦林联用，治疗初治的非肝硬化的基因 1b 型慢性丙型肝炎。

（二）用法用量

口服给药：一次 100 mg，每日 2 次，连用 12 周。须与利托那韦（推荐口服给药，一次 100 mg，每日 2 次，连用 12 周）、聚乙二醇干扰素 α（推荐皮下注射，一次 180 μg，每周 1 次，连用 12 周）和利巴韦林（推荐口服给药，体重＜ 75 kg 者一日 1000 mg，体重≥ 75 kg 者一日 1200 mg，分 2 次服用，连用 12 周）联用。

（三）指南推荐

《丙型肝炎防治指南（2022 年版）》

达诺瑞韦＋利托那韦，100 mg＋100 mg、2 次 / 日，联合拉维达韦，200 mg、1 次 / 日，以及利巴韦林，治疗初治及 PRS 经治非肝硬化患者疗程 12 周（A1）。

（四）药理机制

本药为 HCV NS3/4A 丝氨酸蛋白酶（为 HCV 生命周期所必需）抑制药，可与 NS3/4A 蛋白酶结合形成一种解离速率低的复合体，防止病毒多肽裂解。

（五）不良反应

常见不良反应：贫血、发热、乏力、流感样疾病、头痛、头晕、食欲下降、皮疹及腹泻等。

盐酸拉维达韦片

（一）适应证

与利托那韦、达诺瑞韦和利巴韦林联用，治疗初治的不伴肝硬化的基因 1b 型慢性 HCV 感染。

（二）用法用量

口服给药：一次 200 mg，每日 1 次，连用 12 周。须与利托那韦（口服，一次 100 mg，每日 2 次，连用 12 周）、达诺瑞韦（口服，一次 100 mg，每日 2 次，连用 12 周）和利巴韦林（推荐体重＜ 75 kg 者一次 500 mg，每日 2 次；体重≥ 75 kg 者一次 600 mg，每日 2 次；连用 12 周）联用。

（三）指南推荐

《丙型肝炎防治指南（2022 年版）》

达诺瑞韦＋利托那韦，100 mg＋100 mg、2 次 / 日，联合拉维达韦，200 mg、1 次 / 日，以及利巴韦林，治疗初治及 PRS 经治非肝硬化患者疗程 12 周（A1）。

（四）药理机制

本药为 NS5A 抑制药，可抑制病毒 RNA 复制。NS5A 是一种多功能蛋白，为 HCV 复制复合体的基本组成部分。

（五）不良反应

常见不良反应：贫血、血胆红素升高等。

磷酸依米他韦胶囊

（一）适应证

与索磷布韦联用，治疗不伴肝硬化的基因 1 型慢性丙型肝炎。

（二）用法用量

口服给药：推荐剂量为一次 100 mg，每日 1 次。应同时服用索磷布韦，一次 400 mg，每日 1 次。二者联用 12 周。

（三）指南推荐

《丙型肝炎防治指南（2022 年版）》

依米他韦＋索磷布韦，100 mg＋400 mg，1 次 / 日，治疗初治及 PRS 经治患者，无肝硬化或代偿期肝硬化疗程 12 周（A1）。

（四）药理机制

本药为 HCV NS5A 复制复合体抑制药。NS5A 为一种磷酸蛋白，可与多种宿主细胞蛋白相互作用，在 HCV 生命周期中的复制和组装阶段发挥作用。本药对 HCV 1a、1b、2a、3a、4a、5a 及 6a 基因型均具有强效抑制作用。本药与干扰素 -α2b、聚乙二醇干扰素联用具有协同效应，与索磷布韦联用具有药效相加作用。

（五）不良反应

常见不良反应：高胆固醇血症、高甘油三酯血症、高镁血症、血脂异常、尿酸升高（包括高尿酸血症）、血钾降低、血肌酸磷酸激酶升高、血乳酸脱氢酶升高、血胆红素升高、脂肪酶升高、淀粉酶升高、血压升高、血小板减少、中性粒细胞减少、白细胞减少、头晕、乏力、腹胀等。

奥磷布韦片

（一）适应证

本品与盐酸达拉他韦联用，治疗初治或干扰素经治的基因1、2、3、6型成人慢性HCV感染，可合并或不合并代偿期肝硬化。

（二）用法用量

本品应与盐酸达拉他韦合用。推荐本品用法用量：口服，每次600 mg（6片），每日1次，连用12周；同时口服盐酸达拉他韦片，每次60 mg（1片），每日1次，连用12周。

（三）药理机制

奥磷布韦是HCV NS5B RNA依赖性RNA聚合酶（为病毒复制所必需）抑制剂，是一种核苷酸前体药物，在细胞内代谢为具有药理活性的代谢产物（SH229M3），可被NS5B聚合酶嵌入HCV RNA而终止复制。

（四）不良反应

常见不良反应：高胆固醇血症、高甘油三酯血症、淀粉酶升高、天冬氨酸氨基转移酶升高、血胆红素升高、脂肪酶升高、中性粒细胞降低、总胆汁酸增加、头晕、甲状腺功能减退症等。

艾考恩丙替片

（一）适应证

本品是艾维雷韦、考比司他、恩曲他滨和丙酚替诺福韦组成的复方制剂，适用于治疗无任何与整合酶抑制剂、恩曲他滨或替诺福韦耐药性相关已知突变的人类免疫缺陷病毒（HIV）-1感染成人和青少年（年龄≥12岁且体重至少35 kg）患者。

（二）用法用量

HIV-1感染口服给药：每次1片（每片含150 mg艾维雷韦、150 mg考比司他、200 mg恩曲他滨和10 mg丙酚替诺福韦），每日1次。

（三）特殊人群用法用量

青少年HIV-1感染患者：12岁及以上且体重至少为35 kg的儿童，用法与用量同成人。

（四）指南推荐

《中国人类免疫缺陷病毒感染者围术期抗病毒治疗专家共识（第二版）》

外科疾病患者术前检查时发现抗HIV阳性，在其选择初始抗病毒治疗方案时，可根据患者病情分别采用急诊手术、限期手术和择期手术，如患者需尽早手术治疗时可选择快速强效抗病毒治疗方案，如比克恩丙诺片（必妥维）、艾考恩丙替片（捷扶康），也可在术中与注射用艾博韦泰（艾可宁）联合使用。

（五）药理机制

艾维雷韦是一种HIV-1整合酶链转移抑制剂（INSTI）。整合酶为HIV-1复制所需的一种酶，通过抑制整合酶可阻止HIV-1 DNA整合入宿主的基因组DNA，阻断HIV-1前病毒的形成和病毒繁殖。艾维雷韦不抑制人类拓扑异构酶Ⅰ或Ⅱ。

考比司他为选择性CYP 3A抑制药，可抑制CYP 3A介导的艾维雷韦代谢，从而增加艾维雷韦的系统暴露量。

恩曲他滨为合成的胞嘧啶核苷类似物，可通过细胞激酶磷酸化形成恩曲他滨5′-三磷酸盐。恩曲他滨5′-三磷酸盐可与天然底物5′-三磷酸脱氧胞苷竞争，整合入新生病毒DNA而终止DNA链的合成，从而抑制HIV-1逆转录酶的活性。恩曲他滨5′-三磷酸盐对哺乳动物DNA聚合酶α、β、ε和线粒体DNA聚合酶γ的抑制活性弱。

丙酚替诺福韦为替诺福韦的一种亚磷酰胺前体药物，在细胞内经组织蛋白酶A水解形成替诺福韦，再经细胞激酶磷酸化形成活性代谢物二磷酸替诺福韦。二磷酸替诺福韦可整合入病毒DNA

而终止 DNA 链的合成，从而抑制 HIV-1 逆转录酶的活性。二磷酸替诺福韦对哺乳动物 DNA 聚合酶（包括线粒体 DNA 聚合酶 γ）的抑制活性弱，对培养细胞的线粒体无毒性。

（六）不良反应

常见不良反应：恶心、腹泻、呕吐、腹痛、胃肠胀气、皮疹、头痛、头晕、梦魇、疲劳等。

奈韦拉平齐多拉米双夫定片

（一）适应证

本品是奈韦拉平、齐多夫定和拉米夫定组成的复方制剂，适用于可应用奈韦拉平 200 mg、每日 2 次维持方案治疗且对奈韦拉平耐受的成年 HIV-1 感染者。

（二）用法用量

成人：口服奈韦拉平齐多拉米双夫定片，一次 1 片（每片含 200 mg 奈韦拉平、300 mg 齐多夫定和 150 mg 拉米夫定），每日 2 次。

（三）特殊人群用法用量

肝、肾功能损伤患者及儿童均不推荐使用。

（四）药理机制

拉米夫定和齐多夫定均为合成的核苷类似物，在细胞内被磷酸化为有活性的 5′-三磷酸盐代谢物——拉米夫定三磷酸盐和齐多夫定三磷酸盐，它们的主要作用模式为通过逆转录酶掺入病毒 DNA 链中使 DNA 链合成中断，从而抑制逆转录酶活性。奈韦拉平是一种 HIV-1 的非核苷类逆转录酶抑制剂（NNRTI）。奈韦拉平直接与逆转录酶结合并通过引起酶催化位点的破坏来阻断 RNA 依赖性和 DNA 依赖性的 DNA 聚合酶活性。奈韦拉平的活性并不与模板或三磷酸核苷竞争。奈韦拉平不抑制 HIV-2 逆转录酶及真核生物 DNA 聚合酶（如人类 DNA 聚合酶 α、β、γ 或 δ）的活性。

（五）不良反应

常见不良反应：贫血、中性粒细胞减少、乳酸酸中毒、肝大伴脂肪变性、乙型肝炎急性加重、胰腺炎、免疫重建炎性综合征以及脂肪重新分布等。

注射用艾博韦泰

（一）适应证

艾博韦泰是一种 HIV-1 融合抑制剂。

（二）用法用量

成人及 16 岁以上青少年患者：本品配制后静脉滴注，每次 320 mg，第 1、2、3、8 天每天 1 次，此后每周 1 次。

（三）特殊人群用法用量

1. 尚无艾博韦泰用于孕妇的临床研究数据，不建议本品用于孕妇。

2. 艾博韦泰是否通过人类乳汁分泌尚不清楚。感染 HIV 的产妇不应哺乳婴儿，以避免 HIV 传播。哺乳期妇女在接受本品治疗时不应哺乳。

（四）指南推荐

《中国人类免疫缺陷病毒感染者围术期抗病毒治疗专家共识（第二版）》

外科疾病患者术前检查时发现抗 HIV 阳性，在其选择初始抗病毒治疗方案时，可根据患者病情分别采用急诊手术、限期手术和择期手术，如患者需尽早手术治疗时可选择快速强效抗病毒治疗方案，如比克恩丙诺片（必妥维）、艾考恩丙替片（捷扶康），也可在术中与注射用艾博韦泰（艾可宁）联合使用。

（五）药理机制

艾博韦泰为 HIV-1 融合抑制剂，以 gp41 病毒膜蛋白为靶点，抑制病毒包膜与人体细胞膜的融合。

（六）不良反应

常见不良反应：腹泻、头痛、头晕和皮疹。

比克恩丙诺片

（一）适应证

本品是比克替拉韦、恩曲他滨和富马酸丙酚替诺福韦组成的复方制剂，适用于作为完整方案治疗 HIV-1 感染的成人，且患者目前和既往无对整合酶抑制剂、恩曲他滨或替诺福韦产生耐药性的证据。

（二）用法用量

一次 1 片（每片含 50 mg 比克替拉韦、200 mg 恩曲他滨和 25 mg 富马酸丙酚替诺福韦），每日 1 次。

（三）特殊人群用法用量

肝功能损害患者：不推荐将比克恩丙诺片用于重度肝功能损害患者。

（四）指南推荐

《中国人类免疫缺陷病毒感染者围术期抗病毒治疗专家共识（第二版）》

外科疾病患者术前检查时发现抗 HIV 阳性，在其选择初始抗病毒治疗方案时，可根据患者病情分别采用急诊手术、限期手术和择期手术，如患者需尽早手术治疗时可选择快速强效抗病毒治疗方案，如比克恩丙诺片（必妥维）、艾考恩丙替片（捷扶康），也可在术中与注射用艾博韦泰（艾可宁）联合使用。术前选择快速强效的抗逆转录病毒治疗（ART）方案，2～4 周可以快速降低患者 HIV RNA 载量，甚至血液中检测不到病毒（病毒载量＜ 20 copies/ml 或未检测到），可明显减少手术部位感染和并发症，进而降低医务人员职业暴露后感染 HIV 的风险。

（五）药理机制

比克替拉韦是一种整合酶链转移抑制剂（INSTI），可抑制 HIV-1 整合酶（一种 HIV-1 病毒编码的酶，为病毒复制所需）的链转移活性。通过抑制整合酶可阻止线性 DNA 整合到宿主基因组 DNA 中，阻断 HIV-1 前病毒形成和病毒增殖。

恩曲他滨是一种合成的胞嘧啶核苷类似物，由细胞激酶磷酸化形成恩曲他滨 5′ - 三磷酸盐。恩曲他滨 5′ - 三磷酸盐通过与天然底物 5′ - 三磷酸脱氧胞苷竞争整合到新生病毒 DNA 中，终止 DNA 链合成，从而抑制 HIV-1 逆转录酶活性。恩曲他滨 5′ - 三磷酸盐是哺乳动物 DNA 聚合酶 α、β、ε 和线粒体 DNA 聚合酶 γ 的一种弱抑制剂。

丙酚替诺福韦是替诺福韦（2′ - 脱氧腺苷单磷酸类似物）的亚磷酰胺前体药物，血浆中暴露的丙酚替诺福韦可渗入细胞中，然后丙酚替诺福韦在细胞内经组织蛋白酶 A 水解转化为替诺福韦，随后替诺福韦经细胞激酶磷酸化为活性代谢产物二磷酸替诺福韦。二磷酸替诺福韦通过 HIV 逆转录酶嵌入到病毒 DNA 中，导致 DNA 链合成终止。二磷酸替诺福韦是哺乳动物 DNA 聚合酶（包括线粒体 DNA 聚合酶 γ）的一种弱抑制剂，但在细胞培养中未见对线粒体的毒性证据。

（六）不良反应

常见不良反应：头痛、腹泻和恶心。

艾诺韦林片

（一）适应证

与核苷类抗逆转录病毒药物联用，治疗 HIV-1 感染的初治患者。

（二）用法用量

口服给药：一次 150 mg，每日 1 次，空腹服用。

（三）指南推荐

《2023 HIV 抗病毒治疗二联简化疗法专家共识》

多替拉韦（DTG）＋拉米夫定（3TC）或拉米夫定多替拉韦片（DTG/3TC）、DTG＋利匹韦林（RPV）或 DTG/RPV 可作为经治患者转换治疗的推荐方案（AⅠ）。DTG＋多拉韦林（DOR）和 DTG＋艾诺韦林（ANV）有望在未来作为经治患者转换治疗的可选方案（CⅢ）。

（四）药理机制

本药为 HIV-1 非核苷类逆转录酶抑制剂，通过非竞争性结合 HIV-1 逆转录酶而抑制 HIV-1 的复制。

（五）不良反应

常见不良反应：血肌酸磷酸激酶 MB 型升高、丙氨酸氨基转移酶升高、γ- 谷氨酰转移酶升高、高密度脂蛋白降低、高甘油三酯血症、头晕等。

拉米夫定多替拉韦片

（一）适应证

本品适用于无抗逆转录病毒治疗史且对本药任一成分无已知耐药相关突变的 HIV-1 感染患者。

（二）用法用量

HIV-1 感染口服给药：一次 1 片（每片含 300 mg 拉米夫定和 50 mg 多替拉韦），每日 1 次。

（三）指南推荐

《2023 HIV 抗病毒治疗二联简化疗法专家共识》

DTG＋3TC 或 DTG/3TC 二联简化治疗方案可作为初治患者的首选方案（AⅠ）。

（四）药理机制

拉米夫定为一种合成的核苷类似物，可在细胞内经磷酸化形成具有活性的拉米夫定三磷酸盐（3TC-TP）。3TC-TP 的主要作用机制为通过在 DNA 链掺入核苷酸类似物，终止 DNA 链合成，从而抑制逆转录酶活性。

多替拉韦通过结合 HIV 整合酶活性位点和阻碍 HIV 复制周期中关键的 DNA 链整合转移步骤而抑制 HIV 整合酶的活性。

（五）不良反应

常见不良反应：头痛、头晕、嗜睡、恶心、腹泻、呕吐、胃肠胀气、腹部不适、皮疹、瘙痒、脱发、关节痛、肌肉疾病、疲乏、ALT 升高、AST 升高及肌酸磷酸激酶升高等。

多拉米替片

（一）适应证

本品是多拉韦林（DOR）、拉米夫定（3TC）和富马酸替诺福韦二吡呋酯（TDF）组成的复方制剂，适用于治疗 HIV-1 感染且无 NNRTI 类药物、拉米夫定或替诺福韦耐药性的既往或现有证据的成年患者。

（二）用法用量

每天 1 次，每次 1 片（每片含 100 mg 多拉韦林、300 mg 拉米夫定和 300 mg 富马酸替诺福韦二吡呋酯），口服用药，可与或不与食物同服。

（三）特殊人群用法用量

1. 老年患者：关于在 65 岁及以上患者中使用多拉韦林、拉米夫定和富马酸替诺福韦二吡呋酯的数据有限，暂无证据表明老年患者需要的剂量与年轻成年患者有所不同。由于年龄相关的变化（如肾功能下降），建议在该年龄组进行特殊护理。

2. 肾功能损伤患者：由于本品是一种固定剂量的复方片剂，并且拉米夫定和富马酸替诺福韦二吡呋酯的剂量不可改变，因此估计肌酐清除率＜ 50 ml/min 的患者不应接受本品治疗。

（四）指南推荐

《中国艾滋病诊疗指南（2021 年版）》

国内现有主要抗逆转录病毒药物介绍：多拉米替，成人 1 片 / 次，1 次 / 日（每片含量：DOR 100 mg/3TC 300 mg/TDF 300 mg），可与或不与食物同服。

（五）药理机制

多拉韦林是一种吡啶酮类 HIV-1 非核苷类逆转录酶抑制剂，其通过非竞争性抑制 HIV-1 逆转录酶活性而抑制 HIV-1 复制。在一项生化试验中，多拉韦林对重组野生型 HIV-1 逆转录酶的 RNA 依赖性 DNA 聚合的半抑制浓度（IC50）为（12.2±2.0）nmol/L。多拉韦林并不抑制人细胞 DNA 聚合酶 α、β 和线粒体 DNA 聚合酶 γ。

拉米夫定是一种合成的核苷类似物。在细胞内，拉米夫定被磷酸化为活性 5′-三磷酸盐代谢物——拉米夫定三磷酸盐（3TC-TP）。3TC-TP 的主要作用机制是通过在 DNA 链掺入核苷酸类似物从而终止 DNA 链合成来抑制逆转录酶活性。3TC-TP 是哺乳动物 DNA 聚合酶 α、β 和线粒体 DNA 聚合酶 γ 的弱抑制剂。

富马酸替诺福韦二吡呋酯（TDF）是腺苷一磷酸的一种无环核苷磷酸二酯类似物。TDF 首先需要水解二酯，以转化为替诺福韦，随后通过细胞激酶磷酸化形成替诺福韦二磷酸盐。替诺福韦二磷酸盐通过与天然底物脱氧腺苷 5′-三磷酸盐竞争，并在掺入 DNA 链后通过终止 DNA 合成来抑制 HIV-1 逆转录酶的活性。替诺福韦二磷酸盐是哺乳动物 DNA 聚合酶 α、β 和线粒体 DNA 聚合酶 γ 的弱抑制剂。

（六）不良反应

常见不良反应：腹泻、头晕、梦境异常、皮疹等。

阿兹夫定片

（一）适应证

1. 与核苷类逆转录酶抑制剂及非核苷类逆转录酶抑制剂联用，治疗高病毒载量型（HIV-1 RNA ≥ 100 000 copies/ml）的 HIV-1 感染患者。

2. 治疗普通型新型冠状病毒肺炎。

（二）用法用量

1. HIV-1 感染：口服给药，推荐剂量为一次 3 mg，每日 1 次，于睡前空腹服用。

2. 普通型新型冠状病毒肺炎：口服给药，推荐剂量为一次 5 mg，每日 1 次，疗程不超过 14 日。

（三）指南推荐

《中国艾滋病诊疗指南（2021 年版）》

国内现有主要抗逆转录病毒药物介绍：阿兹夫定，核苷类逆转录酶抑制剂（NRTI）及辅助蛋白 Vif 抑制剂，每次 3 mg，1 次 / 日，睡前空腹服用，整片吞服，不可碾碎。

（四）药理机制

本药为 HIV 逆转录酶与辅助蛋白 Vif 双靶点抑制剂，是人工合成的核苷类似物，可在细胞内磷酸化，成为有活性的 5′-三磷酸盐代谢物（阿兹夫定三磷酸盐）。阿兹夫定三磷酸盐可抑制重组 HIV 逆转录酶活性，致使病毒 DNA 链合成中止。本药为广谱 RNA 病毒抑制药，可抑制新型冠状病毒 RNA 依赖的 RNA 聚合酶。

（五）不良反应

常见不良反应：头晕、ALT 升高、γ-谷氨酰转移酶升高、AST 升高、血尿酸升高等。

艾诺米替片

（一）适应证

本品是艾诺韦林、拉米夫定和富马酸替诺福韦二吡呋酯组成的复方制剂，适用于治疗成人 HIV-1 感染初治患者。

（二）用法用量

口服给药，推荐剂量为每天 1 次，每次 1 片（每片含 150 mg 艾诺韦林、300 mg 拉米夫定和 300 mg 富马酸替诺福韦二吡呋酯），空腹服用。

（三）药理机制

艾诺韦林为 HIV-1 非核苷类逆转录酶抑制剂，通过非竞争性结合 HIV-1 逆转录酶而抑制 HIV-1 的复制。

拉米夫定是一种合成的核苷类似物。在细胞内，拉米夫定被磷酸化为活性 5′-三磷酸盐代谢物——拉米夫定三磷酸盐（3TC-TP）。3TC-TP 的主要作用机制是通过在 DNA 链掺入核苷酸类似物从而终止 DNA 链合成来抑制逆转录酶活性。3TC-TP 是哺乳动物 DNA 聚合酶 α、β 和线粒体 DNA 聚合酶 γ 的弱抑制剂。

富马酸替诺福韦二吡呋酯（TDF）是腺苷一磷酸的一种无环核苷磷酸二酯类似物。TDF 首先需要水解二酯，以转化为替诺福韦，随后通过细胞激酶磷酸化形成替诺福韦二磷酸盐。替诺福韦二磷酸盐通过与天然底物脱氧腺苷 5′-三磷酸盐竞争，并在掺入 DNA 链后通过终止 DNA 合成来抑制 HIV-1 逆转录酶的活性。替诺福韦二磷酸盐是哺乳动物 DNA 聚合酶 α、β 和线粒体 DNA 聚合酶 γ 的弱抑制剂。

（四）不良反应

常见不良反应：乙型肝炎严重急性恶化、新发生或恶化的肾损害、骨质流失和矿化缺陷以及免疫重建综合征等。

盐酸阿比多尔颗粒

（一）适应证

1. 用于治疗甲、乙型流感病毒等引起的上呼吸道感染。

2. 试用于治疗新型冠状病毒肺炎。

（二）用法用量

1. 上呼吸道感染：口服给药，一次 0.2 g，每日 3 次，连用 5 日。

2. 试用于治疗新型冠状病毒肺炎：口服给药，一次 200 mg，每日 3 次，疗程不超过 10 日。

（三）指南推荐

《新型冠状病毒肺炎诊疗方案（试行第六版）》

推荐抗病毒药物阿比多尔治疗新型冠状病毒肺炎（COVID-19）。

（四）药理机制

本药通过抑制流感病毒脂膜与宿主细胞的融合而阻断病毒的复制。体外细胞培养试验中，本药可直接抑制甲、乙型流感病毒的复制；体内动物试验中，本药可降低流感病毒感染小鼠的死亡率。此外，本药亦具有干扰素诱导和免疫调节作用。

（五）不良反应

常见不良反应：恶心、腹泻、头晕和血清转氨酶升高等。

来特莫韦片

（一）适应证

用于接受异基因造血干细胞移植（HSCT）的巨细胞病毒（CMV）血清学阳性患者预防 CMV 感染和 CMV 病。

（二）用法用量

预防 CMV 感染和 CMV 病：口服给药，推荐剂量为一次 480 mg，每日 1 次。应于移植当日（移植前或移植后）至移植后第 28 日开始给药，持续用药至移植后第 100 日。

（三）指南推荐

《美国移植和细胞治疗学会系列指南 3：造血干细胞移植后巨细胞病毒感染和巨细胞病毒病的防治策略》

建议在 HSCT 后 28 天内对 CMV 血清学阳性的异基因 HSCT 成人患者进行来特莫韦预防，并持续至移植后第 100 天（A-Ⅰ）。

（四）药理机制

本药可抑制 CMV DNA 加工和包装所需的 DNA 末端酶复合体（pUL51、pUL56 和 pUL89）。生物化学特征和电子显微镜显示，本药可影响适当单位长度基因组的产生，并干扰病毒体成熟。对本药耐药的病毒基因型特征表明，本药的作用靶点为末端酶复合体。

（五）不良反应

常见不良反应：恶心、腹泻、呕吐等。

来特莫韦注射液

（一）适应证

用于接受异基因 HSCT 的 CMV 血清学阳性患者预防 CMV 感染和 CMV 病。

（二）用法用量

静脉滴注，推荐剂量为一次 480 mg，每日 1 次。应于移植当日（移植前或移植后）至移植后第 28 日开始给药，持续用药至移植后第 100 日。

（三）指南推荐

《美国移植和细胞治疗学会系列指南 3：造血干细胞移植后巨细胞病毒感染和巨细胞病毒病的防治策略》

建议在 HSCT 后 28 天内对 CMV 血清学阳性的异基因 HSCT 成人患者进行来特莫韦预防，并持续至移植后第 100 天（A-Ⅰ）。

（四）药理机制

同来特莫韦片。

（五）不良反应

同来特莫韦片。

氢溴酸氘瑞米德韦片

（一）适应证

用于治疗轻至中度新型冠状病毒肺炎（COVID-19）。

（二）用法用量

轻至中度 COVID-19：口服给药，应在出现症状后 3 日或 3 日内尽快服用本药。推荐每 12 h 一次，连用 5 日。第 1 日，一次 0.6 g；第 2～5 日，一次 0.3 g。

（三）指南推荐

《免疫缺陷人群新型冠状病毒感染诊治策略中国专家共识（2023 版）》

小分子抗病毒药物应用建议：①奈玛特韦 / 利托那韦和先诺特韦 / 利托那韦可作为首选（推荐强度 A，证据级别 1b），但免疫缺陷人群往往因为存在基础疾病而长期服用多种药物，奈玛特韦 / 利托那韦使用中应高度重视并考虑药物间相互作用。②针对免疫缺陷人群，尤其是伴有肝功能或肾功能不全的患者，从药物之间的相互作用及药物本身的安全性考虑，RNA 聚合酶抑制剂（莫诺拉韦、氢溴酸氘瑞米德韦等）也可以作为一线药物选用（推荐强度 A，证据级别 1b）。

（四）药理机制

本药是一种核苷异丁酸酯前药，进入体内后被代谢成核苷形式 116-N1，116-N1 进一步在细胞内形成具有抗病毒活性的核苷三磷酸活性形式，作用于新型冠状病毒（SARS-CoV-2）的 RNA 依赖性 RNA 聚合酶（RdRp），通过结合到 RdRp 催化亚基活性中心而阻断病毒 RNA 链的复制，发挥抗病毒作用。

（五）不良反应

常见不良反应：肝功能异常、高脂血症等。

来瑞特韦片

（一）适应证

用于治疗轻至中度新型冠状病毒肺炎（COVID-19）。

（二）用法用量

应在首次出现症状 2 日或 2 日以内尽快服用。推荐剂量为一次 0.4 g，每日 3 次，连用 5 日。

（三）指南推荐

《免疫缺陷人群新型冠状病毒感染诊治策略中国专家共识（2023 版）》

3C 样蛋白酶抑制剂主要包括奈玛特韦 / 利托那韦、来瑞特韦和先诺特韦 / 利托那韦，3C 样蛋白酶抑制对目前所有的新型冠状病毒变种都可以产生作用。

（四）药理机制

本药为一种 SARS-CoV-2 主要蛋白酶 Mpro（亦称为 3C 样蛋白酶）的拟肽类抑制剂，使其无法加工多蛋白前体，从而阻止病毒复制。

（五）不良反应

常见不良反应：高甘油三酯血症、高脂血症、高尿酸血症、高胆固醇血症、肝功能异常（如ALT升高）、中性粒细胞减少等。

先诺特韦片/利托那韦片组合包装

（一）适应证

用于治疗轻至中度新型冠状病毒肺炎（COVID-19）。

（二）用法用量

推荐剂量为先诺特韦0.75 g与利托那韦0.1 g联用，每12 h一次，连用5日。应在首次出现症状的3日或3日内尽快服用。

（三）指南推荐

《免疫缺陷人群新型冠状病毒感染诊治策略中国专家共识（2023版）》

小分子抗病毒药物应用建议：①奈玛特韦/利托那韦和先诺特韦/利托那韦可作为首选（推荐强度A，证据级别1b），但免疫缺陷人群往往因为存在基础疾病而长期服用多种药物，奈玛特韦/利托那韦使用中应高度重视并考虑药物间相互作用。②针对免疫缺陷人群，尤其是伴有肝功能或肾功能不全的患者，从药物之间的相互作用及药物本身的安全性考虑，RNA聚合酶抑制剂（莫诺拉韦、氢溴酸氘瑞米德韦等）也可以作为一线药物选用（推荐强度A，证据级别1b）。

（四）药理机制

先诺特韦是一种SARS-CoV-2主要蛋白酶Mpro（亦称为3C样蛋白酶）的拟肽类抑制剂，通过抑制Mpro而使其无法加工多蛋白前体，从而阻止病毒复制。

利托那韦可抑制CYP 3A介导的先诺特韦的代谢，从而升高先诺特韦的血药浓度。

（五）不良反应

常见不良反应：中性粒细胞减少、血脂异常、腹泻、恶心、瘙痒及窦性心动过缓等。

第八章

抗肿瘤药物及免疫调节剂

注射用紫杉醇脂质体

（一）适应证

1. 单用或与顺铂联合用于卵巢癌或卵巢转移性癌的一线化疗。

2. 用于曾接受含多柔比星标准化疗的乳腺癌患者的后续治疗或复发治疗。

3. 与顺铂联合用于不能手术或放疗的非小细胞肺癌的一线化疗。

（二）用法用量

常用剂量为 135～175 mg/m^2，静脉滴注 3 h。

（三）指南推荐

《中华医学会肺癌临床诊疗指南（2023 版）》

非鳞状细胞癌驱动基因阴性患者的治疗：对于程序性死亡受体-配体 1（PD-L1）表达阳性（≥ 1%）的患者可单药使用帕博利珠单抗，但 PD-L1 高表达（≥ 50%）的患者获益更明显（1 类推荐证据）。对于 PD-L1 高表达（≥ 50%）的患者，也可单药使用阿替利珠单抗（2A 类推荐证据）。体力状况（PS）评分 0～1 分的患者，也可使用含铂两药联合的方案化疗，化疗 4～6 个周期，铂类可选择卡铂或顺铂、洛铂，与铂类联合使用的药物包括培美曲塞、紫杉醇、紫杉醇脂质体、紫杉醇聚合物胶束、吉西他滨或多西他赛（1 类推荐证据）。对于无禁忌证患者可选择贝伐珠单抗或重组人血管内皮抑制素，与化疗联用并进行维持治疗（1 类或 2A 类推荐证据），紫杉醇及卡铂为推荐方案（1 类推荐证据），禁忌证包括中央型肺癌、近期有活动性出血、血小板降低、难以控制的高血压、肾病综合征、血栓相关事件、充血性心力衰竭、抗凝治疗等。

（四）药理机制

本药为细胞毒类抗肿瘤药，可促进微管双聚体装配并阻止其解聚，亦可导致整个细胞周期微管的排列异常和细胞分裂期间微管星状体的产生，从而阻碍细胞分裂，抑制肿瘤生长。

（五）不良反应

常见不良反应：低血压、无症状短暂性心动过缓、四肢肌肉关节疼痛、过敏反应（表现为潮红、皮疹、呼吸困难、低血压、心动过速）、周围神经病变（表现为麻木、感觉异常）、AST 升高、ALT 升高、碱性磷酸酶升高、恶心、呕吐、腹泻、黏膜炎、中性粒细胞减少、血小板减少、贫血、脱发、滴注部位反应（静脉炎、外渗局部炎症）等。

示踪用盐酸米托蒽醌注射液

（一）适应证

用于甲状腺手术区域引流淋巴结的示踪。

（二）用法用量

手术中使用，充分暴露甲状腺后，取本品在甲状腺腺体内单点或多点注射，注射时须避开血管及肿瘤组织。

每个注射点间隔 1 cm 左右，每个点位注射约 0.1 ml，注射总剂量一般不超过 0.6 ml，实际注射剂量根据甲状腺大小决定。注射完毕后用纱布稍加按压后进行手术。

（三）特殊人群用法用量

1. 妊娠期妇女：禁用。

2. 哺乳期妇女：米托蒽醌有潜在的生殖毒性，可从乳汁分泌，哺乳期妇女禁用。

（四）指南推荐

《多发性硬化诊断与治疗中国指南（2023 版）》

米托蒽醌治疗可以减少复发缓解型多发性硬化（RRMS）患者的复发率；延缓 RRMS、继发进展型多发性硬化（SPMS）和进展复发型多发性硬化（PRMS）患者的疾病进展，但由于其严重的心脏毒性和白血病等不良反应，建议用于快速进展、其他治疗无效的患者。

（五）药理机制

示踪用盐酸米托蒽醌注射液局部注射具有淋巴系统靶向性，注射到肿瘤周缘组织中，迅速进入淋巴管，聚集且长时间滞留于淋巴结，使淋巴管和淋巴结蓝染，从而起到示踪的作用。本品在甲状腺手术区域引流淋巴结的示踪中，对甲状旁腺特异性不染色，利于肉眼辨认需保护的甲状旁腺和拟清除的区域引流淋巴结。盐酸米托蒽醌可通过氢键嵌入脱氧核苷酸（DNA），导致 DNA 链的断裂；可干扰核苷酸（RNA），为拓扑异构酶Ⅱ的潜在抑制剂。米托蒽醌对体外培养的增殖性和非增殖性人源细胞均有细胞毒性，这提示其缺乏细胞周期特异性。此外，米托蒽醌可抑制 B 细胞、T 细胞以及巨噬细胞的增殖，影响抗原提呈，同时对干扰素 γ（IFN-γ）、TNF-α 和 IL-2 的分泌也有抑制作用。

（六）不良反应

1. 治疗多发性硬化症患者的不良反应包括上呼吸道感染、腹泻、便秘等。治疗白血病患者的不良反应常见为呕吐。治疗激素难治性前列腺癌患者的不良反应常见为恶心。

2. 其他：中性粒细胞减少性发热和感染（激素难治性前列腺癌患者）。

盐酸米托蒽醌脂质体注射液

（一）适应证

本品适用于既往至少经过一线标准治疗的复发或难治的外周 T 细胞淋巴瘤（PTCL）成人患者。

（二）用法用量

推荐剂量：本品按 20 mg/m^2，每 4 周一次静脉滴注给药，持续治疗 6 个周期。根据患者体表面积（BSA）计算本品的给药剂量（mg），折算所需的药液体积（每 1 mg 药物对应药液体积为 1 ml）。

体表面积计算公式：BSA（m^2）＝0.0061×身高（cm）＋0.0128×体重（kg）－0.1529。

（三）特殊人群用法用量

1. 妊娠期妇女禁用。

2. 重度肝、肾功能损害患者禁用。

（四）药理机制

盐酸米托蒽醌脂质体注射液的活性成分为米托蒽醌。米托蒽醌是一种 DNA 反应介质，通过氢键嵌入至 DNA 中导致交联和 DNA 链断裂。米托蒽醌还可干扰 RNA，同时也是拓扑异构酶Ⅱ（具有解旋和修复受损 DNA 作用）的抑制剂。米托蒽醌对体外培养的增殖性和非增殖性人源细胞均有杀细胞作用，这提示其缺乏细胞周期特异性。米托蒽醌在体外试验中可抑制 B 细胞、T 细胞和巨噬细胞增殖，减少抗原提呈和 IFN-γ、TNF-α 及 IL-2 的分泌。

（五）不良反应

1. 治疗多发性硬化症患者的不良反应包括上呼吸道感染、腹泻、便秘等。治疗白血病患者的不良反应常见为呕吐。治疗激素难治性前列腺癌患者的不良反应常见为恶心。

2. 其他：中性粒细胞减少性发热和感染（激素难治性前列腺癌患者）。

优替德隆注射液

（一）适应证

本品联合卡培他滨，适用于既往接受过至少一种化疗方案的复发或转移性乳腺癌患者。既往的化疗方案应包含一种蒽环类或紫杉类药物。

（二）用法用量

推荐剂量：优替德隆注射液的推荐剂量为30 mg/m^2，静脉滴注1.5 h左右，每日给药1次，连续给药5天，21天为一个治疗周期。

卡培他滨的推荐剂量为1000 mg/m^2，每日2次口服，在餐后30 min内服用，连续服用14天，然后休息7天，每21天为一个周期。

（三）指南推荐

《乳腺癌诊疗指南（2022年版）》

优替德隆是晚期乳腺癌常用的单药化疗药物。

（四）药理机制

优替德隆为埃坡霉素B衍生物，可促进微管蛋白聚合并稳定微管结构，诱导细胞凋亡。优替德隆可抑制多种肿瘤细胞系（乳腺癌MCF-7、前列腺癌PC-3、肝癌HepG2、非小细胞肺癌NCI-H460、神经胶质瘤SF-268、早幼粒细胞白血病HL-60、T细胞白血病CCRF-CEM）和多药耐药肿瘤细胞系（乳腺癌NCI/ADR-Res、结肠癌LS1034、结肠癌HCT-15、早幼粒细胞白血病HL60/MX2、T细胞白血病CEM/C2）的体外增殖。

（五）不良反应

在治疗转移性乳腺癌研究中的不良反应包括周围神经病、白细胞计数降低、手足综合征、恶心、腹泻、乏力、ALT升高、AST升高、贫血和脱发。优替德隆联合卡培他滨治疗晚期乳腺癌临床试验中的常见不良反应包括腹泻和血胆红素升高。

西妥昔单抗注射液

（一）适应证

本品用于治疗*RAS*基因野生型的转移性结直肠癌。

与FOLFOX方案（奥沙利铂联合亚叶酸钙和氟尿嘧啶）或FOLFIRI方案（伊立替康联合亚叶酸钙和氟尿嘧啶）联合用于一线治疗。

与伊立替康联合用于经含伊立替康方案治疗失败后的患者。

本品用于治疗头颈部鳞状细胞癌：与铂类和氟尿嘧啶化疗联合用于一线治疗复发和（或）转移性疾病。

（二）用法用量

在首次滴注本品之前至少1 h，患者必须接受抗组胺药物和皮质类固醇药物的预防用药。建议在后续治疗中，每次使用本品前都给予患者上述预防用药。所有适应证，本品每周给药1次。初始剂量按体表面积为400 mg/m^2，之后每周给药剂量按体表面积为250 mg/m^2。

（三）指南推荐

《中国结直肠癌诊疗规范（2023年版）》

结直肠癌肝和（或）肺转移术前治疗：结直肠癌患者合并肝转移和（或）肺转移，转移灶为可切除或潜在可切除。根据多学科综合诊疗团队（MDT）讨论，决定是否推荐术前化疗或化疗联合靶向药物治疗。靶向药物包括西妥昔单抗（推荐用于*K-RAS*、*N-RAS*、*BRAF*基因野生型患者），或联合贝伐珠单抗。

复发或转移性结直肠癌全身系统治疗，靶向药物包括西妥昔单抗（推荐用于*K-RAS*、*N-RAS*、*BRAF*基因野生型患者）、贝伐珠单抗、瑞戈非尼和呋喹替尼。

原发灶为右半结肠癌（回盲部到脾曲）患者的预后明显差于左半结肠癌和直肠癌（自脾曲至直肠）。对于*K-RAS*、*N-RAS*和*BRAF*基因野生型患者，一线治疗右半结肠癌中抗血管内皮生长因子（VEGF）单抗（贝伐珠单抗）联合化疗的疗效优于抗表皮生长因子受体（EGFR）单抗（西妥昔单抗）联合化疗，而在左半结肠癌和直肠癌中，抗 EGFR 单抗联合化疗的疗效优于抗 VEGF 单抗联合化疗。

（四）药理机制

表皮生长因子受体（EGFR）是一种跨膜糖蛋白，属于1型酪氨酸激酶受体（包括 EGFR、HER2、HER3 和 HER4）的亚型。EGFR 组成性表达于皮肤和毛囊等多种正常上皮组织中。EGFR 也在头颈癌和结直肠癌等多种人类肿瘤中表达。

西妥昔单抗在正常细胞和肿瘤细胞中与 EGFR 特异性结合，竞争性抑制表皮生长因子（EGF）和其他配体（如 TNF-α）与 EGFR 结合。体内外研究显示，西妥昔单抗和 EGFR 结合后，可以阻断磷酸化和受体相关激酶的激活，从而抑制细胞生长，诱导细胞凋亡，减少基质金属蛋白酶和血管内皮生长因子的产生。EGFR 通过信号转导使得野生型 RAS 蛋白激活，但对于 *RAS* 基因突变的细胞导致 RAS 蛋白不断激活，则不受 EGFR 的调控。

在体外，西妥昔单抗可以通过抗体依赖细胞介导的细胞毒性（ADCC）对某些人类肿瘤产生抗肿瘤作用。体内外研究显示，西妥昔单抗可以抑制 EGFR 表达的肿瘤细胞的生长和存活，而对缺乏 EGFR 表达的异种移植人类肿瘤不具有抗肿瘤作用。相比单独放疗或化疗，西妥昔单抗联合放疗或伊立替康在小鼠人类肿瘤异种移植瘤模型中可以增强抗肿瘤作用。

（五）不良反应

本品主要不良反应为皮肤反应，主要表现为痤样皮疹和（或）较少出现的瘙痒、皮肤干燥脱屑、多毛症或者指甲异常（如甲沟炎）等。

尼妥珠单抗注射液

（一）适应证

1. 与放疗联合治疗 EGFR 表达阳性的Ⅲ～Ⅳ期鼻咽癌。

2. 与吉西他滨联合治疗 *K-RAS* 基因野生型局部晚期或转移性胰腺癌。

（二）用法用量

1. 与放疗联用：每次 100 mg，滴注时间 60 min 以上。首次给药为放疗第 1 日，在放疗开始前完成。随后一周 1 次，共 8 周。

2. 与吉西他滨联用：每次 400 mg，滴注时间 60 min 以上，一周 1 次，直至疾病进展或出现无法耐受的毒性。

（三）特殊人群用法用量

1. 哺乳期妇女：建议用药期间及用药结束后 60 日内停止哺乳。

2. 特殊疾病状态：①肌酐清除率＜ 60 ml/min 的患者用药时密切监测肾功能。② ALT 或 AST 超过正常值上限 5 倍以上或总胆红素超过正常值上限 3 倍以上患者用药时密切监测肝功能。

（四）指南推荐

《中国鼻咽癌放射治疗指南（2022 版）》

EGFR 单克隆抗体可联合同期放化疗应用于Ⅲ～Ⅳ期鼻咽癌（2B 类）；不适宜接受化疗的Ⅲ～Ⅳ期鼻咽癌，可与放疗联合应用（2B 类），亦可与诱导化疗方案联合使用（2B 类）。代表药物：尼妥珠单抗，推荐每次 100 mg 或 200 mg，每周 1 次。

（五）药理机制

本药可阻断 EGFR 与其配体的结合，并对 EGFR 过度表达的肿瘤具有抗血管生成、抗细胞增殖和促凋亡作用。

（六）不良反应

常见不良反应：皮疹、发热、寒战、恶心和呕吐、发冷、血压降低、虚弱、头痛、贫血、肢端青紫。

注射用伊尼妥单抗

（一）适应证

与长春瑞滨联合用于接受过一种或多种化疗方案的人表皮生长因子受体 2（HER2）阳性转移性乳腺癌患者。

（二）用法用量

推荐起始负荷剂量 4 mg/kg，静脉滴注 90 min 以上；维持剂量 2 mg/kg，每周 1 次。如首次滴注时患者耐受性良好，后续滴注时间可改为 30 min。

（三）特殊人群用法用量

1. 妊娠期妇女：妊娠期间使用过本药的妇女应监测是否出现羊水减少等。

2. 特殊疾病状态：①充血性心力衰竭、高危或未控制的心律失常、需药物治疗的心绞痛、具临床意义的心瓣膜疾病、心电图提示存在透壁性心肌梗死、控制不佳的高血压患者不推荐使用。②因肿瘤进展或合并疾病导致静息状态呼吸困难的患者不应使用。

（四）指南推荐

《新型抗肿瘤药物临床应用指导原则（2023 年版）》

HER2 阳性患者可应用伊尼妥单抗治疗。单周用药方案推荐初始负荷剂量为 4 mg/kg，静脉输注 90 min 以上；维持剂量为 2 mg/kg，每周 1 次。3 周用药方案推荐初始负荷剂量为 8 mg/kg，静脉输注 90 min 以上；维持剂量为 6 mg/kg，每 3 周一次。

（五）药理机制

本药为重组人源化单克隆抗体，特异性作用于 HER2 的细胞外结构域，亦可介导抗体依赖细胞介导的细胞毒性反应。体外及动物试验表明，本药可抑制 HER2 阳性肿瘤细胞的增殖。

（六）不良反应

常见不良反应：白细胞减少、贫血、发热、寒战、恶心、呕吐和转氨酶升高。

信迪利单抗注射液

（一）适应证

1. 用于治疗至少经二线系统化疗的复发或难治性经典型霍奇金淋巴瘤。

2. 与培美曲塞和铂类联合用于 EGFR 基因突变阴性和间变性淋巴瘤激酶（ALK）阴性、不可手术切除的局部晚期或转移性非鳞状非小细胞肺癌（NSCLC）的一线治疗。

3. 联合贝伐珠单抗、培美曲塞和顺铂用于经表皮生长因子受体-酪氨酸激酶抑制剂（EGFR-TKI）治疗失败的 EGFR 基因突变阳性的局部晚期或转移性非鳞状 NSCLC 患者的治疗。

4. 与吉西他滨和铂类化疗药联合用于不可手术切除的局部晚期或转移性鳞状 NSCLC 的一线治疗。

5. 与贝伐珠单抗联合用于既往未接受过系统治疗的不可切除或转移性肝细胞癌的一线治疗。

6. 与紫杉醇和顺铂或氟尿嘧啶和顺铂联合用于不可切除的局部晚期、复发或转移性食管鳞状细胞癌的一线治疗。

7. 与含氟尿嘧啶类药和铂类化疗方案联合用于不可切除的局部晚期、复发或转移性胃及胃食管结合部腺癌的一线治疗。

（二）用法用量

1. 经典型霍奇金淋巴瘤：推荐剂量一次 200 mg，每 3 周一次。联用化疗药时，先给予本药。

2. NSCLC：推荐剂量一次 200 mg，每 3 周一次。联用化疗药时，先给予本药。联用贝伐珠单抗及化疗药时，先给予本药，间隔至少 5 min，静脉注射贝伐珠单抗，之后给予培美曲塞和顺铂。

3. 肝细胞癌：推荐剂量一次 200 mg，每 3 周一次。联用贝伐珠单抗时，先给予本药，且间隔至少 5 min，建议当日给予贝伐珠单抗。

4. 食管鳞状细胞癌、胃及胃食管结合部腺癌：体重＜ 60 kg 者，推荐剂量为一次 3 mg/kg、每 3 周一次；体重≥ 60 kg 者，推荐剂量为一次 200 mg、每 3 周一次。联用化疗药时，应先给予本药。

（三）特殊人群用法用量

1. 哺乳期妇女：建议用药期间及停药后至少 5 个月内停止哺乳。

2. 特殊疾病状态：肝、肾功能不全患者无须调整剂量。

（四）指南推荐

《中华医学会肺癌临床诊疗指南（2023 版）》

Ⅳ期非鳞状细胞癌驱动基因阴性 NSCLC 患者：PD-L1 高表达，PS 评分 0～1 分，一线治疗推荐培美曲塞＋铂类＋信迪利单抗（2A 类推荐证据）；后续信迪利单抗＋培美曲塞（1 类推荐证据）维持治疗。

Ⅳ期鳞状细胞癌驱动基因阴性 NSCLC 患者：PD-L1 高表达，PS 评分 0～1 分，一线治疗推荐吉西他滨＋铂类＋信迪利单抗（2A 类推荐证据）；后续信迪利单抗维持治疗（1 类推荐证据）。

（五）药理机制

本药为人源化重组抗程序性死亡受体 -1（PD-1）单克隆抗体，通过与 PD-1 结合，阻断其与 PD-L1 和 PD-L2 之间的相互作用，阻断 PD-1 通路介导的免疫抑制反应，包括抗肿瘤免疫反应。

（六）不良反应

常见不良反应：贫血、发热、甲状腺功能检查异常、转氨酶升高、蛋白尿、呼吸道感染、疲劳、高血糖、白细胞减少、皮疹等。

替雷利珠单抗注射液

（一）适应证

1. 用于治疗至少接受过二线系统化疗的复发或难治性经典型霍奇金淋巴瘤。

2. 用于治疗 PD-L1 高表达的含铂化疗失败（包括新辅助或辅助化疗 12 个月内进展）的局部晚期或转移性尿路上皮癌。

3. 与紫杉醇（或白蛋白紫杉醇）和卡铂联合用于不可手术切除的局部晚期或转移性鳞状 NSCLC 的一线治疗。

4. 与培美曲塞和铂类化疗药联合用于 EGFR 和 ALK 阴性、不可手术切除的局部晚期或转移性非鳞状 NSCLC 的一线治疗。

5. 单用治疗 EGFR 和 ALK 阴性、既往接受含铂方案化疗后疾病进展或不能耐受的局部晚期或转移性非鳞状 NSCLC。

6. 单用治疗 EGFR 和 ALK 阴性或未知、既往接受含铂方案化疗后疾病进展或不能耐受的局部晚期或转移性鳞状 NSCLC。

7. 与依托泊苷和铂类化疗药联合用于广泛期小细胞肺癌（ES-SCLC）的一线治疗。

8. 用于治疗至少接受过一种全身治疗的肝细胞癌（HCC）。

9. 用于治疗不可切除或转移性微卫星高度不稳定（MSI-H）或错配修复功能缺陷（dMMR）的晚期实体瘤：①既往接受氟尿嘧啶类、奥沙利铂和伊立替康治疗后出现疾病进展的晚期结直肠癌；②既往治疗后出现疾病进展且无满意替代治疗方案的其他晚期实体瘤。

10. 用于治疗既往接受一线标准化疗后进展或不能耐受的局部晚期或转移性食管鳞状细胞癌。

11. 与吉西他滨和顺铂联合用于复发或转移性鼻咽癌的一线治疗。

12. 与氟尿嘧啶类和铂类药联合用于不可切除的局部晚期或转移性胃或胃食管结合部腺癌的一线治疗。

（二）用法用量

推荐剂量一次 200 mg，每 3 周一次。持续用药至疾病进展或出现不能耐受的毒性。

（三）特殊人群用法用量

1. 老年患者：无须调整剂量。

2. 哺乳期妇女：建议用药期间及结束后至少 5 个月内停止哺乳。

3. 特殊疾病状态：①中至重度肝功能不全患者用于治疗非 HCC 时不推荐使用。②重度肾功能不全患者不推荐用药。③实体器官移植患者用药应权衡利弊。

（四）指南推荐

《妇科肿瘤免疫检查点抑制剂临床应用指南（2023 版）》

对既往治疗失败的晚期或复发伴 MSI-H 或 dMMR 的妇科肿瘤患者推荐使用替雷利珠单抗（2B 类推荐证据）。推荐替雷利珠单抗联合安罗替尼治疗既往治疗失败的转移或复发性子宫颈癌患者（3类推荐证据）。

（五）药理机制

本药为人源化重组抗PD-1单克隆抗体，与PD-1结合并阻断其与PD-L1和PD-L2的相互作用，从而阻断PD-1通路介导的免疫应答抑制，包括抗肿瘤免疫应答。

（五）不良反应

常见不良反应：甲状腺功能减退、转氨酶升高、贫血、骨髓抑制、恶心、便秘、呕吐、腹泻、腹痛、低蛋白血症、皮疹等。

特瑞普利单抗注射液

（一）适应证

1. 用于治疗既往接受全身系统治疗失败的不可切除或转移性黑色素瘤。

2. 用于治疗含铂化疗失败（包括新辅助或辅助化疗12个月内进展）的局部晚期或转移性尿路上皮癌。

3. 用于治疗既往接受过二线及二线以上系统治疗失败的复发性或转移性鼻咽癌。

4. 与顺铂和吉西他滨联合用于局部复发或转移性鼻咽癌的一线治疗。

5. 与顺铂和紫杉醇联合用于不可切除的局部晚期或复发性或转移性食管鳞状细胞癌的一线治疗。

6. 与培美曲塞和铂类药物联合用于EGFR基因突变阴性和ALK阴性、不可手术切除的局部晚期或转移性非鳞状NSCLC的一线治疗。

（二）用法用量

1. 不可切除或转移性黑色素瘤、局部晚期或转移性尿路上皮癌、复发性或转移性鼻咽癌：推荐剂量一次3 mg/kg，每2周一次。

2. 局部复发性或转移性鼻咽癌、不可切除的局部晚期或复发性或转移性食管鳞状细胞癌、不可手术切除的局部晚期或转移性非鳞状NSCLC：联合化疗时，先给予本药。推荐剂量一次240 mg，每3周一次。

（三）特殊人群用法用量

1. 老年患者：慎用本药，若需使用无须调整剂量。

2. 哺乳期妇女：建议用药期间及结束后至少4个月内停止哺乳。

3. 特殊疾病状态：①中重度肝、肾功能损伤患者不推荐使用。②实体器官移植患者用药期间应密切监测是否出现移植排斥相关并发症，并及时进行干预。

（四）指南推荐

《中华医学会肺癌临床诊疗指南（2023版）》

Ⅳ期非鳞状细胞癌驱动基因阴性NSCLC患者：PD-L1高表达，PS评分0～1分的患者，一线治疗推荐培美曲塞＋铂类＋特瑞普利单抗（2A类推荐证据）；后续特瑞普利单抗＋培美曲塞（1类推荐证据）维持治疗。

（五）药理机制

本药为人源IgG4单克隆抗体，与T细胞表面PD-1结合，阻断其与配体PD-L1和PD-L2结合，从而阻断PD-1信号通路介导的免疫抑制。本药可促进T细胞增殖，激活T细胞功能，抑制肿瘤生长。

（六）不良反应

常见不良反应：骨髓抑制、转氨酶升高、蛋白尿、血糖升高、促甲状腺激素（TSH）升高、甲状腺功能减退、皮疹、血胆红素升高、发热、瘙痒、咳嗽、血甘油三酯升高等。

注射用卡瑞利珠单抗

（一）适应证

1. 用于治疗至少接受过二线系统化疗的复发性或难治性经典型霍奇金淋巴瘤。

2. 用于治疗既往接受过索拉非尼和（或）含奥沙利铂系统化疗的晚期肝细胞癌。

3. 与培美曲塞和卡铂联合用于 EGFR 基因突变阴性和 ALK 阴性、不可手术切除的局部晚期或转移性非鳞状 NSCLC 的一线治疗。

4. 用于治疗既往接受过一线治疗后疾病进展或不可耐受的局部晚期或转移性食管鳞状细胞癌。

5. 用于治疗既往接受过二线及二线以上化疗后疾病进展或不可耐受的晚期鼻咽癌。

6. 与顺铂和吉西他滨联合用于局部复发或转移性鼻咽癌的一线治疗。

7. 与紫杉醇和顺铂联合用于不可切除的局部晚期或复发性或转移性食管鳞状细胞癌的一线治疗。

8. 与紫杉醇和卡铂联合用于局部晚期或转移性鳞状 NSCLC 的一线治疗。

9. 与阿帕替尼联合用于不可切除的或转移性肝细胞癌的一线治疗。

（二）用法用量

1. 复发性或难治性经典型霍奇金淋巴瘤、食管鳞状细胞癌的二线治疗、鼻咽癌（单药治疗）：一次 200 mg，每 2 周一次。

2. 晚期肝细胞癌：单用，3 mg/kg，每 3 周一次。

3. 局部晚期或转移性非鳞状 NSCLC、局部复发性或转移性鼻咽癌、不可切除的局部晚期或复发性或转移性食管鳞状细胞癌的一线治疗：一次 200 mg，每 3 周一次。

4. 不可切除的或转移性肝细胞癌的一线治疗：一次 200 mg，每 2 周一次。

（三）特殊人群用法用量

哺乳期妇女：建议用药期间及结束后至少 2 个月内暂停哺乳。

（四）指南推荐

《中华医学会肺癌临床诊疗指南（2023 版）》

Ⅳ期非鳞状细胞癌驱动基因阴性 NSCLC 患者：PD-L1 高表达，PS 评分 0～1 分，一线治疗推荐培美曲塞＋卡铂＋卡瑞利珠单抗（2A 类推荐证据）；后续卡瑞利珠单抗＋培美曲塞维持治疗（1 类推荐证据）。Ⅳ期鳞状细胞癌驱动基因阴性 NSCLC 患者：PD-L1 高表达，PS 评分 0～1 分，一线治疗推荐紫杉醇＋卡铂＋卡瑞利珠单抗（2A 类推荐证据）；后续卡瑞利珠单抗维持治疗（1 类推荐证据）。

（五）药理机制

本药为人源 IgG4 单克隆抗体，可与 PD-1 结合，阻断其与 PD-L1 和 PD-L2 之间的相互作用，阻断 PD-1 通路介导的免疫抑制反应，包括抗肿瘤免疫反应。

（六）不良反应

常见不良反应：反应性毛细血管增生症、转氨酶升高、甲状腺功能减退、乏力、贫血、蛋白尿、发热、骨髓抑制、皮疹、瘙痒、食欲下降等。

奥妥珠单抗注射液

（一）适应证

用于初治的Ⅱ期伴巨大肿块、Ⅲ期或Ⅳ期滤泡性淋巴瘤（FL）：先与化疗药联用，待至少部分缓解后单用本药。

（二）用法用量

推荐剂量每次 1000 mg，静脉输注。联合用药方案如下：①与苯达莫司汀联用，6 个周期，每个周期 28 日；②与 CHOP 方案（环磷酰胺＋阿霉素＋长春新碱＋泼尼松）联用，6 个周期，每个周期 21 日，随后单用本药 2 个周期；③与 CVP 方案（环磷酰胺＋长春新碱＋泼尼松）联用，8 个周期，每个周期 21 日。

（三）特殊人群用法用量

1. 哺乳期妇女：建议用药期间及结束后 18 个月内停止哺乳。

2. 特殊疾病状态：①具有肿瘤溶解综合征（TLS）高风险（包括高肿瘤负荷、循环中绝对淋巴细胞计数大于 25×10^9/L、肾功能受损）的患者，用药前应预先给予抗高尿酸血症药，并补充充足的水分以预防 TLS；此后，每次用药前根据需要给予预防措施。②心脏病、肺病患者用药可增加严重输注相关反应（IRR）发生风险，应密切监测。③中至重度肾功能受损者可增加中性粒细胞减少的发生风险。④活动性感染（包括活动性乙型肝炎）患者不应使用。

（四）指南推荐

《中国滤泡性淋巴瘤诊断与治疗指南（2023年版）》

对于有巨大肿块（≥ 7 cm）的Ⅰ～Ⅱ期和非连续性Ⅱ期 FL 患者可选择抗 CD20 单抗 ± 化疗 ± 放疗。不适合放疗的特殊部位（如腹膜后或肠系膜淋巴结）可考虑抗 CD20 单抗 ± 化疗。Ⅲ～Ⅳ期 FL 患者，一线治疗优先推荐抗 CD20 单抗＋化疗。抗 CD20 单抗可选择奥妥珠单抗或利妥昔单抗，化疗方案可选择苯达莫司汀、CHOP 方案或 CVP 方案。对于一线采用抗 CD20 单抗联合 CVP 或 CHOP 方案治疗 6 个疗程后获得部分缓解及以上疗效的 FL 患者，利妥昔单抗或奥妥珠单抗单药维持治疗可显著改善生存。建议每 8 周应用奥妥珠单抗（1000 mg）或利妥昔单抗（375 mg/m^2）维持治疗 1 次，持续 2 年。

（五）药理机制

本药与 CD20 抗原结合后，通过以下 3 条途径调节 B 细胞的溶解：①聚集免疫效应细胞；②直接激活细胞内凋亡信号通路；③激活补体级联反应。免疫效应细胞机制包括抗体依赖性细胞毒性作用及抗体依赖性细胞吞噬作用。

（六）不良反应

常见不良反应：输注相关反应、骨髓抑制、上呼吸道感染、发热、疲乏、腹泻、便秘、咳嗽等。

达雷妥尤单抗注射液

（一）适应证

1. 与来那度胺和地塞米松或与硼替佐米、美法仑和泼尼松联用，治疗不适合自体干细胞移植的新诊断的多发性骨髓瘤成年患者。

2. 与来那度胺和地塞米松或与硼替佐米和地塞米松联用，治疗既往至少接受过一线治疗的多发性骨髓瘤成年患者。

3. 单药治疗既往接受过包括蛋白酶体抑制药和免疫调节药的治疗且最后一次治疗时出现疾病进展的复发和难治性多发性骨髓瘤成年患者。

（二）用法用量

1. 与来那度胺联用（4 周为一个周期）及单药治疗：一次 16 mg/kg，静脉输注。第 1～8 周，每周一次；第 9～24 周，每 2 周一次；第 25 周至疾病进展，每 4 周一次。

2. 与硼替佐米、美法仑和泼尼松联用（6 周为一个周期）：一次 16 mg/kg，静脉输注。第 1～6 周，每周一次；第 7～54 周，每 3 周一次；第 55 周至疾病进展，每 4 周一次。

3. 与硼替佐米联用（3 周为一个周期）：一次 16 mg/kg，静脉输注。第 1～9 周，每周一次；第 10～24 周，每 3 周一次；第 25 周至疾病进展，每 4 周一次。

（三）指南推荐

《中国多发性骨髓瘤诊治指南（2022 年修订）》

不适合移植患者的初始诱导方案，可选用达雷妥尤单抗＋美法仑＋醋酸泼尼松＋硼替佐米（Dara-VMP 方案）、达雷妥尤单抗＋来那度胺＋地塞米松（DRd 方案）。

（四）药理机制

本药是人源 IgG1κ 单克隆抗体，与 CD38 结合，抑制表达 CD38 的肿瘤细胞的生长。

（五）不良反应

常见不良反应：骨髓抑制、上呼吸道感染、输注相关反应、腹泻、周围感觉神经病变、外周水肿、恶心、发热、呼吸困难等。

注射用恩美曲妥珠单抗

（一）适应证

1. 用于先前接受紫杉烷类与曲妥珠单抗联用为基础的新辅助治疗后仍残存侵袭性病灶的

HER2 阳性的早期乳腺癌的辅助治疗。

2. 用于先前接受紫杉烷类和曲妥珠单抗治疗的 HER2 阳性、不可切除的局部晚期或转移性乳腺癌。患者应符合以下任一情形：①先前接受过针对局部晚期或转移性乳腺癌的治疗；②在辅助治疗期间或完成辅助治疗后 6 个月内出现疾病复发。

（二）用法用量

推荐剂量一次 3.6 mg/kg，静脉滴注，每 3 周一次（21 日为一周期）。早期乳腺癌患者应使用 14 个周期，除非疾病进展或出现不能耐受的毒性；晚期乳腺癌患者应持续用药至疾病进展或出现不能耐受的毒性。

（三）特殊人群用法用量

1. 妊娠期妇女：不推荐使用。如妊娠前 7 个月内使用过本药，应监测是否出现羊水过少。

2. 哺乳期妇女：建议用药期间和结束后 7 个月内停止哺乳。

3. 特殊疾病状态：①因晚期恶性肿瘤并发症、合并症和接受同步肺放疗而存在静息时呼吸困难的患者，用药后肺毒性风险可能增加。②曾因输液相关反应和（或）超敏反应永久停用曲妥珠单抗的患者不推荐使用。③血小板减少（＜ 100×10^9/L）的患者用药期间应密切监护。

（四）指南推荐

《抗体药物偶联物治疗恶性肿瘤临床应用中国专家共识（2023 版）》

适应证为：①既往接受过曲妥珠单抗和紫杉类药物单独或联合治疗的 HER2 阳性晚期乳腺癌患者。患者应满足以下条件之一：a. 既往接受过针对转移性疾病治疗；b. 在辅助治疗期间复发；c. 完成辅助治疗后 6 个月内出现复发。②用于在基于紫杉类药物和曲妥珠单抗的新辅助治疗后残留浸润性疾病的 HER2 阳性早期乳腺癌患者的辅助治疗。

（五）药理机制

本药为抗体-药物偶联物，抗体为曲妥珠单抗，细胞毒活性成分美坦辛衍生物（DM1）为小分子细胞毒素（属微管抑制药）。通过与 HER2 受体第Ⅳ结合区域结合，经过受体介导的内化和随后的溶酶体溶解，引起细胞内释放含 DM1 细胞毒活性成分的降解产物。

（六）不良反应

常见不良反应：恶心、骨骼肌肉疼痛、出血、头痛、转氨酶升高、血小板减少、贫血、咳嗽、呼吸困难、腹泻、腹痛、周围神经病变等。

注射用维布妥昔单抗

（一）适应证

1. 用于治疗 CD30 阳性淋巴瘤：复发或难治性系统性间变性大细胞淋巴瘤（systemic ALCL，sALCL）、复发或难治性经典型霍奇金淋巴瘤（classical HL，cHL）。

2. 用于治疗既往接受过系统性治疗的原发性皮肤间变性大细胞淋巴瘤（primary cutaneous ALCL，pcALCL）或蕈样真菌病（MF）。

（二）用法用量

推荐剂量一次 1.8 mg/kg（体重＞ 100 kg 者按 100 kg 计算剂量），静脉滴注 30 min 以上，每 3 周一次，持续用药至疾病进展或出现不能耐受的毒性。复发或难治性 sALCL、复发或难治性 cHL 患者病情稳定或改善者至少使用 8 个周期，最多使用 16 个周期（约 1 年）。既往接受过系统性治疗的 pcALCL 或 MF 患者最多使用 16 个周期。

（三）特殊人群用法用量

特殊疾病状态：肝功能损害及重度肾功能损害患者推荐起始剂量一次 1.2 mg/kg，滴注 30 min 以上，每 3 周一次。

（四）指南推荐

《抗体药物偶联物治疗恶性肿瘤临床应用中国专家共识（2023 版）》

维布妥昔单抗适用于：①作为复发或进展风险较高的 cHL 自体干细胞移植（ASCT）后巩固

治疗；②不适合 ASCT、ASCT 失败后或既往至少 2 种多药化疗方案失败后的 cHL；③既往至少 1 种多药化疗方案失败后的 sALCL；④既往接受过全身治疗的 pcALCL 或 CD30 阳性的蕈样真菌病。⑤未经治疗的Ⅲ～Ⅳ期 cHL。⑥未经治疗的 sALCL 或其他表达 CD30 的外周 T 细胞淋巴瘤。

（五）药理机制

本药为抗体-药物偶联物（ADC），抗体为抗 CD30 的嵌合型 IgG1。本药抗癌活性是通过 ADC 结合至表达 CD30 的细胞上，随后内化为 ADC-CD30 复合物，通过蛋白酶切作用释放出小分子甲基澳瑞他汀 E（MMAE），MMAE 为微管破坏药，通过结合微管蛋白，诱导细胞周期停滞和细胞凋亡。

（六）不良反应

常见不良反应：骨髓抑制、周围感觉神经病变、疲劳、发热、上呼吸道感染、恶心、腹泻、腹痛、皮疹、咳嗽、关节痛等。

泽贝妥单抗注射液

（一）适应证

用于 CD20 阳性弥漫性大 B 细胞淋巴瘤非特指型成人患者，应与标准 CHOP 化疗方案联合治疗。

（二）用法用量

应与标准 CHOP 化疗方案联合使用，推荐剂量为 375 mg/m^2，每个化疗周期的第 1 天使用，至多 6 个周期。

（三）特殊人群用法用量

妊娠期妇女：禁用，除非获益高于风险，有生育能力的女性在用药过程中及治疗后 12 个月，必须采取有效避孕措施。

（四）指南推荐

《新型抗肿瘤药物临床应用指导原则（2023 年版）》

本品不能单独应用，应与标准 CHOP 化疗方案联合用于 CD20 阳性弥漫性大 B 细胞淋巴瘤非特指型成人患者。

（五）药理机制

本药是人鼠嵌合性单克隆抗体，与 B 细胞上的 CD20 抗原结合后，启动免疫反应介导 B 细胞溶解，抑制肿瘤细胞增殖和促进肿瘤细胞凋亡。

（六）不良反应

常见不良反应：输液相关反应、骨髓抑制、转氨酶升高、脱发、感染和肺部炎症。

瑞帕妥单抗注射液

（一）适应证

用于国际预后指数（IPI）为 0～2 分的新诊断的 CD20 阳性弥漫性大 B 细胞非霍奇金淋巴瘤，应与标准 CHOP 化疗方案联用。

（二）用法用量

推荐剂量一次 375 mg/m^2，每个化疗周期第 1 日给药，联用化疗药时先给予本药。至多治疗 6 个周期。

（三）特殊人群用法用量

1. 哺乳期妇女：用药期间及结束后 12 个月内不应哺乳。

2. 特殊疾病状态

（1）外周血恶性肿瘤细胞计数高（$>25\times10^9$/L）或肿瘤负荷较高的患者：①首次用药时应考虑是否需减慢滴注速度；或在第一个治疗周期中将一次给药剂量分为两份，在 2 日内完成给药。如后续治疗周期中淋巴细胞计数仍$>25\times10^9$/L，仍应按此方式给药。②用药前应考虑对肿瘤溶解综合征（TLS）进行预防，并进行密切和适当的实验室监测。

（2）严重活动性感染患者（如结核病、败血症、机会性感染）、活动性乙型肝炎患者不应使用。

（四）指南推荐

《新型抗肿瘤药物临床应用指导原则（2023年版）》

本药应与标准CHOP化疗方案联合治疗IPI为0～2分的新诊断CD20阳性弥漫性大B细胞非霍奇金淋巴瘤成人患者。

（五）药理机制

本药为人鼠嵌合性单克隆抗体，能特异性地与B细胞上的CD20抗原结合，启动免疫反应介导B细胞溶解，抑制肿瘤细胞增殖和促进肿瘤细胞凋亡。

（六）不良反应

常见不良反应：骨髓抑制、脱发、恶心、呼吸道感染、发热、便秘、异常感觉、呕吐、高血糖等。

曲妥珠单抗注射液（皮下注射）

（一）适应证

1. 用于HER2阳性的转移性乳腺癌：单用于接受过1种或多种化疗方案的转移性乳腺癌；与紫杉醇或多西他赛联合用于未接受过化疗的转移性乳腺癌患者。

2. 用于HER2阳性的早期乳腺癌：用于已接受手术、含蒽环类抗生素辅助化疗和放疗后的单药辅助治疗；多柔比星和环磷酰胺化疗后序贯本药与紫杉醇或多西他赛的联合辅助治疗；与多西他赛和卡铂联合的辅助治疗；与化疗联合新辅助治疗，继以辅助治疗，用于局部晚期（包括炎性）或肿瘤直径＞2 cm的乳腺癌。

（二）用法用量

推荐剂量一次600 mg，皮下注射，每3周一次，2～5 min内完成给药。早期乳腺癌患者用药疗程为1年或持续用药至疾病复发或出现不能耐受的毒性，不推荐疗程超过1年。转移性乳腺癌患者持续用药至疾病进展或出现不能耐受的毒性。

（三）指南推荐

《中国临床肿瘤学会（CSCO）乳腺癌诊疗指南2024》

曲妥珠单抗皮下制剂与相应静脉制剂的疗效和安全性相当。随着皮下制剂的获批上市，可在任意治疗阶段替代单靶或双靶静脉注射。皮下制剂采用固定剂量给药方式，曲妥珠单抗皮下制剂推荐剂量600 mg皮下注射，每3周一次。

（四）药理机制

本药为重组人源化单克隆抗体，与人HER2蛋白结合，抑制HER2阳性的肿瘤细胞增殖。本药也是抗体依赖细胞介导的细胞毒性反应的潜在介质。

（五）不良反应

常见不良反应：射血分数降低、感染、骨髓抑制、头晕、呼吸困难、恶心、呕吐、腹泻、腹痛、手足综合征、关节痛等。

甲磺酸氟马替尼片

（一）适应证

用于治疗费城染色体阳性的慢性髓性白血病慢性期成人患者。

（二）用法用量

推荐剂量一次600 mg，每日1次，空腹口服给药，直至疾病进展或出现不可耐受的毒性。

（三）特殊人群用法用量

特殊疾病状态：有心血管疾病风险或心脏病患者，用药时密切监测左心室射血分数减低、充血性心力衰竭的发生。

（四）指南推荐

《慢性髓性白血病中国诊断与治疗指南（2020年版）》

推荐氟马替尼600 mg/d用于慢性髓性白血病

（CML）慢性期患者一线酪氨酸激酶抑制剂（TKI）药物治疗。

（五）药理机制

本药在分子水平对酪氨酸激酶 Bcr-Abl 磷酸化抑制作用的 IC50 为 11 nmol/L；对 P210 Bcr-Abl 表达阳性白血病细胞（K562、KU812）增殖抑制作用的 IC50 为 6～8 nmol/L。

（六）不良反应

常见不良反应：骨髓抑制、转氨酶升高、血胆红素升高、腹泻、恶心、呕吐、皮疹等。

甲磺酸奥希替尼片

（一）适应证

1. 用于治疗存在 EGFR 外显子 19 缺失或外显子 21 L858R 置换突变的ⅠB～ⅢA 期 NSCLC，患者须既往接受过手术切除治疗。

2. 用于 EGFR 外显子 19 缺失或 L858R 置换突变的局部晚期或转移性 NSCLC 的一线治疗。

3. 用于治疗 EGFR-TKI 治疗期间或治疗后出现疾病进展的 EGFR T790M 突变阳性的局部晚期或转移性 NSCLC。

（二）用法用量

推荐剂量一次 80 mg，每日 1 次，口服。如需减量，应减至一次 40 mg，每日 1 次。

（三）特殊人群用法用量

1. 哺乳期妇女：建议用药期间和停药后 2 周内不得哺乳。

2. 特殊疾病状态：①重度肝功能损害患者不推荐使用。②先天性长 QT 间期综合征患者避免使用。

（四）指南推荐

《新型抗肿瘤药物临床应用指导原则（2023 年版）》

2022 版美国国立综合癌症网络（NCCN）指南及 2022 年欧洲肿瘤内科学会（ESMO）《EGFR 突变阳性 NSCLC 管理共识》推荐奥希替尼用于 EGFR 少见突变（S768I、L861Q 或 G719X 突变）晚期或转移性 NSCLC 患者的治疗。

（五）药理机制

本药为 EGFR 激酶抑制药。在细胞培养和动物肿瘤移植瘤模型中，本药对携带 EGFR 突变（T790M/L858R、L858R、T790M/ 外显子 19 缺失、外显子 19 缺失）的 NSCLC 细胞株具有抗肿瘤作用，对野生型 EGFR 基因扩增的抗肿瘤活性较弱。体外试验显示，在临床浓度下本药可抑制 HER2、HER3、HER4、ACK1 和 BLK 的活性。

（六）不良反应

常见不良反应：骨髓抑制、腹泻、皮疹、甲沟炎、皮肤干燥、口腔黏膜炎等。

甲磺酸阿美替尼片

（一）适应证

1. 用于 EGFR 外显子 19 缺失或 L858R 置换突变的局部晚期或转移性 NSCLC 的一线治疗。

2. 用于治疗既往经 EGFR-TKI 治疗时或治疗后出现疾病进展，且经检测确认存在 EGFR T790M 突变阳性的局部晚期或转移性 NSCLC。

（二）用法用量

推荐剂量一次 110 mg，每日 1 次，口服，整片吞服，不应咀嚼、压碎或掰断药片。对于无法整片吞咽药物和需经鼻胃管喂饲的患者，可将药片直接溶于不含碳酸盐的饮用水中完全分散后服用。如需减量，应减至一次 55 mg，每日 1 次。

（三）特殊人群用法用量

1. 哺乳期妇女：建议用药期间及停药后至少 3 个月内停止哺乳。

2. 特殊疾病状态：①先天性长 QT 间期综合征患者避免使用。②重度或终末期肾功能损害、中重度肝功能损害患者应慎用。

（四）指南推荐

《中华医学会肺癌临床诊疗指南（2023 版）》

Ⅳ期非鳞状 NSCLC EGFR 敏感基因突变的患者，一线治疗推荐 EGFR-TKI，可选择阿美替尼（1 类推荐证据）；二线及后线治疗者，若为广泛进展型，一代 / 二代 TKI 耐药后推荐二次活检检测 T790M 突变状态，T790M 阳性者，推荐阿美替尼治疗（1 类推荐证据）。

（五）药理机制

本药为 EGFR 激酶抑制药。在体外细胞增殖和体内动物肿瘤移植瘤模型中，本药对携带 EGFR 突变（T790M 合并 L858R、外显子 19 缺失）的 NSCLC 细胞株具抗肿瘤作用，对野生型 EGFR 抑制作用较弱。

（六）不良反应

常见不良反应：皮疹、瘙痒、腹泻、口腔炎、心律失常、贫血、肌肉骨骼及关节疼痛、血肌酸磷酸激酶升高、白细胞减少等。

盐酸安罗替尼胶囊

（一）适应证

1. 用于治疗既往至少接受过 2 种系统化疗后出现进展或复发的局部晚期或转移性 NSCLC。对于存在 EGFR 基因突变或 ALK 阳性的患者，开始使用本药前应接受相应的靶向药物治疗后出现进展，且至少接受过 2 种系统化疗后出现进展或复发。

2. 用于治疗腺泡状软组织肉瘤、透明细胞肉瘤以及既往至少接受过含蒽环类化疗方案治疗后进展或复发的其他晚期软组织肉瘤。

3. 用于治疗既往至少接受过 2 种化疗方案治疗后进展或复发的小细胞肺癌（SCLC）。

4. 用于治疗具有临床症状或疾病进展的、不可切除的局部晚期或转移性甲状腺髓样癌。

5. 用于治疗进展性、局部晚期或转移性放射性碘难治性分化型甲状腺癌。

（二）用法用量

推荐剂量一次 12 mg，每日 1 次，早餐前口服。连用 2 周后停药 1 周，即 3 周为一疗程。持续用药至疾病进展或出现不能耐受的毒性。

（三）特殊人群用法用量

特殊疾病状态：先天性长 QT 间期综合征患者避免使用。

（四）指南推荐

《中华医学会肺癌临床诊疗指南（2023 版）》

Ⅳ期 NSCLC 患者在无禁忌证的情况下，三线治疗推荐安罗替尼（2A 类推荐证据）。SCLC 三线治疗推荐安罗替尼口服（1 类推荐证据）。

（五）药理机制

本药为多靶点受体酪氨酸激酶（RTK）抑制药，可抑制血管内皮生长因子受体（VEGFR）-1、VEGFR-2、VEGFR-3、c-Kit、血小板源性生长因子受体（PDGFR）-β 激酶的活性。

（六）不良反应

常见不良反应：高血压、疲乏、手足综合征、高甘油三酯血症、蛋白尿、腹泻、血 TSH 升高、咳嗽、骨髓抑制等。

克唑替尼胶囊

（一）适应证

1. 用于治疗 ALK 阳性的局部晚期或转移性 NSCLC。

2. 用于治疗 ROS1 阳性的晚期 NSCLC。

（二）用法用量

推荐剂量一次 250 mg，每日 2 次，口服，持续用药至疾病进展或出现无法耐受的毒性。调整剂量时，第 1 次调整至一次 200 mg，每日 2 次，口服；第 2 次调整至一次 250 mg，每日 1 次，口服；仍无法耐受，则永久停药。

（三）特殊人群用法用量

1. 哺乳期妇女：用药期间和停药后45日内不应哺乳。

2. 特殊疾病状态：先天性长QT间期综合征患者避免使用。

（四）指南推荐

《新型抗肿瘤药物临床应用指导原则（2023年版）》

2022版NCCN指南推荐克唑替尼用于cMET外显子14跳跃突变的晚期NSCLC患者一线/二线治疗。美国FDA批准的克唑替尼适应证还包括：治疗ALK阳性的复发或难治性系统性间变性大细胞淋巴瘤（sALCL）1岁及以上儿童患者及年轻成人患者。目前国内尚未获批此适应证，可在与患者充分沟通的情况下按照FDA批准方法使用。推荐剂量280 mg/m^2，每日2次，口服。

（五）药理机制

本药为酪氨酸激酶受体抑制药，可抑制ALK、肝细胞生长因子受体、ROS1、Recepteur d'Origine Nantais（RON）。本药在肿瘤细胞株试验中，对ALK、ROS1和c-Met磷酸化具有浓度依赖性抑制作用。对表达EML4-ALK或NPM-ALK融合蛋白或c-Met的异种移植瘤小鼠具有抗肿瘤活性。

（六）不良反应

常见不良反应：肝毒性、间质性肺病、QT间期延长、心动过缓、严重视力丧失、恶心、呕吐、腹泻、水肿、头晕、神经病变等。

塞瑞替尼胶囊

（一）适应证

用于治疗ALK阳性的局部晚期或转移性NSCLC。

（二）用法用量

推荐剂量一次450 mg，每日1次，每天同一时间口服，随餐服用。持续治疗至疾病进展或出现不能耐受的毒性。

（三）特殊人群用法用量

1. 哺乳期妇女：建议用药期间和结束后2周内不得哺乳。

2. 特殊疾病状态：先天性长QT间期综合征患者避免使用。

（四）指南推荐

《中华医学会肺癌临床诊疗指南（2023版）》

Ⅳ期ALK融合基因阳性的NSCLC患者：一线治疗推荐洛拉替尼、恩沙替尼、阿来替尼、塞瑞替尼、布格替尼、克唑替尼（1类推荐证据）。

（五）药理机制

本药为激酶抑制药，可抑制ALK自身磷酸化、ALK介导的下游信号蛋白STAT3磷酸化以及ALK依赖的癌细胞增殖。

（六）不良反应

常见不良反应：肝毒性、间质性肺病、QT间期延长、高血糖、心动过缓、贫血、皮疹、腹泻、恶心、呕吐、腹痛等。

盐酸阿来替尼胶囊

（一）适应证

用于治疗ALK阳性的局部晚期或转移性NSCLC。

（二）用法用量

推荐剂量一次600 mg，每日2次，随餐口服。

（三）特殊人群用法用量

哺乳期妇女：建议用药期间和停药后1周内停止哺乳。

（四）指南推荐

《中华医学会肺癌临床诊疗指南（2023版）》

Ⅳ期ALK融合基因阳性的NSCLC患者：一

线治疗推荐洛拉替尼、恩沙替尼、阿来替尼、塞瑞替尼、布格替尼、克唑替尼（1 类推荐证据）。

（五）药理机制

本药是高选择性强效 ALK 和 RET 酪氨酸激酶抑制药，可抑制其活性，阻断下游信号通路 STAT3 和 PI3K/AKT 的激活，从而诱导肿瘤细胞凋亡。本药及其主要代谢产物（M4）在体内外均可抑制导致克唑替尼耐药的 ALK 突变型。

（六）不良反应

常见不良反应：便秘、水肿、肌痛、恶心、胆红素升高、贫血、皮疹等。

培唑帕尼片

（一）适应证

用于晚期肾细胞癌（RCC）的一线治疗和曾接受细胞因子治疗的晚期 RCC。

（二）用法用量

推荐初始剂量一次 800 mg，每日 1 次，空腹口服。

（三）特殊人群用法用量

1. 儿童：对器官发育可能有严重不良影响（尤其是 2 岁以下儿童）。
2. 哺乳期妇女：建议用药期间和停药后 2 周内停止哺乳。

（四）指南推荐

《肾细胞癌诊疗指南（2022 年版）》

转移性或不可切除性非透明细胞型 RCC 一线治疗可选培唑帕尼（Ⅲ级专家推荐）。转移性或不可切除性透明细胞型 RCC 一线治疗：中低危分层（Ⅰ级专家推荐）、高危分层（Ⅱ级专家推荐）及后线治疗（Ⅱ级专家推荐）均可选择培唑帕尼。

（五）药理机制

本药为 VEGFR-1、VEGFR-2、VEGFR-3、PDGFR-α 和 PDGFR-β、成纤维细胞生长因子受体（FGFR）-1 或 FGFR-3、细胞因子受体、IL-2 受体诱导的 T 细胞激酶、白细胞特异性蛋白酪氨酸激酶和跨膜糖蛋白受体酪氨酸激酶的多靶点酪氨酸激酶抑制药。

（六）不良反应

常见不良反应：高血压、腹泻、手足综合征、转氨酶升高、骨髓抑制、低白蛋白血症、剥脱性皮疹、左心室功能不全、咳嗽、呃逆、口咽痛等。

甲磺酸阿帕替尼片

（一）适应证

1. 用于既往至少接受过 2 种系统化疗后疾病进展或复发的晚期胃腺癌或胃食管结合部腺癌，且患者接受阿帕替尼治疗时一般状况良好。
2. 用于既往接受过一线系统性治疗后失败或不能耐受的晚期肝细胞癌。

（二）用法用量

推荐剂量一次 850 mg，每日 1 次，口服。持续用药至疾病进展或出现不能耐受的毒性。晚期肝细胞癌患者推荐剂量一次 750 mg，每日 1 次。

（三）特殊人群用法用量

1. 老年患者：70 岁以上老年人用药需调整剂量。
2. 哺乳期妇女：建议用药期间停止哺乳。

（四）指南推荐

《新型抗肿瘤药物临床应用指导原则（2023 年版）》

阿帕替尼联合注射用卡瑞利珠单抗可用于不可切除或转移性肝细胞癌患者的一线治疗：卡瑞利珠单抗一次 200 mg，每 2 周一次，静脉输注，联合阿帕替尼一次 250 mg，每日 1 次，口服，餐后半小时服用。直至疾病进展或出现不可耐受的毒性。

（五）药理机制

本药为 VEGFR-2 酪氨酸激酶抑制药，可抑制肿瘤血管生成。

（六）不良反应

常见不良反应：高血压、蛋白尿、骨髓抑制、掌跖红肿综合征、转氨酶升高、贫血、腹泻、呕吐、潜血阳性等。

呋喹替尼胶囊

（一）适应证

用于既往接受过氟尿嘧啶类、奥沙利铂和伊立替康为基础的化疗，及既往接受过或不适合接受 VEGF 治疗、EGFR 治疗（*RAS* 基因野生型）的转移性结直肠癌患者。

（二）用法用量

推荐剂量一次 5 mg，每日 1 次，口服，需整粒吞服，建议每天同一时间服药。连用 3 周后停药 1 周，每 4 周为一个治疗周期。持续用药至疾病进展或出现不能耐受的毒性。

（三）指南推荐

《中国结直肠癌诊疗规范（2023 年版）》

复发或转移性结直肠癌三线及三线以上治疗，推荐瑞戈非尼或呋喹替尼或参加临床试验，也可考虑曲氟尿苷替匹嘧啶。

（四）药理机制

本药是高度选择性肿瘤血管生成抑制药，主要作用靶点为 VEGFR 激酶家族 VEGFR-1、VEGFR-2 及 VEGFR-3。本药按每日 1 次给药，对结直肠癌及其他多种肿瘤模型的生长均显示强效且呈剂量依赖性的抑制效应。

（五）不良反应

常见不良反应：高血压、蛋白尿、手足皮肤反应、发声困难、出血、转氨酶升高、甲状腺功能检查异常、腹痛、口腔黏膜炎、腹泻等。

马来酸吡咯替尼片

（一）适应证

1. 与卡培他滨联合用于治疗 HER2 阳性、既往未使用或使用过曲妥珠单抗、既往接受过蒽环类或紫杉类化疗的复发或转移性乳腺癌。

2. 与曲妥珠单抗和多西他赛联合用于治疗 HER2 阳性、晚期阶段未接受过抗 HER2 治疗的复发或转移性乳腺癌。

3. 与曲妥珠单抗和多西他赛联合用于 HER2 阳性的早期或局部晚期乳腺癌的新辅助治疗。

（二）用法用量

推荐剂量一次 400 mg，每日 1 次，餐后 30 min 内口服，连用 21 日为一个周期。若漏服无须补服，下次按计划服药即可。

（三）特殊人群用法用量

特殊疾病状态：不推荐中重度肝功能不全患者使用。

（四）指南推荐

《中国晚期乳腺癌规范诊疗指南（2024 版）》

HER2 阳性晚期乳腺癌一线治疗优先推荐紫杉类药物＋曲妥珠单抗＋吡咯替尼（ⅠA），可选吡咯替尼＋化疗（ⅡA）；二线治疗优先推荐吡咯替尼＋卡培他滨（ⅠA）；后线治疗推荐吡咯替尼＋化疗（ⅡB）。

（五）药理机制

本药为小分子受体酪氨酸激酶抑制药，对 EGFR-1、HER2 的 IC50 分别为 5.6 nmol/L、8.1 nmol/L。在体外细胞增殖试验中，可抑制 HER2 高表达的乳腺癌细胞 BT474、乳腺癌细胞 SK-BR-3、卵巢癌细胞 SK-OV-3、胃癌细胞 NCI-N87 的生长。

（六）不良反应

常见不良反应：腹泻、口腔黏膜炎、皮肤反应、血甘油三酯升高、血钾降低、转氨酶升高、血胆红素升高、骨髓抑制等。

泽布替尼胶囊

（一）适应证

1. 既往至少接受过 1 种治疗的套细胞淋巴瘤（MCL）。

2. 用于慢性淋巴细胞白血病（CLL）或小淋巴细胞淋巴瘤（SLL）。

3. 用于华氏巨球蛋白血症（WM）。

（二）用法用量

推荐剂量一次 160 mg，每日 2 次，口服，直至疾病进展或出现不能耐受的毒性。

（三）特殊人群用法用量

1. 哺乳期妇女：建议用药期间及停药后至少 2 周内停止哺乳。

2. 特殊疾病状态：①需进行手术的患者应根据手术类型和出血风险权衡利弊，考虑在术前和术后暂停用药 3～7 日。②感染高风险患者使用本药需进行预防性治疗。③轻中度肝、肾功能损害患者无须调整剂量；重度肝功能损害患者推荐剂量一次 80 mg，每日 2 次。

（四）指南推荐

《淋巴瘤诊疗指南（2022 年版）》

惰性 B 细胞淋巴瘤（CLL/SLL）复发耐药患者治疗方案如下述。①无 del（17p）/TP53 突变：有严重伴随疾病的虚弱患者或年龄≥ 65 岁和年龄＜ 65 岁但有严重伴随疾病的患者首选 Bruton 酪氨酸激酶（BTK）抑制剂（伊布替尼、泽布替尼、奥布替尼）、维奈克拉＋利妥昔单抗方案；年龄＜ 65 岁、不伴有严重伴随疾病的患者，首选 BTK 抑制剂治疗。②伴有 del（17p）/TP53 突变：二线以上治疗方案首选 BTK 抑制剂、维奈克拉＋利妥昔单抗、维奈克拉。

（五）药理机制

本药为 BTK 选择性抑制药，与 BTK 蛋白 481 位点的半胱氨酸共价结合而抑制其 223 位点的酪氨酸磷酸化，进而抑制 BTK 活性。体内试验显示，本药可抑制 Rec-1 套细胞淋巴瘤细胞、TMD-8 弥漫性大 B 淋巴瘤细胞的生长。

（六）不良反应

常见不良反应：中性粒细胞减少、血小板减少、上呼吸道感染、贫血、皮疹、骨骼肌肉疼痛、腹泻等。

磷酸芦可替尼片

（一）适应证

用于治疗中、高危原发性骨髓纤维化（PMF），以及真性红细胞增多症后骨髓纤维化（PPV-MF）或原发性血小板增多症后骨髓纤维化（PET-MF）相关的脾大或疾病相关症状。

（二）用法用量

口服给药。根据血小板计数决定初始剂量：血小板计数＞ 200×10^9/L 时，一次 20 mg，每日 2 次；血小板计数为（100～200）$\times 10^9$/L 时，一次 15 mg，每日 2 次；血小板计数为（50～100）$\times 10^9$/L（不包括 100×10^9/L）时，最大初始剂量为一次 5 mg，每日 2 次。

（三）特殊人群用法用量

特殊疾病状态：①肝功能损害患者及重度肾功能损害患者，根据血小板计数将推荐初始剂量减少约 50%，每日 2 次。②接受血液透析的终末期肾病（肌酐清除率＜ 15 ml/min）患者，血小板计数为（100～200）$\times 10^9$/L 时，推荐当日完成血液透析后给予 15 mg；血小板计数大于 200×10^9/L 时，推荐当日完成血液透析后给予 20 mg（或分 2 次给予，2 次间隔 12 h，每次给予 10 mg）。

（四）指南推荐

《新型抗肿瘤药物临床应用指导原则（2023 年版）》

用于中高危的原发性骨髓纤维化（亦称为慢性特发性骨髓纤维化）、真性红细胞增多症后骨髓纤维化或原发性血小板增多症后骨髓纤维化的成年患者，治疗疾病相关脾大或疾病相关症状。

（五）药理机制

本药为 Janus 相关激酶 JAK1 和 JAK2 的选择性抑制药，可抑制细胞因子诱导的全血（来源于骨髓纤维化和真性红细胞增多症患者）STAT3 磷酸化。

（六）不良反应

常见不良反应：血小板减少、贫血、挫伤、头晕、头痛、转氨酶升高、高胆固醇血症、便秘、高血压、尿路感染等。

维莫非尼片

（一）适应证

用于治疗 BRAF V600 突变阳性的不可切除或转移性黑色素瘤。

（二）用法用量

口服，一次 960 mg，每日 2 次。

（三）特殊人群用法用量

1. 哺乳期妇女：用药期间和停药后 2 周内停止哺乳。

2. 特殊疾病状态：未纠正的电解质异常、QT 间期超过 500 ms、长 QT 间期综合征或正使用可延长 QT 间期药物的患者不推荐使用。

（四）指南推荐

《黑色素瘤诊疗指南（2022 年版）》

对于没有禁忌证的晚期黑色素瘤患者，目前国内上市的黑色素瘤靶向药物主要包括：BRAF 抑制剂（维莫非尼、达拉非尼）、丝裂原活化细胞外信号调节激酶（MEK）抑制剂、KIT 抑制剂。

（五）药理机制

本药为 BRAF 丝氨酸–苏氨酸激酶某些突变体（包括 BRAF V600E）的抑制药，在体外亦可抑制其他激酶。某些 BRAF 突变体（包括 V600E）可导致结构性激活 BRAF 蛋白，该蛋白在生长因子缺乏时亦可引起细胞增殖。

（六）不良反应

常见不良反应：体重减轻、咳嗽、肌肉骨骼疼痛、头晕、头痛、周围神经病变、γ- 谷氨酰转移酶升高、胃肠道反应、皮疹、瘙痒、光敏反应、皮肤干燥、红斑、疲乏、外周水肿、发热等。

曲美替尼片

（一）适应证

1. 与达拉非尼联合用于治疗 BRAF V600 突变阳性的不可切除或转移性黑色素瘤。

2. 与达拉非尼联合用于 BRAF V600 突变阳性的Ⅲ期黑色素瘤完全切除后的辅助治疗。

3. 与达拉非尼联合用于 BRAF V600 突变阳性的转移性非小细胞肺癌（NSCLC）。

（二）用法用量

口服，一次 2 mg，每日 1 次，与达拉非尼联用。

（三）特殊人群用法用量

1. 儿童：不推荐使用。

2. 妊娠期妇女：不推荐使用。

3. 哺乳期妇女：用药期间和停药后 16 周内停止哺乳。

（四）指南推荐

《黑色素瘤诊疗指南（2022 年版）》

对于没有禁忌证的晚期黑色素瘤患者，目前国内上市的黑色素瘤靶向药物主要包括：BRAF 抑制剂、MEK 抑制剂（曲美替尼）、KIT 抑制剂。

（五）药理机制

本药为 MEK-1 和 MEK-2 激活的可逆性抑制剂，以及 MEK-1 和 MEK-2 激酶活性的可逆性抑制剂。MEK 蛋白为细胞外信号调节激酶通路的上游调控子，可促进细胞增殖。

（六）不良反应

常见不良反应：高血压、高血糖、电解质紊乱、低蛋白血症、咳嗽、呼吸困难、疼痛、肌酐升高、头晕、肝酶升高、胃肠道反应、骨髓抑制、皮疹等。

甲磺酸达拉非尼胶囊

（一）适应证

1. 与曲美替尼联合用于治疗 BRAF V600 突变阳性的不可切除或转移性黑色素瘤。

2. 与曲美替尼联合用于 BRAF V600 突变阳性的Ⅲ期黑色素瘤完全切除后的辅助治疗。

（二）用法用量

口服，一次 150 mg，每日 2 次。

（三）特殊人群用法用量

哺乳期妇女：联用本药期间和停药后 16 周内，或单用本药期间和停药后 2 周内停止哺乳。

（四）指南推荐

《黑色素瘤诊疗指南（2022 年版）》

对于没有禁忌证的晚期黑色素瘤患者，全身治疗可以减轻肿瘤负荷，改善肿瘤相关症状，提高生活质量，延长生存时间。目前国内上市的黑色素瘤靶向药物主要包括：BRAF 抑制剂（维莫非尼、达拉非尼）、MEK 抑制剂、KIT 抑制剂。

（五）药理机制

本药为 BRAF 激酶某些突变型的抑制药，高浓度时对 SIK1、NEK11、LIMK1 激酶也具有抑制作用。BRAF 基因的某些突变可激活 BRAF 激酶，进而刺激肿瘤细胞生长。本药均可抑制 BRAF V600 突变阳性肿瘤细胞的生长。

（六）不良反应

常见不良反应：高血糖症、低磷血症、低钠血症、咳嗽、鼻咽炎、呼吸困难、骨骼肌肉痛、血肌酐升高、结节病、头痛、头晕、肝酶升高、呕吐、恶心、便秘、腹泻、食欲减退、骨髓抑制、皮肤过敏反应、发热、乳头状瘤等。

甲苯磺酸多纳非尼片

（一）适应证

用于既往未接受过全身系统性治疗的不可切除的肝细胞癌。

（二）用法用量

口服，一次 0.2 g，每日 2 次。

（三）特殊人群用法用量

1. 哺乳期妇女：禁用。

2. 特殊疾病状态：重度肾功能不全患者不推荐使用。药物不可控制的高血压患者禁用。

（四）指南推荐

《原发性肝癌诊疗指南（2024 年版）》

多纳非尼在我国已被批准用于既往未接受过全身系统性抗肿瘤治疗的不可切除肝癌患者（证据等级 1，推荐 A）。

（五）药理机制

本药为索拉非尼的氘代化合物，为多激酶抑制药。

（六）不良反应

常见不良反应：高血压、窦性心动过速、电解质紊乱、甲状腺功能减退、咽喉不适、咳嗽、蛋白尿、头晕、头痛、失眠、转氨酶升高、血胆红素升高、腹泻、食欲减退、口腔黏膜炎、骨髓抑制、贫血、脱发、皮疹。

盐酸恩沙替尼胶囊

（一）适应证

单药用于间变性淋巴瘤激酶（ALK）阳性的局部晚期或转移性的非小细胞肺癌（NSCLC）患

者的治疗。

（二）用法用量

每日一次，每次 225 mg。

（三）指南推荐

《中华医学会肺癌临床诊疗指南（2023 版）》

Ⅳ期 NSCLC 患者的一线全身治疗：非鳞状细胞癌驱动基因阳性且不伴有耐药基因突变患者的治疗中，对于 ALK 融合基因阳性患者，可选择洛拉替尼、恩沙替尼、阿来替尼、塞瑞替尼、布格替尼、克唑替尼（1 类推荐证据）。二线及后线治疗：非鳞状细胞癌驱动基因阳性患者的治疗中，对于 ALK 融合基因阳性的Ⅳ期非鳞状细胞癌患者，如果一线未使用 ALK-TKI，二线治疗时建议首先使用 ALK-TKI，也可使用含铂双药化疗（1 类推荐证据）。一线克唑替尼治疗出现疾病进展者，若为快速进展者，推荐洛拉替尼、阿来替尼、塞瑞替尼或恩沙替尼（1 类推荐证据）。

（四）药理机制

恩沙替尼为 ALK 抑制剂，可抑制 HEK-293 细胞 ALK 自磷酸化，也可抑制非小细胞肺癌细胞 H3122ALK 磷酸化，同时抑制相应下游信号分子 AKT、细胞外信号调节激酶（ERK）及哺乳动物雷帕霉素靶蛋白（mTOR）底物核糖体蛋白的磷酸化。

（五）不良反应

常见不良反应：心律失常、皮疹、瘙痒、胃肠道反应、水肿、乏力、发热、电解质失调、骨髓抑制、血肌酐升高、转氨酶升高、眼及附属器官疾病等。

甲磺酸伏美替尼片

（一）适应证

1. 用于具 EGFR 外显子 19 缺失突变或外显子 21 L858R 置换突变的局部晚期或转移性非小细胞肺癌（NSCLC）的一线治疗。

2. 用于治疗既往经 EGFR 酪氨酸激酶抑制剂（TKI）治疗时或治疗后出现疾病进展，并经检测确认存在 EGFR T790M 突变阳性的局部晚期或转移性 NSCLC。

（二）用法用量

口服，一次 80 mg，每日 1 次。

（三）特殊人群用法用量

1. 妊娠期妇女：本药可能造成胎儿损害，不推荐使用。

2. 哺乳期妇女：用药期间及用药结束后至少 3 个月内停止哺乳。

3. 特殊疾病状态：存在可能增加 QT 间期延长或心律失常风险因素的患者避免使用。

（四）指南推荐

《中华医学会肺癌临床诊疗指南（2023 版）》

Ⅳ期 NSCLC 患者的一线全身治疗：非鳞状细胞癌驱动基因阳性且不伴有耐药基因突变患者的治疗中，对于 EGFR 敏感基因突变患者，推荐使用 EGFR-TKI，包括奥希替尼、阿美替尼、伏美替尼等（1 类推荐证据）。一线已经开始化疗的过程中发现 EGFR 敏感基因突变的患者，推荐完成常规化疗后换用 EGFR-TKI，或者中断化疗后开始靶向治疗（2A 类推荐证据）。

Ⅳ期 NSCLC 患者的二线全身治疗：EGFR 驱动基因阳性的Ⅳ期非鳞状细胞癌患者，如果一线未使用 EGFR-TKI，二线治疗时建议首先使用 EGFR-TKI（1 类推荐证据）。一线使用 EGFR-TKI 后疾病进展的患者，根据进展类型分为寡进展型、广泛进展型：①若为寡进展型，推荐继续原 EGFR-TKI 治疗 ± 局部治疗（2A 类推荐证据）。治疗后再次进展，推荐二次活组织检查检测 T790M 突变状态。②若为广泛进展型，一代及二代 TKI 耐药后推荐二次活组织检查检测 T790M 突变状态，T790M 阳性者，推荐奥希替尼或阿美替尼、伏美替尼治疗（1 类推荐证据）。

（五）药理机制

本药为 EGFR 激酶抑制药，对 EGFR 耐药或激活突变具有不可逆的抑制作用。

（六）不良反应

常见不良反应：QT 间期延长、左心室射血分数降低、心力衰竭、高尿酸血症、间质性肺炎、血肌酸磷酸激酶升高、蛋白尿、血肌酐升高、肝酶升高、腹泻、口腔溃疡、骨髓抑制、皮疹、视力减退、干眼症等。

达可替尼片

（一）适应证

用于 EGFR 外显子 19 缺失突变或外显子 21 L858R 置换突变的局部晚期或转移性非小细胞肺癌（NSCLC）的一线治疗。

（二）用法用量

口服，一次 45 mg，每日 1 次。

（三）特殊人群用法用量

1. 妊娠期妇女：可致胎儿损害，不推荐使用。
2. 哺乳期妇女：使用期间及停药后至少 17 日内应暂停哺乳。

（四）指南推荐

《中华医学会肺癌临床诊疗指南（2023 版）》

Ⅳ期 NSCLC 患者全身治疗的一线治疗：非鳞状细胞癌驱动基因阳性且不伴有耐药基因突变患者的治疗中，对于一线已经开始化疗的过程中发现 EGFR 敏感基因突变的患者，推荐完成常规化疗后换用 EGFR-TKI，或者中断化疗后开始靶向治疗（2A 类推荐证据）。

（五）药理机制

本药为人 EGFR 家族和部分 EGFR 突变激酶活性的不可逆抑制药，对 EGFR 和 HER2 的自身磷酸化及肿瘤的生长具剂量依赖性的抑制作用。

（六）不良反应

常见不良反应：低白蛋白血症、电解质紊乱、呼吸困难、上呼吸道感染、胸痛、肌肉骨骼痛、失眠、肝酶升高、高胆红素血症、胃肠道反应、骨髓抑制、皮疹、甲沟炎、脱发、结膜炎等。

奥布替尼片

（一）适应证

1. 用于既往至少接受过 1 种治疗的套细胞淋巴瘤（MCL）。
2. 用于既往至少接受过 1 种治疗的慢性淋巴细胞白血病（CLL）或小淋巴细胞淋巴瘤（SLL）。

（二）用法用量

MCL、CLL 或 SLL：口服，一次 150 mg，每日 1 次。

（三）特殊人群用法用量

1. 哺乳期妇女：用药期间及用药后 2 周内停止哺乳。
2. 特殊疾病状态：①严重活动性出血患者不推荐使用；②接受手术的患者应在术前至少 3 日和术后至少 7 日内暂停用药；③严重感染患者需有效控制感染后方可使用。

（四）指南推荐

1.《套细胞淋巴瘤诊断与治疗中国指南（2022 年版）》

复发或难治性套细胞淋巴瘤的挽救性治疗药物方案中，优选方案为 BTK 抑制剂，如奥布替尼、阿可替尼等。非高危患者首选 BTK 抑制剂或来那度胺＋利妥昔单抗治疗。

2.《慢性淋巴细胞白血病 / 小淋巴细胞淋巴瘤诊疗指南（2022 年版）》

慢性淋巴细胞白血病 / 小淋巴细胞淋巴瘤（CLL/SLL）一线治疗选择：①无基因缺失（del）患者的治疗推荐，对于＜ 65 岁且无严重伴随疾病、≥ 65 岁或＜ 65 岁伴有严重伴随疾病以及衰弱的患者，推荐伊布替尼，也可以考虑泽布替尼、奥布替尼。②伴 del 的患者，推荐伊布替尼，也可以考虑泽布替尼、奥布替尼，参加临床试验。对于复发、难治性患者的治疗选择，推荐：①临床试验；②伊布替尼、泽布替尼、奥布替尼、维奈克拉＋利妥昔单抗；③若既往治疗缓解时间≥3年可以考虑重复原方案。

（五）药理机制

本药为选择性 Bruton 酪氨酸激酶（BTK）抑制药，通过抑制 BTK 激活相关信号通路，从而抑制 B 细胞的过度活化和增殖。

（六）不良反应

常见不良反应：心律失常、高血压、电解质紊乱、肺部感染、间质性肺疾病、血尿、转氨酶升高、骨髓抑制、皮疹、疱疹病毒感染等。

阿贝西利片

（一）适应证

1. 与内分泌治疗（他莫昔芬或芳香化酶抑制药）联合用于激素受体（HR）阳性、人表皮生长因子受体 2（HER2）阴性、淋巴结阳性、高复发风险且 Ki-67 ≥ 20% 的早期乳腺癌的辅助治疗。

2. 用于 HR 阳性、HER2 阴性的局部晚期或转移性乳腺癌：①与芳香化酶抑制药联合用于绝经后患者的初始内分泌治疗。②与氟维司群联合用于既往接受内分泌治疗后出现疾病进展的患者。

（二）用法用量

1. 早期乳腺癌：口服，一次 150 mg，每日 2 次。

2. 局部晚期或转移性乳腺癌：口服，一次 150 mg，每日 2 次。

（三）特殊人群用法用量

1. 妊娠期妇女：不推荐使用。

2. 哺乳期妇女：用药期间及用药结束后至少 3 周内停止哺乳。

3. 肝功能不全患者：重度肝功能损伤患者用药频次减至每日 1 次。

（四）指南推荐

1.《中国晚期乳腺癌规范诊疗指南（2022 版）》

绝经后 HR 阳性、HER2 阴性晚期乳腺癌患者内分泌治疗的一线治疗方案为细胞周期蛋白依赖性激酶（CDK）4/6 抑制药联合内分泌药物。

2.《乳腺癌诊疗指南（2022 年版）》

芳香化酶抑制药联合 CDK4/6 抑制药是 HR 阳性、HER2 阴性绝经后或绝经前但经药物去势后乳腺癌患者一线内分泌治疗的优先选择。一线内分泌治疗失败后，对于尚未使用过 CDK4/6 抑制药的患者，氟维司群联合 CDK4/6 抑制药是 HR 阳性、HER2 阴性绝经后或绝经前但经药物去势后乳腺癌患者二线内分泌治疗的优先选择。

（五）药理机制

本药是一种 CDK4、CDK6 抑制药，这些激酶通过与细胞周期蛋白 D 结合而激活。连续暴露于本药可抑制视网膜母细胞瘤蛋白（Rb）的磷酸化，并可阻断细胞由 G1 期向 S 期进展，最终导致细胞衰老和凋亡。

（六）不良反应

常见不良反应：头痛、头晕、肝酶升高、胃肠道反应、骨髓抑制、脱发、瘙痒、皮疹、发热、乏力等。

马来酸奈拉替尼片

（一）适应证

用于 HER2 阳性的早期乳腺癌患者，在接受含曲妥珠单抗辅助治疗后进行强化辅助治疗。

（二）用法用量

口服，一次 240 mg，每日 1 次，连用 1 年。

（三）特殊人群用法用量

1. 妊娠期妇女：用药可能导致胎儿损害，不推荐使用。

2. 哺乳期妇女：用药期间及用药结束后至少

1 个月内不应哺乳。

3. 肝功能不全：重度肝功能损害患者起始剂量为一次 80 mg，每日 1 次。

（四）指南推荐

《乳腺癌诊疗指南（2022 年版）》

HER2 阳性的乳腺癌患者术后辅助靶向治疗，如雌激素受体（ER）阳性，可考虑在曲妥珠单抗治疗结束后，给予 1 年的奈拉替尼强化。

（五）药理机制

本药为 EGFR 酪氨酸激酶抑制药，可与 EGFR、HER2 和 HER4 不可逆结合。

（六）不良反应

常见不良反应：脱水、鼻出血、肌肉痉挛、尿路感染、转氨酶升高、胃肠道反应、皮疹、皮肤干裂、疲乏等。

索凡替尼胶囊

（一）适应证

用于无法手术切除的局部晚期或转移性、进展期非功能性、分化良好（G1、G2 级）的胰腺和非胰腺来源的神经内分泌肿瘤。

（二）用法用量

口服，一次 300 mg，每日 1 次，每 4 周为一个治疗周期。

（三）特殊人群用法用量

1. 妊娠期妇女：禁用。
2. 哺乳期妇女：禁用。

（四）指南推荐

《中国抗癌协会神经内分泌肿瘤诊治指南（2022 年版）》

胰腺神经内分泌肿瘤 G1 或 G2 级的抗肿瘤增殖治疗中，分子靶向药物治疗的舒尼替尼与索凡替尼均为口服多靶点酪氨酸激酶抑制剂，可抑制包括 VEGFR 在内的多种受体酪氨酸激酶。

晚期胃肠道神经内分泌肿瘤的抗肿瘤增殖治疗中，药物治疗方案包括依维莫司、索凡替尼等。

（五）药理机制

本药为 VEGFR 和 FGFR-1 的小分子抑制药。

（六）不良反应

常见不良反应：高血压、窦性心动过缓、心电图异常、电解质异常、关节痛、蛋白尿、血尿、血尿素升高、头痛、血胆红素异常、胃肠道反应、骨髓抑制等。

盐酸埃克替尼片

（一）适应证

1. 用于 EGFR 敏感基因突变的局部晚期或转移性非小细胞肺癌（NSCLC）的一线治疗。

2. 用于治疗既往接受过至少一种化疗方案（主要为以铂类药物为基础的联合化疗）的局部晚期或转移性 NSCLC。

3. 用于Ⅱ～ⅢA 期伴 EGFR 敏感基因突变的 NSCLC 术后辅助治疗。

（二）用法用量

NSCLC：口服，一次 125 mg，每日 3 次。

（三）特殊人群用法用量

1. 儿童：18 岁以下儿童不推荐使用。
2. 哺乳期妇女：用药期间停止哺乳。

（四）指南推荐

《中华医学会肺癌临床诊疗指南（2023 版）》

肺癌术后辅助治疗，ⅡA～Ⅲ期术后发现 EGFR 敏感基因突变的患者，可行埃克替尼辅助靶向治疗（1 类推荐证据）。ⅢA 期可手术的 NSCLC 完全切除术后，对于术后发现 EGFR 敏感基因突变的患者，可行埃克替尼、奥希替尼辅助靶向治疗（1 类推荐证据）。Ⅳ期 NSCLC 患者的一线全身治疗，对于非鳞状细胞癌驱动基因阳性且不伴有耐药基因突变的患者，若有 EGFR 敏感基因突变，推荐使用 EGFR-TKI，可选择奥希替尼、阿美替尼、埃克替尼等（1 类推荐证据）。

（五）药理机制

本药为一种高选择性 EGFR 酪氨酸激酶抑制药，可抑制多种人肿瘤细胞株的增殖。

（六）不良反应

常见不良反应：电解质紊乱、咳嗽、肌酐升高、尿素氮升高、转氨酶升高、胃肠道反应、骨髓抑制、皮疹、脱发、胸部不适、乏力等。

洛拉替尼片

（一）适应证

用于治疗间变性淋巴瘤激酶（ALK）阳性的局部晚期或转移性 NSCLC。

（二）用法用量

口服，一次 100 mg，每日 1 次。

（三）特殊人群用法用量

1. 妊娠期妇女：尚无妊娠期妇女使用本药的研究资料。基于动物研究结果及本药的作用机制，妊娠期妇女用药可能损害胚胎及胎儿。

2. 哺乳期妇女：本药或其代谢物是否随人类或动物乳汁排泄、对乳儿或产乳量是否有影响尚不明确。哺乳期妇女用药期间及停药后 7 日内不应哺乳。

3. 肾功能不全患者：重度肾功能损害患者的起始剂量应减至一次 75 mg，每日 1 次。

（四）指南推荐

《中华医学会肺癌临床诊疗指南（2023 版）》

Ⅳ期 NSCLC 患者的一线全身治疗，对于 ALK 融合基因阳性患者可选择洛拉替尼、恩沙替尼等（1 类推荐证据）。ALK 融合基因阳性的Ⅳ期非鳞状细胞癌患者，如果一线未使用 ALK-TKI，二线治疗时建议首先使用 ALK-TKI，也可使用含铂双药化疗一线克唑替尼治疗出现疾病进展的患者；若为快速进展者，推荐洛拉替尼、阿来替尼或塞瑞替尼或恩沙替尼（1 类推荐证据）或布格替尼（2A 类推荐证据）治疗。

（五）药理机制

本药为一种激酶抑制药，在体外对多种 ALK 突变形式具有活性，包括使用克唑替尼及其他 ALK 抑制药后疾病进展的肿瘤中检测出的部分突变。

（六）不良反应

常见不良反应：高血压、高胆固醇血症、高甘油三酯血症、高血糖、低白蛋白血症、电解质紊乱、肺部感染、骨骼肌肉疼痛、肌酐升高、周围神经病变、肝酶升高、胃肠道反应、骨髓抑制、皮疹、视觉异常、水肿、疲乏等。

布格替尼片

（一）适应证

用于治疗 ALK 阳性的局部晚期或转移性 NSCLC。

（二）用法用量

口服，前 7 日一次 90 mg、每日 1 次，随后增至一次 180 mg、每日 1 次。

（三）特殊人群用法用量

1. 妊娠期妇女：用药可能导致胎儿损害，不推荐使用。

2. 哺乳期妇女：用药期间及用药结束后 1 周内不应哺乳。

3. 肾功能不全患者：重度肾功能损害患者应将本药日剂量减少约 50%。

4. 肝功能不全患者：重度肝功能损害患者应将本药日剂量减少约 40%。

（四）指南推荐

《中华医学会肺癌临床诊疗指南（2023 版）》

Ⅳ期 NSCLC 患者的一线全身治疗，非鳞状细胞癌驱动基因阳性且不伴有耐药基因突变的患者，若ALK融合基因阳性，可选择洛拉替尼、恩沙替尼等（1类推荐证据）。ALK融合基因阳性的Ⅳ期非鳞状细胞癌患者，若一线未使用ALK-TKI，二线治疗时建议首先使用ALK-TKI，若为快速进展者，推荐洛拉替尼、阿来替尼或塞瑞替尼或恩沙替尼（1类推荐证据）或布格替尼（2A类推荐证据）治疗，也可接受含铂双药化疗（2A类推荐证据）。

（五）药理机制

本药为一种酪氨酸激酶抑制药，抑制ALK的自身磷酸化及ALK介导的下游信号蛋白磷酸化。

（六）不良反应

常见不良反应：高血压、心动过缓、高血糖、高胆固醇、电解质紊乱、呼吸困难、肺栓塞、咳嗽、感染性肺炎、间质性肺疾病、骨骼肌肉痛、尿路感染、血肌酐升高、头痛、周围神经病变、肝酶升高、胃肠道反应、凝血异常、骨髓抑制、皮疹等。

赛沃替尼片

（一）适应证

用于含铂化疗后疾病进展或不耐受标准含铂化疗的、具有间质-上皮转化因子（MET）外显子14跳跃突变的局部晚期或转移性非小细胞肺癌。

（二）用法用量

口服。体重＜50 kg者，起始剂量为一次400 mg、每日1次；体重≥50 kg者，起始剂量为一次600 mg、每日1次。

（三）特殊人群用法用量

1. 妊娠期妇女：不推荐使用。
2. 哺乳期妇女：用药期间应避免哺乳。

（四）指南推荐

《中华医学会肺癌临床诊疗指南（2023版）》

Ⅳ期NSCLC患者的一线全身治疗：非鳞状细胞癌驱动基因阳性且不伴有耐药基因突变，具有MET外显子14跳跃突变的局部晚期或转移性NSCLC患者，可使用谷美替尼（2A类推荐证据），无法耐受化疗或含铂化疗后疾病进展患者可使用赛沃替尼（2A类推荐证据）。

（五）药理机制

本药可选择性抑制MET激酶的活性，可抑制MET激酶的磷酸化，对MET基因扩增及MET外显子14跳跃突变的肿瘤细胞增殖有明显抑制作用。

（六）不良反应

常见不良反应：血白蛋白降低、肝功能异常、肝酶升高、血胆红素升高、胃肠道反应、贫血、皮疹、水肿、发热、疲乏等。

奥雷巴替尼片

（一）适应证

用于对酪氨酸激酶抑制药耐药的、伴T315I突变的慢性髓性白血病慢性期或加速期。

（二）用法用量

口服，一次40 mg，每2日一次。

（三）特殊人群用法用量

1. 哺乳期妇女：用药期间及用药结束后至少7日内停止哺乳。
2. 特殊疾病状态：重度肝功能不全患者禁用本药。

（四）药理机制

本药为小分子蛋白酪氨酸激酶抑制药，可有效抑制Bcr-Abl酪氨酸激酶野生型及多种突变型的活性。

（五）不良反应

常见不良反应：高血压、窦性心动过速、高甘油三酯血症、高血糖、电解质紊乱、高胆固醇血症、高尿酸血症、肌肉骨骼疼痛、血肌酸磷酸激酶升高、头痛、肝酶升高、便秘、骨髓抑制、皮肤色素沉着、乏力、疼痛等。

瑞派替尼片

（一）适应证

1. 本品适用于既往接受过 3 种或以上酪氨酸激酶抑制剂（包括伊马替尼）的晚期胃肠间质瘤（GIST）成人患者的治疗。

2. 该适应证是基于 4 线 GIST INVICTUS 研究结果给予的附条件批准。该适应证的完全批准将取决于正在进行的 ZL-2307-002 试验在中国患者的临床获益。

（二）用法用量

推荐剂量为 150 mg、每日 1 次，口服给药，可与食物同服或空腹服用，直至出现疾病进展或无法耐受的毒性。如因不良反应需降低剂量，推荐剂量为 100 mg、每日 1 次，口服给药。如患者无法耐受瑞派替尼 100 mg、每日 1 次口服给药，则应永久停药。

（三）指南推荐

《成人系统性肥大细胞增多症诊断与治疗中国指南（2022 年版）》

靶向治疗中，靶向 KIT 的小分子激酶抑制剂的疗效令人鼓舞。瑞派替尼（Ripretinib，DCC-2618）是一种Ⅱ型激酶开关调控抑制剂，能有效抑制对常规激酶抑制剂耐药的 KIT 基因外显子 17 突变。一项针对瑞派替尼在进展性系统性肥大细胞增多症（AdvSM）患者中的安全性和耐受性（NCT02571036）的Ⅰ期临床试验正在进行中。

（四）药理机制

瑞派替尼是一种酪氨酸激酶抑制剂，可抑制 KIT 原癌基因受体酪氨酸激酶和血小板源性生长因子受体 -α（PDGFR-α）激酶，包括野生型、原发性和继发性突变。瑞派替尼在体外还可抑制其他激酶，如 PDGFR-β、TIE2、VEGFR-22 和 BRAF。

（五）不良反应

1. 在治疗胃肠间质瘤患者中的不良反应包括脱发、疲乏、恶心、腹痛、便秘、肌痛、腹泻、食欲下降、掌跖感觉丧失性红斑综合征（PPES）和呕吐。

2. 在 INVICTUS 研究中，接受瑞派替尼治疗的 85 例患者中有 21% 发生 1～2 级 PPES，4.7% 发生皮肤鳞状细胞癌（cuSCC），7% 和 1.9% 发生 cusCC 和角化棘皮瘤，2.4% 发生黑色素瘤。有 14% 的患者发生 1～3 级高血压，其中 7% 为 3 级高血压，有 1.2% 的患者发生心力衰竭。

琥珀酸瑞波西利片

（一）适应证

1. 本品适用于激素受体（HR）阳性、人表皮生长因子受体 2（HER2）阴性的局部晚期或转移性乳腺癌，与芳香化酶抑制剂联合用药作为女性患者的初始内分泌治疗。

2. 使用内分泌疗法治疗绝经前或围绝经期女性患者时应联用黄体生成素释放激素（LHRH）激动剂。

（二）用法用量

推荐剂量为 600 mg（3×200 mg 薄膜包衣片）、每日 1 次给药，连续服药 21 天，之后停药 7 天，28 天为一个完整治疗周期。只要患者从治疗中临床获益或直至发生不可接受的毒性前，应继续进行治疗。

本品应与 2.5 mg 来曲唑或其他芳香化酶抑制剂联用，芳香化酶抑制剂应在整个 28 天周期内每日 1 次连续口服给药。

（三）特殊人群用法用量

1. 妊娠期妇女：应告知患者在妊娠期间使用本品或患者在使用本品期间妊娠将会对胎儿带来风险。

2. 重度肝、肾功能损害患者：对于重度肾功能损害患者，推荐起始剂量为 200 mg、每日 1 次。

本品在中度（Child-Pugh 分级 B 级）和重度肝功能损害（Child-Pugh 分级 C 级）患者中的暴露量可能增加（低于 2 倍），推荐起始剂量为 400 mg、每日 1 次。

（四）药理机制

瑞波西利是细胞周期蛋白依赖性激酶（CDK）4 和 6 的选择性抑制剂。这些激酶与细胞周期蛋白 D 结合后被激活，在促进细胞周期进程和细胞增殖的信号传导通路中发挥重要作用。细胞周期蛋白 D-CDK4/6 复合物通过视网膜母细胞瘤蛋白的磷酸化（pRb）调控细胞周期进程。

在体外，瑞波西利可降低 pRb 磷酸化水平，导致细胞发生 G1 期阻滞，并抑制乳腺癌细胞系的增殖。在体内，异种移植人肿瘤细胞的大鼠单药给予瑞波西利可见肿瘤体积减小，这与抑制 pRb 磷酸化相关。在患者来源的雌激素受体阳性乳腺癌异种移植模型中，与单药相比，瑞波西利和雌激素抑制剂（如来曲唑）联合给药可导致肿瘤生长抑制增加。此外，在雌激素受体阳性乳腺癌异种移植模型中，瑞波西利和氟维司群联合给药可抑制肿瘤生长。

（五）不良反应

1. 在Ⅲ期临床试验中最常见的药物不良反应为中性粒细胞减少、感染、恶心、疲乏、腹泻、白细胞减少症、呕吐、头痛、便秘、脱发、咳嗽、皮疹、背痛、贫血和肝功能检查异常。

2. 本品和来曲唑联用（$n=334$），有 75% 患者发生中性粒细胞减少，11% 患者发生尿路感染，33% 患者发生白细胞减少症等。本品和芳香化酶抑制剂联用（$n=248$），有 78% 患者发生中性粒细胞减少，35% 患者发生感染，33% 患者发生关节痛等。本品和氟维司群联用（$n=483$），有 69% 患者发生中性粒细胞减少，42% 患者发生感染等。

甲磺酸贝福替尼胶囊

（一）适应证

本品适用于既往经表皮生长因子受体（EGFR）酪氨酸激酶抑制剂（TKI）治疗时或治疗后出现疾病进展，并且经检测确认存在 EGFR T790M 突变阳性的局部晚期或转移性非小细胞肺癌（NSCLC）成人患者的治疗。

（二）用法用量

口服，每日 1 次，从 75 mg 起始剂量开始服用，连续服用 21 日；若无严重副作用或未发生 ≥ 2 级的血小板降低和（或）≥ 2 级的头痛，21 日后剂量调整为 100 mg、每日 1 次，直至出现疾病进展或不可耐受的毒性。

（三）药理机制

贝福替尼是第三代 EGFR-TKI，对 EGFR 激活突变体（如 EGFR T790M、L858R 和外显子 19 缺失）具有不可逆的抑制作用，IC50 约为 1 nmol/L。贝福替尼对上述突变 EGFR 的抑制作用较野生型 EGFR 强，对于携带上述相关突变的肿瘤细胞抑制作用亦强于野生型肿瘤细胞。

（四）不良反应

常见不良反应：静脉或动脉血栓栓塞、血小板减少症、肝功能异常、间质性肺疾病、QT 间期延长、头痛和贫血等。

硫酸氢司美替尼胶囊

（一）适应证

本品适用于 3 岁及以上伴有症状、无法手术的丛状神经纤维瘤的 1 型神经纤维瘤病（NF1）儿童患者。

（二）用法用量

口服。本品应空腹服用，在给药前 2 h 和给药后 1 h 内不得摄入食物或除水以外的饮料。用水送服整粒胶囊。不得咀嚼、溶解或打开胶囊，这可能会影响药物释放和吸收。无法或不愿意整粒吞服胶囊的患者不得服用本品。应在开始治疗前评估患者吞咽胶囊的能力。

用量：本品按体表面积（BSA）给药，单次推荐剂量为 25 mg/m²，每日口服 2 次（约每 12 h 一次）。根据体表面积对给药剂量进行个体化计算，并四舍五入至最接近的 5 mg 或 10 mg 倍数剂量（单次最高剂量为 50 mg）。可合并使用不同规格的本品胶囊以达到所需剂量。

（三）特殊人群用法用量

1. 妊娠期妇女：不建议妊娠期和有生育能力但未采取避孕措施的女性使用本品。

2. 哺乳期妇女：本品治疗期间应停止母乳喂养。

3. 中重度肝功能损害患者：中度肝功能不全患者的起始剂量应降低至 20 mg/m²，每日 2 次。重度肝功能不全患者禁用本品。

（四）药理机制

司美替尼是选择性 MEK-1 和 MEK-2 抑制剂，可抑制 MEK 活性并阻断 RAF-MEK-ERK 信号通路，从而抑制相关肿瘤细胞的增殖和存活。

在人 NF1 转基因小鼠神经纤维瘤模型中，经口给予司美替尼可抑制 ERK 磷酸化，降低神经纤维瘤的数量和体积。

（五）不良反应

1. 心血管系统：心室功能障碍或 LVEF 降低。

2. 消化系统：胃肠道毒性（如腹泻）。

3. 皮肤或皮下组织：痤疮样皮炎、斑丘疹和湿疹。

4. 眼部毒性：视力模糊、畏光、白内障、高眼压症。

5. 内分泌系统：肌酸磷酸激酶水平升高引起的肌痛。

伏罗尼布片

（一）适应证

与依维莫司联合，用于既往接受过酪氨酸激酶抑制剂治疗失败的晚期肾细胞癌（RCC）患者。

（二）用法用量

推荐剂量为 200 mg，联合依维莫司 5 mg，每日 1 次。

（三）特殊人群用法用量

1. 肝功能不全患者：中重度肝功能不全患者禁用。

2. 妊娠期妇女：不推荐使用。

3. 哺乳期妇女：用药期间及治疗结束后 4 周内停止哺乳。

（四）药理机制

伏罗尼布为多靶点受体酪氨酸激酶抑制剂，对 VEGFR-2、KIT、PDGFR、FLT3 和 RET 均有较强的抑制作用，主要通过抑制新生血管形成发挥抗肿瘤作用。

（五）不良反应

常见不良反应：高血压、出血、心律失常、心电图 QT 间期延长、脂类代谢异常、电解质紊乱、低蛋白血症、高血糖症、高尿酸血症、甲状腺功能异常、肺部感染、骨骼肌肉疼痛、血肌酸磷酸激酶升高、蛋白尿、血肌酐升高、感觉异常、肝酶升高、腹泻、恶心、骨髓抑制、皮疹、口腔炎、毛发颜色改变、水肿、体重降低、眼及附属器官疾病、乏力等。

阿可替尼胶囊

（一）适应证

用于治疗先前已接受过至少 1 种疗法的套细胞淋巴瘤（MCL）（FDA 批准适应证）。

（二）用法用量

口服，一次 100 mg，约每 12 h 一次。

（三）特殊人群用法用量

1. 妊娠期妇女：使用本药可能损害胎儿，不推荐使用。

2. 哺乳期妇女：用药期间及用药结束后至少 2 周内暂停哺乳。

（四）指南推荐

《套细胞淋巴瘤诊断与治疗中国指南（2022 年版）》

复发或难治性套细胞淋巴瘤的挽救性治疗药物或方案中，优选方案为 Bruton 酪氨酸激酶（BTK）抑制剂：伊布替尼 ± 利妥昔单抗、泽布替尼、奥布替尼、阿可替尼。

（五）药理机制

本药为 BTK 的小分子抑制药。本药及其活性代谢物 ACP-5862 可与 BTK 活性部位的半胱氨酸残基形成共价键，进而抑制 BTK 的酶活性。BTK 为 B 细胞抗原受体和细胞因子受体通路的信号分子，可激活 B 细胞增殖、转移、趋化和黏附所必需的通路。

（六）不良反应

常见不良反应：上呼吸道感染、鼻窦炎、骨骼肌肉关节疼痛、头痛、头晕、胃肠道反应、骨髓抑制、青肿、皮疹、疲乏、第二种原发恶性肿瘤等。

恩曲替尼胶囊

（一）适应证

1. 用于符合下列条件的实体瘤：携带神经营养性受体酪氨酸激酶（NTRK）融合基因且不包括获得性耐药突变；局部晚期、转移性疾病或手术切除可能导致严重并发症；无满意替代治疗或既往治疗失败。

2. 用于原癌基因受体酪氨酸激酶 ROS1 阳性的局部晚期或转移性非小细胞肺癌（NSCLC）。

（二）用法用量

实体瘤、NSCLC、成人给药方案：口服，一次 600 mg，每日 1 次。

实体瘤、12 岁及以上儿童给药方案：BSA 为 1.11～1.50 m^2 的患者，一次 400 mg，每日 1 次；BSA ≥ 1.51 m^2，一次 600 mg，每日 1 次。

（三）特殊人群用法用量

1. 妊娠期妇女：用药可能导致胎儿损害，不推荐使用。

2. 哺乳期妇女：用药期间及停药后 7 日内暂停哺乳。

（四）指南推荐

《中华医学会肺癌临床诊疗指南（2023 版）》

Ⅳ期 NSCLC 患者的一线全身治疗：非鳞状细胞癌驱动基因阳性且不伴有耐药基因突变的 ROS1 融合基因阳性患者，推荐选择克唑替尼（1 类推荐证据）或恩曲替尼（1 类推荐证据）。二线治疗：非鳞状细胞癌驱动基因阳性、ROS1 基因重排阳性的Ⅳ期非鳞状细胞癌患者，若一线接受克唑替尼治疗后进展，建议接受恩曲替尼（2A 类推荐证据）或含铂双药化疗（2A 类推荐证据）。

（五）药理机制

本药可抑制酪氨酸激酶（Trk）A、TrkB、TrkC、ROS1 和间变性淋巴瘤激酶（ALK），这些激酶可通过过度激活下游信号通路导致无限制的细胞增殖而驱动致瘤潜能。

（六）不良反应

常见不良反应：低血压、体重增加、呼吸困难、肺部感染、咳嗽、肌痛、关节痛、肌无力、泌尿道感染、血肌酐升高、尿潴留、认知障碍、头晕、头痛、睡眠障碍、周围神经病、共济失调、肝酶升高、胃肠道反应、骨髓抑制、皮疹、视力障碍、胸腔积液、发热、疲乏、水肿等。

谷美替尼片

（一）适应证

用于治疗具有间质-上皮转化因子（MET）外显子 14 跳跃突变的局部晚期或转移性非小细胞肺癌。

（二）用法用量

空腹状态下口服，每日 1 次，每次 300 mg。

（三）特殊人群用法用量

1. 妊娠期妇女：不建议使用。

2. 哺乳期妇女：用药期间和末次服药后 1 周内避免哺乳。

（四）指南推荐

《中华医学会肺癌临床诊疗指南（2023 版）》

Ⅳ期 NSCLC 患者的一线全身治疗：非鳞状细胞癌驱动基因阳性且不伴有耐药基因突变，具有 MET 外显子 14 跳跃突变的局部晚期或转移性 NSCLC 患者，可使用谷美替尼（2A 类推荐证据）。

（五）药理机制

谷美替尼是一种选择性 MET 受体酪氨酸激酶抑制剂，可以抑制 MET 激酶活性和 MET 信号通路。非临床研究表明，谷美替尼在体内外对带有 MET 变异的肿瘤细胞增殖有抑制作用。

（六）不良反应

常见不良反应：低白蛋白血症、低钠血症、头晕、头痛、胆红素升高、肝酶升高、呕吐、恶心、食欲减退、贫血、白细胞减少、血小板减少、水肿、疲乏、难受。

阿伐替尼片

（一）适应证

用于治疗携带血小板源性生长因子受体 -α（PDGFR-α）外显子 18 突变（包括 PDGFR-α D842V 突变）的不可切除或转移性胃肠间质瘤（GIST）。

（二）用法用量

口服，一次 300 mg，每日 1 次。

（三）特殊人群用法用量

1. 妊娠期妇女：禁用。

2. 哺乳期妇女：用药期间及用药结束后 2 周内暂停哺乳。

3. 特殊疾病状态：有颅内出血危险因素的患者用药前须权衡利弊。

（四）药理机制

本药为一种酪氨酸激酶抑制剂，靶向 PDGFR-α 和 PDGFR-α D842 突变体及 KIT 外显子 11、11/17、17 等多个突变体。PDGFR-α 和 KIT 的某些突变可导致这些受体出现自磷酸化和结构性激活，从而促进肿瘤细胞增殖。

（五）不良反应

常见不良反应：胸腔积液、呼吸困难、咳嗽、鼻充血、认知障碍、头晕、记忆受损、高胆红素血症、肝酶升高、腹痛、呕吐、恶心、腹泻、食欲减退、便秘、味觉障碍、胃食管反流病、吞咽困难、口腔黏膜炎、胃肠出血、胃肠气胀、唾液分泌过多、骨髓抑制、皮疹、毛发颜色改变、流泪增加、疲乏、水肿、寒冷感等。

伊鲁阿克片

（一）适应证

适用于既往接受过克唑替尼治疗后疾病进展或对克唑替尼不耐受的间变性淋巴瘤激酶（ALK）阳性的局部晚期或转移性非小细胞肺癌（NSCLC）患者的治疗。

（二）用法用量

口服，每日 1 次，第 1～7 天每次 60 mg，若可以耐受，从第 8 天起每次 180 mg，若不耐受，则永久停用本品。

（三）特殊人群用法用量

1. 妊娠期妇女：用药可能会对胎儿造成伤害，不推荐使用。

2. 哺乳期妇女：用药期间及末次给药后至少 3 个月内停止哺乳。

（四）药理机制

伊鲁阿克可通过抑制 ALK 和 ROS1 激酶的磷

酸化进而阻断ERK、STAT5和AKT等下游信号通路蛋白的激活，从而诱导肿瘤细胞死亡。

（五）不良反应

常见不良反应：高血压、心动过缓、室上性快速型心律失常、高胆固醇血症、高甘油三酯血症、高尿酸血症、各种肌肉骨骼疾病、血肌酸磷酸激酶升高、蛋白尿、血尿、肝功能异常、肝酶升高、血乳酸脱氢酶升高、呕吐、恶心、腹泻、贫血、皮疹、其他皮肤及皮下组织疾病、乏力等。

重组人血管内皮抑制素注射液

（一）适应证

与NP化疗方案（长春瑞滨＋顺铂或卡铂）联合用于初治或复治Ⅲ或Ⅳ期非小细胞肺癌。

（二）用法用量

静脉滴注，一次7.5 mg/m^2（1.2×105 U/m^2），每日1次，滴注时间3～4 h。连用14日，停药1周，通常使用2～4个周期。

（三）药理机制

本药为血管生成抑制药，通过抑制形成血管的内皮细胞迁移而抑制肿瘤新生血管的生成，阻断肿瘤细胞的营养供给，从而抑制肿瘤增殖或转移。

（四）不良反应

主要为心脏不良反应，如心悸、心肌缺血、窦性心动过速、ST-T改变、房室传导阻滞、房性期前收缩、室性期前收缩。

西达本胺片

（一）适应证

1. 用于先前至少接受过1次全身化疗的复发性或难治性外周T细胞淋巴瘤（PTCL）。

2. 联合芳香化酶抑制药用于激素受体（HR）阳性、人表皮生长因子受体2（HER2）阴性、绝经后、经内分泌治疗复发或进展的局部晚期或转移性乳腺癌。

（二）用法用量

口服，一次30 mg、每周2次，两次服药间隔不应少于3日。

（三）特殊人群用法用量

1. 儿童：不推荐使用本药。
2. 妊娠期妇女：禁用。
3. 哺乳期妇女：应停止哺乳。
4. 特殊疾病状态：活动性出血、咯血或新发血栓性疾病患者避免使用。

（四）指南推荐

1.《中国淋巴瘤治疗指南（2023年版）》

PTCL复发或难治性患者二线治疗的单药方案包括西达本胺、贝利司他等，多药联合方案包含门冬酰胺酶的联合化疗方案（若一线未使用）、DHAP方案（地塞米松＋大剂量阿糖胞苷＋顺铂）、DHAX方案（地塞米松＋大剂量阿糖胞苷＋奥沙利铂）、ESHAP方案（依托泊苷＋甲泼尼龙＋大剂量阿糖胞苷＋顺铂）、GDP方案（吉西他滨＋地塞米松＋顺铂）、GemOx方案（吉西他滨＋奥沙利铂）和ICE方案（异环磷酰胺＋卡铂＋依托泊苷），PD-1单抗与西达本胺或去甲基化药物（地西他滨或阿扎胞苷）联合，有可能提高疗效。

2.《中国晚期乳腺癌规范诊疗指南（2024版）》

绝经后HR阳性、HER2阴性晚期乳腺癌二线和后线治疗中，经CDK4/6抑制剂治疗的患者，推荐内分泌治疗＋西达本胺（ⅡA）。

（五）药理机制

本药为苯酰胺类组蛋白去乙酰化酶（HDAC）亚型选择性抑制药，对肿瘤异常的表观遗传功能有调控作用，可抑制肿瘤细胞周期、诱导肿瘤细胞凋亡。本药还可通过表观遗传调控机制，对于恢复耐药性肿瘤细胞对药物的敏感性和抑制肿瘤转移、复发等发挥潜在作用。

（六）不良反应

常见不良反应：心律失常、电解质紊乱、低蛋白血症、高甘油三酯血症、高血糖、肺部感染、间质性肺疾病、头晕、肝酶升高、腹泻、恶心、呕吐、骨髓抑制、皮疹、乏力、发热等。

甲苯磺酸尼拉帕利胶囊

（一）适应证

1. 用于经一线含铂化疗达完全缓解或部分缓解的晚期上皮性卵巢癌或输卵管癌、原发性腹膜癌的维持治疗。

2. 用于经含铂化疗达完全缓解或部分缓解的复发性上皮性卵巢癌、输卵管癌或原发性腹膜癌的维持治疗。

（二）用法用量

卵巢癌一线维持治疗：口服，体重＜77 kg或血小板计数＜$150\times10^3/\mu l$者，推荐剂量为一次200 mg、每日1次；体重≥77 kg且血小板计数≥$150\times10^3/\mu l$者，一次300 mg、每日1次。

复发性卵巢癌维持治疗：口服，一次300 mg、每日1次。体重＜58 kg者，可考虑一次200 mg的起始剂量。

（三）特殊人群用法用量

1. 妊娠期妇女：避免使用。

2. 哺乳期妇女：用药期间及用药结束后1个月内避免哺乳。

（四）药理机制

本药为一种聚腺苷二磷酸核糖聚合酶（PARP）抑制剂，PARP在DNA修复中发挥作用。

（五）不良反应

常见不良反应：高血压、心动过速、低镁血症、血糖升高、上呼吸道感染、呼吸困难、咳嗽、肌肉骨骼疼痛、血肌酐升高、急性肾损伤、尿路感染、失眠、头痛、头晕、转氨酶升高、胃肠道反应、骨髓抑制、皮疹、疲乏等。

氟唑帕利胶囊

（一）适应证

1. 用于既往接受二线及二线以上化疗的伴胚系乳腺癌易感基因（gBRCA）突变的铂敏感复发性卵巢癌、输卵管癌或原发性腹膜癌。

2. 用于铂敏感的复发性上皮性卵巢癌、输卵管癌或原发性腹膜癌在含铂化疗达完全缓解或部分缓解后的维持治疗。

（二）用法用量

1. 伴gBRCA突变的铂敏感复发性卵巢癌、输卵管癌或原发性腹膜癌：口服，一次150 mg，每日2次。

2. 铂敏感的复发性上皮性卵巢癌、输卵管癌或原发性腹膜癌在含铂化疗达完全缓解或部分缓解后的维持治疗：口服，一次150 mg，每日2次，应在含铂化疗结束后的第4～8周内开始本药治疗。

（三）特殊人群用法用量

1. 儿童：18岁以下儿童不推荐使用。

2. 妊娠期妇女：用药可能对胎儿造成伤害，不推荐使用。

3. 哺乳期妇女：用药期间和停药后1个月内停止哺乳。

（四）指南推荐

1.《卵巢癌诊疗指南（2022年版）》

乳腺癌易感基因（BRCA）1/2基因突变的肿瘤中存在同源重组修复障碍，应用PARP抑制剂后抑制单链断裂的损伤修复，促进肿瘤细胞凋亡，发挥更强的抗肿瘤作用。目前已经在我国上市的PARP抑制剂主要有奥拉帕利、尼拉帕利、氟唑帕利和帕米帕利。

2.《铂敏感复发性卵巢癌诊治中国专家共识（2023年版）》

PARP抑制剂或可部分替代化疗成为某些铂敏

感复发（PSR）卵巢癌的治疗药物，鉴于目前有限的证据，推荐氟唑帕利用于 gBRCA 突变 PSR 卵巢癌的“去化疗”（推荐级别：3 类）。

（五）药理机制

本药为小分子聚腺苷二磷酸核糖聚合酶（PARP）抑制剂，可抑制 BRCA1/2 功能异常细胞中的 DNA 修复过程，诱导细胞周期阻滞，从而抑制肿瘤细胞增殖。

（六）不良反应

常见不良反应：栓塞、低蛋白血症、上呼吸道感染、肺炎、呼吸困难、咳痰、肌肉骨骼疼痛、肌痉挛、血肌酐升高、肾功能损害、尿路感染、头痛、嗜睡、失眠、肝酶升高、胃肠道反应、骨髓抑制、乏力、疼痛、发热、水肿等。

帕米帕利胶囊

（一）适应证

用于既往接受过二线及二线以上化疗的伴胚系乳腺癌易感基因（gBRCA）突变的复发性晚期卵巢癌、输卵管癌或原发性腹膜癌。

（二）用法用量

口服，一次 60 mg，每日 2 次。

（三）特殊人群用法用量

1. 妊娠期妇女：本药可能引起胚胎-胎儿畸形和（或）死亡，不推荐使用。

2. 哺乳期妇女：用药期间及用药结束后 1 个月内应停止哺乳。

3. 特殊疾病状态：中至重度肝功能损害患者不推荐使用。

（四）指南推荐

《卵巢癌诊疗指南（2022 年版）》

BRCA1/2 基因突变的肿瘤中存在同源重组修复障碍，应用 PARP 抑制剂后抑制单链断裂的损伤修复，促进肿瘤细胞凋亡，发挥更强的抗肿瘤作用。目前已经在我国上市的 PARP 抑制剂主要有奥拉帕利、尼拉帕利、氟唑帕利和帕米帕利。

（五）药理机制

本药为一种强效选择性 PARP（包括 PARP1 和 PARP2）抑制剂，PARP 参与 DNA 修复。体外研究显示，本药可抑制 PARP 酶活性及增加 PARP-DNA 复合物的形成，从而诱发 DNA 损伤和癌细胞死亡。

（六）不良反应

常见不良反应：体重减轻、上呼吸道感染、头晕、肝酶升高、胃肠道反应、骨髓抑制、疲乏、不适等。

注射用维迪西妥单抗

（一）适应证

1. 用于至少接受过 2 种系统化疗的抗人表皮生长因子受体 2（HER2）过表达（定义为 HER2 免疫组织化学检查结果为 2＋或 3＋）的局部晚期或转移性胃癌，包括胃食管结合部腺癌。

2. 用于既往接受过含铂化疗且 HER2 过表达的局部晚期或转移性尿路上皮癌。

（二）用法用量

1. 局部晚期或转移性胃癌：静脉滴注，一次 2.5 mg/kg，每 2 周一次。

2. 局部晚期或转移性尿路上皮癌：静脉滴注，一次 2.0 mg/kg，每 2 周一次。

（三）特殊人群用法用量

1. 妊娠期妇女：本药具有致畸性和胚胎毒性，不推荐使用。

2. 哺乳期妇女：建议停药或停止哺乳。

（四）指南推荐

1.《食管癌诊疗指南（2022 年版）》

对于 HER2 阳性的晚期胃食管结合部癌，三线及以后的治疗可选择维迪西妥单抗。

2.《中华医学会胃癌临床诊疗指南（2021版）》

HER2阳性患者的三线及后线治疗推荐维迪西妥单抗。

（五）药理机制

本药为一种靶向HER2的抗体-药物偶联物（ADC），由重组的人源化HER2 IgG1单克隆抗体通过连接子与微管抑制药甲基澳瑞他汀E（MMAE）偶联而成。本药的抗体部分结合至细胞表面HER2的胞外结构域后，ADC复合物经细胞内吞并转运至溶酶体，连接子经酶切后释放出MMAE，从而破坏细胞内微管网络，导致有丝分裂细胞周期停止和细胞凋亡。

（六）不良反应

常见不良反应：心律失常、高血压、高血糖、电解质紊乱、高脂血症、高胆红素血症、低蛋白血症、上呼吸道感染、发音困难、咳嗽、骨骼肌肉疼痛、肌无力、尿路感染、蛋白尿、血尿、感觉障碍、周围神经病、失眠、肝酶升高、胃肠道反应、骨髓抑制、脱发、瘙痒、皮疹、色素沉着障碍、带状疱疹、乏力、发热、外周水肿、输液反应等。

维奈克拉片

（一）适应证

与阿扎胞苷联合，治疗因合并症不适合接受强诱导化疗或75岁及以上新确诊的急性髓性白血病（AML）。

（二）用法用量

口服，第1个疗程第1日100 mg，第2日200 mg，第3日400 mg，第4日及以后（包括后续疗程）400 mg，每日1次。28日为一疗程，每个疗程的第1～7日需与阿扎胞苷（皮下注射75 mg/m^2）联用。

（三）特殊人群用法用量

1. 妊娠期妇女：用药可能导致胚胎-胎儿毒性，不推荐使用。

2. 哺乳期妇女：用药期间及用药结束后1周内停止哺乳。

3. 肝功能不全患者：重度肝功能不全患者，本药的剂量应减少50%。

（四）指南推荐

《中国临床肿瘤学会（CSCO）恶性血液病诊疗指南2024》

急性髓性白血病患者诱导缓解治疗，Fit患者［美国东部肿瘤协作组（ECOG）评分＜3分且无主要伴随疾病，且简易精神状态检查量表（MMSE）、简易体能状况量表（SPPB）均达标］，包括预后不良遗传学异常、无前期血液病病史、非治疗相关AML的患者，Ⅰ级推荐：维奈克拉（第1天100 mg，第2天200 mg，第3～28天400 mg）＋阿扎胞苷（第1～7天75 mg/m^2）、维奈克拉（第1天100 mg，第2天200 mg，第3～28天400 mg）＋地西他滨（第1～5天20 mg/m^2）。Ⅱ级推荐：地西他滨联合小剂量化疗等，维奈克拉（第1天100 mg，第2天200 mg，第3天400 mg，第4～28天600 mg）＋小剂量阿糖胞苷20 mg/（m^2·d）（第1～10天）。

Unfit患者［ECOG评分＜3分且无主要伴随疾病、认知能力损伤（MMSE＜28分）、生活能力损伤（SPPB＜9分）］，Ⅰ级推荐：维奈克拉（第1天100 mg，第2天200 mg，第3～28天400 mg）＋阿扎胞苷（第1～7天75 mg/m^2）、维奈克拉（第1天100 mg，第2天200 mg，第3～28天400 mg）＋地西他滨（第1～5天20 mg/m^2）。Ⅱ级推荐：维奈克拉（第1天100 mg，第2天200 mg，第3天400 mg，第4～28天600 mg）＋小剂量阿糖胞苷20 mg/（m^2·d）（第1～10天）。

（五）药理机制

本药为选择性的、口服可吸收的B细胞淋巴瘤-2（BCL-2）小分子抑制药，通过直接与BCL-2蛋白结合，取代促凋亡蛋白（如BIM）与BCL-2蛋白的结合，引起线粒体外膜通透性增加和半胱天冬酶活化，帮助恢复细胞凋亡过程。

（六）不良反应

常见不良反应：血压异常、肺炎、咳嗽、缺氧、背痛、肌肉痛、尿路感染、头晕、胃肠道反应、骨髓抑制、皮疹、外周水肿、疲劳、脓毒症、发热等。

注射用卡非佐米

（一）适应证

与地塞米松联合，治疗既往接受过至少 2 种疗法（包括蛋白酶体抑制药、免疫调节药）的复发或难治性多发性骨髓瘤。

（二）用法用量

静脉滴注，体表面积超过 2.2 m^2 的患者，应根据 2.2 m^2 的体表面积计算给药剂量。用药期间体重变化≤ 20% 者无须调整剂量。28 日为一周期，持续用药直至疾病进展或出现不能耐受的毒性。本药静脉滴注时间为 30 min，每周连用 2 日（每周的第 1、2 日），连用 3 周（第 1、2、8、9、15 和 16 日给药），随后暂停 12 日（第 17～28 日）。第 1 个周期的第 1、2 日剂量为一次 20 mg/m^2。如可耐受，第 8 日开始将剂量增至一次 27 mg/m^2，此后的周期维持此剂量。

（三）特殊人群用法用量

1. 妊娠期妇女：用药可导致胎儿损害，不推荐使用。

2. 哺乳期妇女：禁用。

3. 特殊疾病状态：有肿瘤溶解综合征（TLS）风险的患者使用本药期间应考虑给予降低尿酸的药物。

（四）指南推荐

《中国临床肿瘤学会（CSCO）恶性血液病诊疗指南 2024》

复发或难治性骨髓瘤治疗如下述。①来那度胺敏感的Ⅰ级推荐：卡非佐米＋来那度胺＋地塞米松（1 类）；卡非佐米＋泊马度胺＋地塞米松（1 类）；达雷妥尤单抗＋卡非佐米＋地塞米松（1 类）；艾沙妥昔单抗＋卡非佐米＋地塞米松（1 类）。②来那度胺耐药的Ⅰ级推荐：达雷妥尤单抗＋卡非佐米＋地塞米松（1 类）；艾沙妥昔单抗＋卡非佐米＋地塞米松（1 类）；卡非佐米＋泊马度胺＋地塞米松（1 类）；埃普奈明＋卡非佐米＋地塞米松（1 类）。③硼替佐米敏感的Ⅰ级推荐：卡非佐米＋来那度胺＋地塞米松（KRd 方案）（1 类）；卡非佐米＋泊马度胺＋地塞米松（KPD 方案）（1 类）；达雷妥尤单抗＋卡非佐米＋地塞米松（DKD 方案）（1 类）；艾沙妥昔单抗＋卡非佐米＋地塞米松（1 类）；埃普奈明＋卡非佐米＋地塞米松（1 类）。④硼替佐米耐药的Ⅰ级推荐：卡非佐米＋来那度胺＋地塞米松（KRd 方案）（1 类）；卡非佐米＋泊马度胺＋地塞米松（KPD 方案）（1 类）；达雷妥尤单抗＋卡非佐米＋地塞米松（DKD 方案）（1 类）；埃普奈明＋卡非佐米＋地塞米松（1 类）；艾沙妥昔单抗＋卡非佐米＋地塞米松（1 类）。⑤硼替佐米＋来那度胺耐药的Ⅰ级推荐：卡非佐米＋泊马度胺＋地塞米松（KPD 方案）（1 类）；达雷妥尤单抗＋卡非佐米＋地塞米松（DKD 方案）（1 类）；艾沙妥昔单抗＋卡非佐米＋地塞米松（1 类）。Ⅱ级推荐：塞利尼索＋卡非佐米＋地塞米松（SKD 方案）（2 类）。

（五）药理机制

本药为四肽环氧酮结构的蛋白酶体抑制药，可与 20S 蛋白酶体（即 26S 蛋白酶体蛋白水解核心颗粒）的 N- 末端含苏氨酸活性位点不可逆结合。本药对实体瘤和血液肿瘤细胞具有体外抗增殖和促凋亡活性。

（六）不良反应

常见不良反应：高血压、高血糖、低血钾、肺炎、呼吸困难、咳嗽、支气管炎、肺部感染、鼻咽炎、肌肉痉挛、骨骼肌肉痛、血肌酐升高、失眠、周围神经病变、胃肠道反应、骨髓抑制、发热、疲劳、外周水肿、无力等。

羟乙磺酸达尔西利片

（一）适应证

用于激素受体（HR）阳性、人表皮生长因子受体2（HER2）阴性的局部晚期或转移性乳腺癌：①与芳香化酶抑制药联用作为初始内分泌治疗；②与氟维司群联用治疗既往曾接受内分泌治疗后出现疾病进展的患者。

（二）用法用量

局部晚期或转移性乳腺癌：口服，一次150 mg、每日1次，连用21日，之后停药7日，28日为一个治疗周期。联用时氟维司群的推荐剂量为一次500 mg，分别于第1、15、29日给药，之后每月1次。

（三）特殊人群用法用量

1. 妊娠期妇女：不推荐使用。
2. 哺乳期妇女：建议用药期间停止哺乳。
3. 特殊疾病状态：不推荐使用。

（四）药理机制

本药为一种细胞周期蛋白依赖性激酶4和6（CDK4和CDK6）抑制药，可降低CDK4和CDK6信号通路下游的视网膜母细胞瘤蛋白（Rb）磷酸化水平，并诱导细胞周期G1期阻滞，从而抑制Rb阳性肿瘤细胞的增殖。

（五）不良反应

常见不良反应：心悸、低血钾、血肌酐升高、尿路感染、头痛、恶心、口腔黏膜炎、皮疹、脱发、瘙痒、乏力、骨髓抑制等。

林普利塞片

（一）适应证

本品适用于既往接受过至少2种系统性治疗的复发或难治性滤泡性淋巴瘤（FL）成人患者。

（二）用法用量

成人：推荐给药剂量为每次80 mg，每日服药1次，餐前餐后服药均可，直至疾病进展或出现不可耐受的毒性。

（三）特殊人群用法用量

轻度肝、肾功能不全患者，无须调整剂量；中度或重度肝、肾功能不全患者不推荐使用。

（四）指南推荐

1.《中国滤泡性淋巴瘤诊断与治疗指南（2023年版）》

磷脂酰肌醇-3激酶（PI3K）抑制剂：对于滤泡性淋巴瘤总体疗效良好，国内已获批上市的PI3K抑制剂包括林普利塞。

2.《林普利塞治疗淋巴瘤临床应用指导原则》

林普利塞为一种靶向PI3K-δ的高度选择性小分子抑制剂，在复发和（或）难治滤泡性淋巴瘤中显示出较好的疗效与安全性。

（五）药理机制

林普利塞是PI3K-δ小分子抑制剂。PI3K-δ是PI3K蛋白家族中的一员，仅存在于白细胞中，在B细胞的活化、增殖和迁移中扮演关键角色。PI3K-δ信号在多种B细胞淋巴瘤中处于活化状态，林普利塞通过抑制PI3K-δ可以阻断驱动B细胞增殖和存活的B细胞受体信号通路。

（六）不良反应

常见不良反应：中性粒细胞减少、肺部感染、肝毒性和皮肤过敏反应等。

度维利塞胶囊

（一）适应证

用于既往接受过至少2种系统性治疗的复发或难治性滤泡性淋巴瘤。

（二）用法用量

成人：推荐剂量为一次25 mg，每日2次，

28 日为一周期。

（三）药理机制

本药为一种磷脂酰肌醇 -3 激酶（PI3K）抑制药，主要对正常和恶性 B 细胞表达的 PI3K-δ 和 PI3K-γ 亚型具有抑制活性。本药可使源自恶性 B 细胞和原发性淋巴细胞白血病肿瘤细胞的细胞系生长抑制和活力降低。本药可抑制多种关键的细胞信号通路，包括 B 细胞受体信号通路和 CXCR12 介导的恶性 B 细胞趋化。此外，本药可抑制 CXCL12 诱导的 T 细胞迁移，抑制巨噬细胞集落刺激因子和 IL-4 驱动的巨噬细胞 M2 表型极化。

（四）不良反应

不良反应包括以下：

（1）低钾、磷、钠、钙血症，低白蛋白血症。

（2）肺炎、咳嗽、呼吸困难。

（3）肌肉骨骼疼痛、关节痛。

（4）肌酐升高、肾功能不全。

（5）头痛。

（6）ALT 升高、AST 升高、高氨基转移酶血症。

（7）腹泻、结肠炎、恶心、腹痛、呕吐等。

（8）白细胞、中性粒细胞和血小板减少，贫血。

（9）皮疹、皮炎、红斑、瘙痒等。

塞利尼索片

（一）适应证

1. 多发性骨髓瘤：本品与地塞米松联用，适用于既往接受过治疗且对至少一种蛋白酶体抑制剂、一种免疫调节剂以及一种抗 CD38 单克隆抗体表现出难治性复发性或难治性多发性骨髓瘤的成人患者。

2. 弥漫性大 B 细胞淋巴瘤：本品单药适用于既往接受过至少两线系统性治疗的复发或难治性弥漫性大 B 细胞淋巴瘤成人患者。

（二）用法用量

成人：①多发性骨髓瘤：推荐剂量为一次 80 mg，同时口服地塞米松一次 20 mg，每周的第 1 日及第 3 日各服 1 次，持续用药直至疾病进展或出现不能耐受的毒性。②弥漫性大 B 细胞淋巴瘤：推荐剂量为 60 mg 每周第 1 日和第 3 日各口服 1 次，持续用药直至疾病进展或出现不能耐受的毒性。

（三）特殊人群用法用量

65 岁及 65 岁以上老人与较年轻者用药的有效性无总体差异；但 75 岁及 75 岁以上老人与较年轻者相比，严重不良反应及因不良反应导致停药的发生率升高。

（四）指南推荐

1.《新型抗肿瘤药物临床应用指导原则（2023 年版）》

本品与地塞米松联合使用，适用于既往接受过治疗且对至少应用一种蛋白酶体抑制剂、一种免疫调节剂以及一种抗 CD38 单克隆抗体表现出难治性复发性或难治性多发性骨髓瘤的成人患者。

2.《中国多发性骨髓瘤诊治指南（2022 年修订）》

复发多发性骨髓瘤的治疗：尽可能选用含蛋白酶体抑制剂、免疫调节剂、达雷妥尤单抗以及核输出蛋白抑制剂（塞利尼索）等三至四种药物联合化疗。

3.《中国临床肿瘤学会（CSCO）恶性血液病诊疗指南 2024》

复发难治性骨髓瘤的治疗：塞利尼索＋硼替佐米＋地塞米松（SBD）（1 级推荐）

（五）药理机制

塞利尼索通过阻滞核输出蛋白 1（XPO1），可逆性抑制肿瘤抑制蛋白（TSP）、生长调节蛋白和致癌蛋白 mRNA 的核输出。塞利尼索对 XPO1 的抑制作用导致 TSP 在细胞核内积聚，c-myc、细胞周期蛋白 D1（cyclin D1）等癌蛋白减少，细胞周期阻滞和细胞凋亡增高。塞利尼索对多发性骨髓瘤细胞可见体外促凋亡活性，并在多发性骨髓瘤和弥漫性大 B 细胞淋巴瘤的小鼠异种移植模型中可见抗肿瘤活性，塞利尼索联合地塞米松或硼替佐米在体外对多发性骨髓瘤具有协同的细胞毒作用，并增强了对包括蛋白酶体抑制剂耐药在内的小鼠多发性骨髓瘤移植瘤体内模型的抗肿瘤活性。

（六）不良反应

本药与地塞米松联用具有以下不良反应：

（1）低钠血症、高血糖、脱水、低钾血症。

（2）呼吸困难、咳嗽。

（3）高肌酐血症。

（4）头晕、晕厥、意识水平降低、精神状态改变等。

（5）恶心、呕吐、腹泻、食欲降低等。

（6）血小板减少、贫血、中性粒细胞减少、白细胞减少等。

磷酸索立德吉胶囊

（一）适应证

本品适用于不宜手术或放疗，以及手术或放疗后复发的局部晚期基底细胞癌（BCC）成年患者。

（二）用法用量

推荐服用剂量为每次 200 mg、每日 1 次，口服，直至发生疾病进展或出现不可接受的毒性。

（三）特殊人群用法用量

1. 轻度或中度肾功能不全患者无须调整剂量，重度肾功能不全患者慎用。

2. 不推荐用于儿科患者。

（四）药理机制

索立德吉是一种 Hh 通路抑制剂。索立德吉可与 Hh 信号转导通路的跨膜蛋白结合，并对其产生抑制作用。

（五）不良反应

本药有以下不良反应：

（1）味觉障碍、头痛。

（2）恶心、腹泻、腹痛、呕吐、便秘、消化不良等。

（3）脱发、瘙痒、皮疹、毛发生长异常。

（4）肌肉痉挛、骨骼肌肉疼痛等。

醋酸戈舍瑞林缓释植入剂

（一）适应证

1. 用于可用激素治疗的前列腺癌。

2. 用于可用激素治疗的绝经前期及围绝经期妇女乳腺癌。

3. 用于子宫内膜异位症，可缓解症状（包括减轻疼痛），并减少子宫内膜损伤的程度。

（二）用法用量

1. 前列腺癌：皮下注射。

（1）3.6 mg 规格：一次 3.6 mg，每 4 周一次。

（2）10.8 mg 规格：一次 10.8 mg，每 12 周一次。

2. 乳腺癌、子宫内膜异位症：皮下注射，一次 3.6 mg，每 4 周一次。用于子宫内膜异位症时，不应超过 6 个月。

（三）特殊人群用法用量

重度肝功能不全患者慎用。

（四）指南推荐

1.《深部浸润型子宫内膜异位症多学科诊治的专家共识（2022 年版）》

临床常用的促性腺激素释放激素（GnRH）激动剂及用法：戈舍瑞林 3.6 mg，皮下注射，间隔 28 天注射 1 次，共治疗 3～6 次。

2.《中国前列腺癌规范诊疗质量控制指标（2022 版）》

转移性激素敏感性前列腺癌患者首次抗肿瘤药物治疗，推荐一线治疗方案为雄激素剥夺治疗，雄激素剥夺治疗包括药物去势（戈舍瑞林）和手术去势。

3.《中国早期乳腺癌卵巢功能抑制临床应用专家共识（2021 年版）》

乳腺癌内分泌治疗及血脂管理中，促性腺激素释放激素激动剂中的戈舍瑞林强推荐，用法用量为 3.6 mg，每 28 天一次。

（五）药理机制

本药为天然 GnRH 的一种合成类似物，长期使用可抑制脑垂体促性腺激素的分泌，从而引起男性血清睾酮和女性血清雌二醇下降，停药后此作用可逆，用药初期可暂时升高男性血清睾酮和女性血清雌二醇的浓度。

（六）不良反应

本药有以下不良反应：

（1）心力衰竭、心肌梗死、血压不稳、心律失常等。

（2）系统糖耐量受损、高钙血症、胆固醇升高。

（3）呼吸道感染、咳嗽加重等。

（4）关节痛、骨密度下降。

（5）性功能障碍、尿路感染、卵巢囊肿。

（6）感觉异常、脊髓压迫、头痛、脑血管意外、头晕。

（7）转氨酶升高。

（8）恶心、便秘、腹泻、消化不良等。

（9）贫血、出血、淤斑。

（10）潮红、多汗、皮疹等过敏反应。

注射用醋酸曲普瑞林微球

（一）适应证

本品适用于需要雄激素去势治疗的前列腺癌患者。

（二）用法用量

成人：肌内注射，每次 1 支（每支 3.75 mg），每 28 天注射一次。

（三）药理机制

本药是一种微小的颗粒物质，内含戈舍瑞林，是一种针对激素相关疾病的治疗药物。戈舍瑞林可以抑制患者体内的性激素分泌，并通过抑制激素受体的表达来抑制肿瘤细胞的生长，从而达到治疗的效果。

（四）不良反应

患者用药后可能出现面色潮红、性欲下降、骨密度降低、多汗、阴道干燥、乳房大小变化、头痛、骨骼疼痛、注射部位皮疹、关节痛、消化道症状等不良反应。

阿帕他胺片

（一）适应证

1. 用于内分泌治疗转移性激素敏感性前列腺癌（mHSPC）成年患者。

2. 用于有高危转移风险的非转移性去势抵抗性前列腺癌（NM-CRPC）成年患者。

（二）用法用量

成人：mHSPC、NM-CRPC，推荐剂量为一次 240 mg，每日 1 次。应同时接受雄激素剥夺治疗，即与促性腺激素释放激素类似物联用或行双侧睾丸切除术。

（三）指南推荐

1.《新型抗肿瘤药物临床应用指导原则（2023 年版）》

前列腺癌，无须检测靶点的药物，推荐用阿帕他胺，推荐剂量是一次 240 mg，每日 1 次，口服。

2.《中国前列腺癌规范诊疗质量控制指标（2022 版）》

转移性激素敏感性前列腺癌患者，首次抗肿瘤药物治疗推荐一线治疗方案为雄激素剥夺治疗、雄激素剥夺治疗＋阿帕他胺等方案。

（四）药理机制

本药为一种雄激素受体（AR）抑制药，可直接与 AR 的配体结合域结合。本药抑制 AR 核易位，抑制 DNA 结合，阻碍 AR 介导的转录。主要代谢产物为 N- 去甲基–阿帕他胺，对 AR 的抑制活性稍弱，在一项体外转录报告试验中，其活性为原形药物活性的 1/3。小鼠前列腺癌的移植瘤模型中，给予本药可减少肿瘤细胞增殖，促进肿瘤细胞凋亡，从而缩小肿瘤体积。

（五）不良反应

本药有以下不良反应：

（1）缺血性心血管事件、心肌梗死、高血压等。

（2）甲状腺功能减退、高胆固醇血症、高甘油三酯血症等。

（3）呼吸衰竭。

（4）骨折、关节痛、肌肉痉挛。

（5）急性肾损伤、血尿、尿潴留。

（6）脑血管意外、脑出血、癫痫发作。

（7）大肠溃疡穿孔、腹泻、呕吐、食欲减退。

（8）贫血、白细胞减少、淋巴细胞减少。

（9）皮疹、皮炎、瘙痒。

达罗他胺片

（一）适应证

1. 用于治疗有高危转移风险的非转移性去势抵抗性前列腺癌（NM-CRPC）。

2. 与多西他赛联用治疗转移性激素敏感性前列腺癌（mHSPC）。

（二）用法用量

成人：NM-CRPC、mHSPC，推荐剂量为一次 600 mg、每日 2 次。持续用药直至疾病进展或出现不能耐受的毒性。治疗 mHSPC 时，开始本药治疗后 6 周内给予第 1 周期的多西他赛（不超过 6 个周期）。

（三）特殊人群用法用量

1. 轻至中度肾功能损害患者无须调整剂量。重度肾功能损害患者的推荐起始剂量为一次 300 mg、每日 2 次。

2. 轻度肝功能损害患者无须调整剂量，中度肝功能损害患者的推荐起始剂量为一次 300 mg、每日 2 次。

（四）指南推荐

1.《新型抗肿瘤药物临床应用指导原则（2023 年版）》

前列腺癌，无须检测靶点的药物，推荐用达罗他胺，推荐剂量是一次 600 mg、每日 2 次，口服。

2.《中国前列腺癌规范诊疗质量控制指标（2022 版）》

转移性激素敏感性前列腺癌患者，首次抗肿瘤药物治疗推荐一线治疗方案为雄激素剥夺治疗、雄激素剥夺治疗＋达罗他胺等方案。

（五）药理机制

本药为一种雄激素受体（AR）抑制药，可竞争性抑制雄激素与 AR 结合，从而抑制 AR 核易位和 AR 介导的转录。主要代谢物达罗他胺酮的体外活性与本药相似。此外，本药在体外作为孕激素受体拮抗药发挥作用。本药可减少体外前列腺癌细胞增殖和前列腺癌小鼠异种移植模型中的肿瘤体积。

（六）不良反应

本药有以下不良反应：

（1）心力衰竭、高血压、缺血性心脏病。

（2）高血糖症、体重增加等。

（3）肺炎、肺栓塞。

（4）四肢疼痛。

（5）尿潴留、血尿。

（6）转氨酶升高、胆红素升高。

（7）腹泻、恶心。

（8）中性粒细胞减少。

瑞维鲁胺片

（一）适应证

1. 用于治疗高肿瘤负荷的转移性激素敏感性前列腺癌（mHSPC）。

（二）用法用量

成人：mHSPC，推荐剂量为一次 240 mg、每日 1 次。应同时接受雄激素剥夺治疗，即同时接受促性腺激素释放激素类似物治疗或接受双侧睾丸切除术。

（三）指南推荐

1.《前列腺癌骨转移诊疗专家共识（2023 版）》

对于高肿瘤负荷的转移性激素敏感性前列

腺癌，建议雄激素剥夺治疗联合新型内分泌药物瑞维鲁胺。

（四）药理机制

本药为一种雄激素受体（AR）抑制药，可竞争性抑制雄激素与AR结合，从而抑制AR核易位及DNA结合，降低AR介导的基因转录。

（五）不良反应

本药有以下不良反应：

（1）血压升高、潮热、心律失常。

（2）体重增加、高甘油三酯血症、高胆固醇血症等。

（3）上呼吸道感染、咳嗽。

（4）骨骼肌肉疼痛、关节痛、背痛。

（5）血尿、尿潜血阳性、尿红细胞阳性、尿路感染。

（6）转氨酶升高。

（7）便秘、腹痛。

注射用醋酸地加瑞克

（一）适应证

用于需雄激素去势治疗的前列腺癌。

（二）用法用量

成人常规剂量：皮下注射。起始剂量为240 mg，分2次连续皮下注射（一次120 mg）。28日后开始给予维持剂量，维持剂量为一次80 mg，每28日1次。

（三）指南推荐

《前列腺癌骨转移多学科诊疗专家共识（2020版）》

药物单纯去势：药物去势包括应用促性腺激素释放激素（GnRH）类似物、GnRH拮抗剂和雌激素。黄体生成素释放激素类似物主要有亮丙瑞林、戈舍瑞林、曲普瑞林等。GnRH拮抗剂有地加瑞克等。

（四）药理机制

本药为一种选择性GnRH拮抗剂，可与垂体GnRH受体竞争性可逆结合，从而迅速减少促性腺激素、黄体生成素（LH）及卵泡刺激素（FSH）的释放，并减少睾丸分泌睾酮。

（五）不良反应

常见不良反应：潮热、注射部位反应。

硫培非格司亭注射液

（一）适应证

本品适用于成年非髓性恶性肿瘤患者在接受容易引起发热性中性粒细胞减少症的骨髓抑制性抗癌药物治疗时，降低以发热性中性粒细胞减少症为表现的感染发生率。

本品不用于造血干细胞移植的外周血祖细胞的动员。

（二）用法用量

本品在每个化疗周期抗肿瘤药物给药结束后皮下注射1次。推荐使用剂量为一次注射固定剂量6 mg。本品也可按患者体重，以100 μg/kg进行个体化治疗。请勿在使用细胞毒性化疗药物前14天到化疗后24 h内给予本品。

（三）指南推荐

《肿瘤化疗导致的中性粒细胞减少诊治中国专家共识（2023版）》

作为新一代聚乙二醇化重组人粒细胞集落刺激因子（PEG-rhG-CSF），硫培非格司亭乳腺癌Ⅲ期注册研究结果显示，硫培非格司亭100 μg/kg与6 mg固定剂量第1个周期化疗后3级及以上中性粒细胞减少持续时间（主要研究终点）均非劣效且优效于非格司亭。基于真实世界数据的经济学分析表明，与短效重组人粒细胞集落刺激因子（rhG-CSF）相比，乳腺癌患者使用PEG-rhG-CSF预防是一种更具成本效益的预防手段。

（四）药理机制

PEG-rhG-CSF 的作用机制是粒细胞集落刺激因子与造血细胞的表面受体结合后作用于造血细胞，从而刺激细胞增殖、分化、定型与成熟细胞功能活化。与 rhG-CSF 相比，PEG-rhG-CSF 能降低血浆清除率，延长半衰期。

（五）不良反应

本药有以下不良反应：
（1）疼痛较常见。
（2）恶心、呕吐、腹部不适、食欲差等。
（3）ALT、AST 升高。

艾贝格司亭 α 注射液

（一）适应证

本品适用于成年非髓性恶性肿瘤患者在接受容易引起发热性中性粒细胞减少症的骨髓抑制性抗癌药物治疗时，降低以发热性中性粒细胞减少症为表现的感染发生率。

本品不适用于造血干细胞移植的外周血祖细胞的动员。

（二）用法用量

本品在每个化疗周期抗肿瘤药物给药结束 48 h 后皮下注射。成人推荐使用剂量为皮下注射 20 mg，每个化疗周期注射 1 次。请勿在使用细胞毒性化疗药物前 14 天到化疗后 24 h 内给予本品。注射前，应当检查本品溶液是否澄清透明，如观察到悬浮物质产生或变色，不得继续使用。

（三）特殊人群用法用量

严重肝、肾、心、肺功能障碍患者禁用。

（四）药理机制

艾贝格司亭 α 是由人粒细胞集落刺激因子（G-CSF）和人 IgG2 Fc 片段组成的重组融合蛋白。人 G-CSF 可作用于造血细胞，驱动中性粒细胞的分化、增殖和成熟，增加外周血中性粒细胞水平。艾贝格司亭 α 可促进正常小鼠、大鼠和食蟹猴外周血白细胞计数和中性粒细胞计数的增加。在中性粒细胞减少的动物模型中，艾贝格司亭 α 可加快白细胞和中性粒细胞的恢复。

（五）不良反应

常见不良反应：背痛、关节痛、肢体疼痛；乏力、疲劳、发热；白细胞增多症；恶心、腹泻、呕吐；头痛；ALT 升高、AST 升高；眩晕。

拓培非格司亭注射液

（一）适应证

本品适用于非髓性恶性肿瘤患者在接受容易引起发热性中性粒细胞减少症的骨髓抑制性抗癌药物治疗时，降低以发热性中性粒细胞减少症为表现的感染发生率。

本品不适用于造血干细胞移植的外周血祖细胞的动员。

（二）用法用量

建议本品在每个化疗周期抗肿瘤药物给药结束后 48 h（±12 h）进行单次皮下注射。推荐剂量如下：

对于体重≥ 45 kg 的患者，推荐首选按固定剂量 2 mg 进行皮下注射。

对于体重＜ 45 kg 的患者，按体重给药，推荐剂量为 33 μg/kg。

（三）特殊人群用法用量

严重肝、肾、心、肺功能障碍患者禁用。

（四）药理机制

拓培非格司亭是 Y 型聚乙二醇修饰的人粒细胞集落刺激因子，其作用机制是通过与造血细胞表面特定的受体结合作用于造血细胞，从而刺激中性粒细胞的增殖、分化、定型与成熟细胞功能活化。

（五）不良反应

本药有以下不良反应：
（1）各种肌肉骨骼及结缔组织疾病，如骨痛、肌痛、背痛、关节痛、肢体疼痛。

（2）各类检查异常，如白细胞计数升高、中性粒细胞计数升高、ALT 升高、AST 升高、血小板计数降低、γ- 谷氨酰转移酶升高、血乳酸脱氢酶升高、血碱性磷酸酶升高、血尿素升高。

（3）全身性疾病及给药部位各种反应，如乏力、发热、疼痛、胸部不适。

（4）胃肠系统疾病，如恶心、便秘、呕吐、腹泻。

（5）其他，如食欲减退、低蛋白血症、头晕、头痛、感觉减退、贫血、失眠、尿路感染、脱发。

西尼莫德片

（一）适应证

用于治疗复发型多发性硬化（MS），包括临床孤立综合征、复发-缓解型疾病、活动性继发进展型疾病。

（二）用法用量

成人常规剂量：复发型 MS，口服给药。

（1）细胞色素 P450（CYP）2C9*1/*1、*1/*2、*2/*2 基因型患者：①起始剂量，第 1～2 日一次 0.25 mg，每日 1 次；第 3 日一次 0.5 mg，每日 1 次；第 4 日一次 0.75 mg，每日 1 次；第 5 日一次 1.25 mg，每日 1 次。②维持剂量，于第 6 日开始，一次 2 mg，每日 1 次。

（2）CYP 2C9*1/*3、*2/*3 基因型患者：①起始剂量，第 1～2 日一次 0.25 mg，每日 1 次；第 3 日一次 0.5 mg，每日 1 次；第 4 日一次 0.75 mg，每日 1 次。②维持剂量，于第 5 日开始，一次 1 mg，每日 1 次。

（三）指南推荐

1.《运用 Delphi 法对多发性硬化进展评估及诊治综合调研的中国专家共识》

对于继发进展型 MS（SPMS），首选的疾病修饰药物（DMD）是西尼莫德。证据等级：高质量 50%，中等质量 50%。赞成水平：95.1%。

2.《多发性硬化的规范化评估：泛长三角多发性硬化诊疗协作组专家建议（2023）》

用于成人复发型 MS 患者［包括临床孤立综合征（CIS）、复发缓解型多发性硬化（RRMS）和有疾病活动的 SPMS］；可作为起始治疗，在表现出疾病进展特征的患者中具有优势。

（四）药理机制

本药是一种鞘氨醇 -1- 磷酸（S1P）受体调节药，对 S1P 受体 1 和 5 具高亲和力，可阻断淋巴细胞自淋巴结外移，从而减少外周血液中的淋巴细胞数量。本药用于治疗 MS 的机制尚不明确，但可能与减少淋巴细胞迁移至中枢神经系统相关。

（五）不良反应

常见不良反应：头痛、高血压和转氨酶升高。

盐酸芬戈莫德胶囊

（一）适应证

用于治疗 10 岁及以上患者复发型 MS。

（二）用法用量

成人常规剂量：复发型 MS，口服给药，推荐剂量为一次 0.5 mg，每日 1 次。剂量高于 0.5 mg 将增加不良反应发生率，且无额外临床益处。

（三）特殊人群用法用量

儿童常规剂量：复发型 MS，口服给药 10 岁及以上且体重超过 40 kg 的儿童，用法用量同成人。剂量增加时应进行首次用药监测。儿童（尤其是 10～12 岁、体重＜ 40 kg 或 Tanner 分期＜ 2 的儿童）慎用本药。建议用药前完成所有免疫接种。

（四）指南推荐

《多发性硬化的规范化评估：泛长三角多发性硬化诊疗协作组专家建议（2023）》

用于成人患者和≥ 10 岁患儿且体重超过 40 kg 的复发型 MS；可作为起始治疗，在具有明确不良预后危险因素的新发患者，或表现为高活动度的严重病程患者中具有优势。

（五）药理机制

本药由鞘氨醇激酶代谢为活性代谢物芬戈莫德-磷酸酯。芬戈莫德-磷酸酯为S1P受体调节药，且与SIP受体1、3、4、5高亲和力结合。芬戈莫德-磷酸酯阻断淋巴细胞自淋巴结外移，从而降低外周血液中的淋巴细胞数量。本药用于治疗MS的机制尚不明确，但可能与减少淋巴细胞迁移至中枢神经系统相关。

（六）不良反应

常见不良反应：流感、鼻窦炎、头痛、腹泻、背痛、肝酶升高和咳嗽。

奥法妥木单抗注射液

（一）适应证

用于治疗成人复发型MS，包括CIS、RRMS和活动性SPMS。

（二）用法用量

成人常规剂量：复发型MS，皮下注射，第0、1和2周皮下注射20 mg。从第4周开始，一次20 mg，每月1次。

（三）特殊人群用法用量

妊娠期妇女：有生育能力的妇女使用本药期间及用药结束后6个月内应采取有效避孕措施。

（四）指南推荐

《多发性硬化的规范化评估：泛长三角多发性硬化诊疗协作组专家建议（2023）》

用于成人复发型MS患者；可作为起始治疗，在具有明确不良预后危险因素的新发患者，或表现为高活动度的严重病程患者中具有优势。

（五）药理机制

本药为一种重组人单克隆IgG1抗体，可与B淋巴细胞上表达的人CD20结合。本药治疗复发型MS的确切机制尚不清楚，可能与CD20结合有关。CD20是一种表达于前B淋巴细胞和成熟B淋巴细胞的细胞表面抗原。本药在与B淋巴细胞表面抗原CD20结合后，可导致抗体依赖的细胞溶解及补体介导的溶解。

（六）不良反应

常见不良反应：上呼吸道感染、注射相关反应、头痛。

依维莫司片

（一）适应证

1. 用于治疗经舒尼替尼或索拉非尼治疗失败的晚期肾细胞癌（RCC）成人患者。
2. 用于治疗不可切除的、局部晚期或转移性、分化良好（中度或高度分化）的进展期胰腺神经内分泌肿瘤（PNET）成人患者。
3. 用于治疗不可切除的、局部晚期或转移性、分化良好的进展期非功能性胃肠道或肺源性神经内分泌肿瘤（NET）成人患者。
4. 用于需治疗干预但不适于手术切除的结节性硬化症（TSC）相关的室管膜下巨细胞星形细胞瘤（SEGA）成人和儿童患者。
5. 用于治疗无须立即手术的TSC相关的肾血管平滑肌脂肪瘤（TSC-AML）成人患者。

（二）用法用量

成人常规剂量：RCC、NET（包括PNET）、TSC-AML，口服给药，一次10 mg、每日1次，每日同一时间给药。持续用药直至疾病进展或出现不能耐受的毒性。

TSC-SEGA，口服给药，初始剂量为一次4.5 mg/m^2，每日1次，每日同一时间给药。持续用药直至疾病进展或出现不能耐受的毒性。必要时可每2周调整1次剂量，使血药最低浓度（Cmin）维持在5～15 ng/ml，具体调整方案如下：①如Cmin小于5 ng/ml，日剂量增加2.5 mg。②如Cmin大于15 ng/ml，日剂量减少2.5 mg。③如使用最小规格剂量的患者需减少剂量，可改为隔日给药1次。

（三）特殊人群用法用量

1. 儿童：常规剂量，TSC 相关的癫痫部分性发作的辅助治疗，口服给药，FDA 推荐剂量为，2 岁及 2 岁以上儿童，用法与用量同成人。

2. 肝功能不全时剂量

（1）RCC、NET（包括 PNET）、TSC-AML：轻度肝功能损害（Child-Pugh 分级 A 级）患者，推荐剂量为一日 7.5 mg，如不能耐受，可减少至一日 5 mg。中度肝功能损害（Child-Pugh 分级 B 级）患者，推荐剂量为一日 5 mg，如不能耐受，可减少至一日 2.5 mg。重度肝功能损害（Child-Pugh 分级 C 级）患者，如用药的利大于弊，可给予一日 2.5 mg（不得超过该剂量）。

（2）TSC-SEGA：轻、中度肝功能损害（Child-Pugh 分级为 A 级和 B 级）患者，无须调整初始剂量，后续剂量应根据监测结果进行调整。重度肝功能损害（Child-Pugh 分级 C 级）患者，初始剂量减少约 50%。

（四）指南推荐

《中国抗癌协会神经内分泌肿瘤整合诊治指南（精简版）》

主要治疗药物介绍：对转移性胰岛素瘤或进展期难治性类癌综合征，可考虑依维莫司。控制肿瘤生长的药物：分子靶向药物包括哺乳动物雷帕霉素靶蛋白（mTOR）抑制剂和抗血管生成的酪氨酸激酶抑制剂（TKI）。依维莫司推荐用于进展期 G1/G2 级胃肠胰、肺以及不明原发灶、分化良好的神经内分泌肿瘤。

（五）药理机制

本药为 mTOR 抑制剂，mTOR 是一种关键的丝氨酸-苏氨酸激酶。本药可与胞内蛋白（FKBP12）结合形成抑制性复合物 1（mTORC1），抑制 mTOR 的活性。mTOR 信号通路的抑制可导致转录调节因子 S6 核糖体蛋白激酶（S6K1）和真核生物延伸因子 4E- 结合蛋白（4E-BP）的活性降低，从而干扰细胞周期、血管新生、糖酵解等相关蛋白的翻译和合成。本药还可使血管内皮生长因子（VEGF）表达减少。

本药为肿瘤细胞、内皮细胞、成纤维细胞、血管平滑肌细胞生长和增殖的强效抑制药，并可在体内外抑制实体瘤的糖酵解。此外，本药还可抑制抗原和白细胞介素（IL-2 和 IL-5）的激活，并抑制 T、B 淋巴细胞的增殖。

（六）不良反应

常见不良反应：口腔炎、皮疹、疲劳、腹泻、感染、恶心、食欲下降、贫血、味觉障碍、非感染性肺炎、周围水肿、高血糖、虚弱、瘙痒、体重下降、高胆固醇、鼻出血、咳嗽和头痛。

巴瑞替尼片

（一）适应证

1. 用于治疗对一种或多种改善病情的抗风湿药物（DMARD）疗效欠佳或不耐受的中至重度活动性类风湿关节炎（RA）成人患者，可与氨甲蝶呤或其他非生物类 DMARD 联用。

2. 用于治疗重度斑秃成人患者。

（二）用法用量

成人常规剂量：中至重度活动性 RA，口服给药，推荐剂量为一次 2 mg、每日 1 次。对传统 DMARD 疗效欠佳或不耐受的中至重度活动性 RA 患者按一次 2 mg、每日 1 次使用本药 3 个月后疗效仍欠佳，或肿瘤坏死因子（TNF）抑制药疗效欠佳的患者，可考虑一次 4 mg、每日 1 次。

重度斑秃，口服给药推荐剂量为一次 2 mg，每日 1 次。如疗效欠佳，可考虑增至一次 4 mg、每日 1 次。对几乎完全或完全脱发，伴或不伴大量睫毛或眉毛脱落的患者，可考虑剂量为一次 4 mg、每日 1 次。当 4 mg 的治疗剂量获得充分应答时，剂量应减至一次 2 mg、每日 1 次。

（三）特殊人群用法用量

1. 妊娠期妇女：有生育能力的妇女用药期间及用药结束后至少 1 周内须采取有效的避孕措施。

2. 肾功能不全时剂量：对于肌酐清除率为 30～60 ml/min 者，如本药的剂量为一次 4 mg、每日 1 次，则减至一次 2 mg、每日 1 次；如本药的剂量为一次 2 mg、每日 1 次，则不推荐使用。

（四）指南推荐

《2021 美国风湿病学会（ACR）指南：类风湿关节炎的治疗》

对于服用最大耐受剂量氨甲蝶呤但未达到目标剂量的患者，有条件地建议在三联疗法（即氨甲蝶呤联合柳氮磺吡啶和羟氯喹）中添加生物类改善病情抗风湿药物或靶向合成改善病情抗风湿药物。靶向合成改善病情抗风湿药物：JAK 抑制剂（托法替布、巴瑞替尼和乌帕替尼）。

（五）药理机制

本药为一种可逆的选择性 JAK1 和 JAK2 抑制药。JAK 为涉及造血作用、炎症和免疫功能的细胞因子和生长因子细胞表面受体转导细胞内信号的酶。细胞内信号转导通路中，JAK 使信号转导和转录激活因子（STAT）磷酸化和活化，激活细胞内的基因表达。本药可通过抑制 JAK1 和 JAK2 活性，调节此类信号转导通路，进而减少 STAT 的磷酸化和活化。

（六）不良反应

常见不良反应：低密度脂蛋白胆固醇（LDL-C）升高、上呼吸道感染、头痛、单纯疱疹和尿路感染。

注射用贝利尤单抗

（一）适应证

与常规治疗联合用于在常规治疗基础上仍具有高疾病活动［如抗 ds-DNA 抗体阳性及低补体、系统性红斑狼疮疾病活动指数（SELENA 修正版）（SELENA-SLEDAI）评分≥ 8］的活动性、自身抗体阳性的系统性红斑狼疮（SLE）。

（二）用法用量

成人常规剂量：SLE，静脉滴注，一次 10 mg/kg，前 3 剂每 2 周一次，随后每 4 周一次。滴注时间至少 1 h。如治疗 6 个月后疾病控制无改善，应考虑中止本药治疗。

（三）特殊人群用法用量

妊娠期妇女：有生育能力的妇女用药期间及用药结束后至少 4 个月内应采取有效避孕措施。

（四）指南推荐

《2020 中国系统性红斑狼疮诊疗指南》解读

贝利尤单抗是第一个获批用于治疗 SLE 的生物制剂。贝利尤单抗不仅能改善患者血清学指标，还能降低复发风险及减少激素用量。常用于目前常规治疗控制不佳的 SLE 患者。高疾病活动度（SLEDAI 评分＞ 10）、泼尼松剂量＞ 7.5 mg/d、血清学活动（低补体 3 和补体 4、高抗 ds-DNA 滴度）的 SLE 患者对贝利尤单抗的治疗反应良好，合并皮肤、骨骼肌肉受累表现的 SLE 患者可能获益更多。

（五）药理机制

本药为针对可溶性人 B 淋巴细胞刺激因子（BLyS）的特异性人 IgG1λ 单克隆抗体，可阻断可溶性 BLyS 与其 B 淋巴细胞的受体结合。本药可抑制 B 淋巴细胞（包括自身反应性 B 淋巴细胞）的存活，抑制 B 淋巴细胞分化为产免疫球蛋白的浆细胞。

（六）不良反应

常见不良反应：细菌感染，如支气管炎、尿路感染，以及腹泻、恶心。

注射用泰它西普

（一）适应证

与常规治疗联合用于在常规治疗基础上仍具有高疾病活动（如抗 ds-DNA 抗体阳性及低补体、SELENA-SLEDAI 评分≥ 8）的活动性、自身抗体阳性的系统性红斑狼疮（SLE）成人患者。

（二）用法用量

成人常规剂量：SLE，皮下注射，推荐剂量为一次 160 mg、每周 1 次。评估患者用药的安全性和耐受性后可决定是否减量，如需减量，可减至一次 80 mg、每周 1 次。

（三）特殊人群用法用量

妊娠期妇女：育龄期妇女使用本药期间及用药结束后至少 4 个月内应采取有效避孕措施。

（四）指南推荐

《2020 中国系统性红斑狼疮诊疗指南》解读

首个获批上市治疗 SLE 的国产生物制剂泰它西普，可同时抑制 B 淋巴细胞刺激因子（BLyS）和增殖诱导配体（APRIL）两个细胞因子的过度表达，适用于在常规治疗基础上仍具有高疾病活动度、自身抗体阳性的 SLE 成年患者，临床试验显示其在增加治疗有效性的同时药物的安全性良好，是 SLE 治疗的一个重大突破，成为 SLE 患者更新的选择药物。

（五）药理机制

本药为 BLyS 受体 TACI 胞外特定的可溶性部分与人 IgG1 的 Fc 部分构建形成的融合蛋白，可结合 BLyS 和 APRIL，阻止 BLyS 和 APRIL 与 B 细胞膜受体（TACI、BCMA、BAFF-R）之间的相互作用，阻断 B 淋巴细胞的增生和 T 淋巴细胞的成熟。

（六）不良反应

常见不良反应：上呼吸道感染、注射部位各种反应。

乌帕替尼缓释片

（一）适应证

1. 用于对其他系统治疗（如激素或生物制剂）应答欠佳或不适宜上述治疗的难治性、中重度特应性皮炎成人患者和≥ 12 岁青少年患者。不推荐本药与其他 JAK 抑制药、生物免疫调节药或其他免疫抑制药联用。

2. 用于对一种或多种肿瘤坏死因子（TNF）抑制药应答欠佳或不耐受的中重度活动性类风湿关节炎成人患者。不推荐本药与其他 JAK 抑制药、生物类改善病情的抗风湿药物（DMARD）或强效免疫抑制药（如硫唑嘌呤、环孢素）联用。

3. 用于对一种或多种 DMARD 应答欠佳或不耐受的活动性银屑病关节炎成人患者，可与氨甲蝶呤联用。

4. 用于治疗对一种或多种 TNF 抑制药应答欠佳或不耐受或禁忌的中重度活动性溃疡性结肠炎成人患者。不推荐本药与其他 JAK 抑制药、溃疡性结肠炎的生物治疗或强效免疫抑制药（如硫唑嘌呤、环孢素）联用。

5. 用于治疗对一种或多种 TNF 抑制药应答欠佳或不耐受或禁忌的中重度活动性克罗恩病成人患者。不推荐本药与其他 JAK 抑制药、克罗恩病的生物治疗或强效免疫抑制药（如硫唑嘌呤、环孢素）联用。

（二）用法用量

成人常规剂量：特应性皮炎，口服给药，起始剂量为一次 15 mg、每日 1 次。如应答欠佳，可考虑将剂量增至一次 30 mg、每日 1 次。如 30 mg 的剂量未达充分应答，则停用本药。应使用维持应答所需的最低有效剂量。

类风湿关节炎、银屑病关节炎，口服给药，推荐剂量为一次 15 mg、每日 1 次。

溃疡性结肠炎，口服给药。①诱导治疗：推荐剂量为一次 45 mg、每日 1 次，持续 8 周。②维持治疗：推荐剂量为一次 15 mg、每日 1 次。对于难治性、重度或广泛性疾病患者，可考虑使用一次 30 mg、每日 1 次的维持剂量。如 30 mg 的剂量未达充分应答，则停用本药。应使用维持应答所需的最低有效剂量。

克罗恩病，口服给药。①诱导治疗：推荐剂量为一次 45 mg、每日 1 次，持续 12 周。②维持治疗：推荐剂量为一次 15 mg、每日 1 次。对于难治性、重度或广泛性疾病患者，可考虑使用一次 30 mg、每日 1 次的维持剂量。如 30 mg 的剂量未达充分应答，则停用本药。应使用维持应答所需的最低有效剂量。

（三）特殊人群用法用量

1. 妊娠期妇女：禁用。建议具生育能力的女性用药期间及停药后 4 周内采取有效的避孕措施。

2. 老年人：①特应性皮炎，65 岁及以上老年人的推荐剂量为一次 15 mg，每日 1 次。②溃疡性结肠炎、克罗恩病，不推荐 65 岁及以上老年人维持治疗时使用高于一次 15 mg、每日 1 次的剂量。

3. 肾功能不全时剂量

特应性皮炎：①轻度或中度肾功能损害，无须调整剂量。②重度肾功能损害［15 ml/（min · 1.73 m^2）≤ eGFR < 30 ml/（min · 1.73 m^2）］，应谨慎使用一次 15 mg、每日 1 次的剂量；不推荐重度肾功能损害患者使用一次 30 mg、每日 1 次的剂量。

类风湿关节炎、银屑病关节炎：①轻度或中度肾功能损害患者无须调整剂量。②重度肾功能损害患者应谨慎使用一次 15 mg、每日 1 次的剂量。

溃疡性结肠炎：①轻度或中度肾功能损害患者无须调整剂量。②重度肾功能损害患者的推荐剂量为：诱导治疗，一次 30 mg、每日 1 次，持续 8 周；维持治疗，一次 15 mg、每日 1 次。③不推荐终末期肾病患者［eGFR < 15 ml/（min · 1.73 m^2）］使用本药。

克罗恩病：①轻度或中度肾功能损害患者无须调整剂量。②重度肾功能损害患者的推荐剂量为：诱导治疗，一次 30 mg、每日 1 次，持续 12 周；维持治疗，一次 15 mg、每日 1 次。③不推荐终末期肾病患者使用本药。

4. 肝功能不全时剂量

溃疡性结肠炎：轻度或中度肝功能损害患者的推荐剂量为，①诱导治疗，一次 30 mg、每日 1 次，持续 8 周；②维持治疗，一次 15 mg、每日 1 次。

克罗恩病：轻度或中度肝功能损害患者的推荐剂量为，①诱导治疗，一次 30 mg、每日 1 次，持续 12 周；②维持治疗，一次 15 mg、每日 1 次。

（四）指南推荐

1.《中国特应性皮炎诊疗指南（2020 版）》

乌帕替尼为选择性 JAK1 抑制剂，对成人中重度特应性皮炎也显示出较好疗效。

2.《2021 美国风湿病学会（ACR）指南：类风湿关节炎的治疗》

对于服用最大耐受剂量氨甲蝶呤但未达到目标剂量的患者，有条件地建议在三联疗法（即氨甲蝶呤联合柳氮磺吡啶和羟氯喹）中添加生物类改善病情抗风湿药物或靶向合成改善病情抗风湿药物。靶向合成改善病情抗风湿药物：JAK 抑制剂（托法替布、巴瑞替尼和乌帕替尼）。三联疗法是指羟氯喹、柳氮磺吡啶、氨甲蝶呤或来氟米特。

3.《2019 欧洲抗风湿病联盟（EULAR）建议：银屑病关节炎的药物治疗（更新版）》

乌帕替尼为 JAK 抑制剂，并属于靶向合成改善病情抗风湿药物，乌帕替尼在银屑病关节炎领域显示了令人鼓舞的效果。

4.《美国胃肠病学会（ACG）临床指南：成人克罗恩病的管理》

在早期克罗恩病发展阶段，可以用到一些新型药物包括乌帕替尼。

（五）药理机制

本药为一种 JAK 抑制剂。JAK 为胞内酶，可传递细胞膜上的细胞因子或生长因子受体相互作用产生的信号，从而影响细胞造血过程和免疫细胞功能。在此信号传导通路中，JAK 可磷酸化并激活信号转导和转录激活蛋白（STAT），STAT 可调节细胞内基因表达等活动。本药在 JAK 位点调节此信号通路，阻止 STAT 的磷酸化和激活。

JAK 通过配对（如 JAK1/JAK2、JAK1/JAK3、JAK1/TYK2、JAK2/JAK2、JAK2/TYK2）传递细胞因子信号。在无细胞分离酶试验中，本药对 JAK1、JAK2 的抑制作用比对 JAK3、TYK2 的抑制作用更强。在人白细胞试验中，本药对 JAK1、JAK1/JAK3 的抑制作用比对 JAK2/JAK2 的抑制作用更强。尚不明确本药对特定 JAK 的抑制作用与治疗效果的相关性。

（六）不良反应

常见不良反应：上呼吸道感染、痤疮、肌酸

磷酸激酶升高、中性粒细胞减少、皮疹、肝酶升高、淋巴细胞减少症、毛囊炎、单纯疱疹、带状疱疹、高胆固醇血症、流行性感冒、高脂血症、贫血、发热、白细胞减少症、头痛、胃肠炎、疲劳、支气管炎、感染性肺炎、咳嗽。

艾加莫德α注射液

（一）适应证

本品与常规治疗药物联合用于治疗乙酰胆碱受体（AChR）抗体阳性的成人全身型重症肌无力（gMG）患者。

（二）用法用量

推荐剂量为10 mg/kg，静脉输注1 h，每周1次，连续4周。在体重≥120 kg的患者中，推荐剂量为每次输注1200 mg（3瓶）。

（三）药理机制

艾加莫德α是一种人源IgG1抗体片段，可与新生儿Fc受体（FcRn）结合，从而使循环IgG水平降低。

（四）不良反应

1. 常见不良反应为呼吸道感染、头痛和尿路感染。
2. 超敏反应：在接受艾加莫德α注射液治疗的患者中观察到了超敏反应，包括皮疹、瘙痒、血管性水肿和呼吸困难。
3. 免疫原性：与所有治疗性蛋白质一样，存在免疫原性的可能。

盐酸奥扎莫德胶囊

（一）适应证

本品用于治疗成人复发型多发性硬化（MS），包括临床孤立综合征、复发-缓解型MS和活动性继发进展型MS。

（二）用法用量

推荐剂量为0.92 mg，每日1次。

口服，本品从第1天到第7天，采用初始剂量递增方案：第1～4天，0.23 mg，每日1次；第5～7天，0.46 mg，每日1次；第8天及之后，0.92 mg，每日1次。

治疗中断后重新开始治疗

（三）特殊人群用法用量

1. 55岁以上患者，应谨慎用药。
2. 肝功能损伤患者：建议轻度或中度慢性肝功能损伤患者（Child-Pugh分级A级或B级）在完成7天剂量递增方案后，使用0.92 mg隔日1次给药

（四）指南推荐

《多发性硬化诊断与治疗中国指南（2023版）》

推荐意见：适用于成人复发型MS，包括临床孤立综合征、复发缓解型MS和活动性继发进展型MS患者（Ⅰ级证据，A级推荐）。重度肝功能损伤患者不应给予奥扎莫德治疗。

（五）药理机制

奥扎莫德是鞘氨醇-1-磷酸（S1P）受体调节剂，可与S1P受体1和5以高亲和力结合。奥扎莫德可阻断淋巴细胞从淋巴结排出，从而减少外周血淋巴细胞的数量。奥扎莫德对S1P受体2、3和4活性很低或无活性。奥扎莫德在多发性硬化中发挥治疗作用的机制尚不清楚，但可能与减少淋巴细胞向中枢神经系统迁移有关。

（六）不良反应

常见不良反应：鼻咽炎、转氨酶升高。

依库珠单抗注射液

（一）适应证

本品适用于儿童及成人中以下疾病的治疗：阵发性夜间血红蛋白尿（PNH）、非典型溶血性尿毒综合征（aHUS）。

（二）用法用量

成人常规剂量：PNH，静脉滴注。①初始期：前 4 周，一次 600 mg，每周 1 次；②维持期：第 5 周 900 mg，后续每 14 日±2 日 900 mg。

aHUS，静脉滴注。①初始期：前 4 周，一次 900 mg，每周 1 次；②维持期：第 5 周 1200 mg，后续每 14 日±2 日 1200 mg。

（三）特殊人群用法用量

1. 儿童常规剂量：PNH、aHUS，静脉滴注，体重＜ 40 kg 的儿童用法与用量见表 8-1，体重≥ 40 kg 的儿童用法与用量同成人。

2. 其他疾病时剂量：aHUS 患者伴随接受血浆净化、血浆置换或输注新鲜冰冻血浆时本药的浓度降低，消除半衰期缩短，故需补充给药，具体参见表 8-2。

表 8-1　体重＜ 40 kg 的儿童用法与用量

体重（kg）	初始期	维持期
30～40（不包括 40）	前 2 周，一次 600 mg、每周 1 次	第 3 周 900 mg，后续每 2 周 900 mg
20～30（不包括 30）	前 2 周，一次 600 mg、每周 1 次	第 3 周 600 mg，后续每 2 周 600 mg
10～20（不包括 20）	第 1 周一次 600 mg	第 2 周 300 mg，后续每 2 周 300 mg
5～10（不包括 10）	第 1 周一次 300 mg	第 2 周 300 mg，后续每 3 周 300 mg

表 8-2　aHUS 患者伴随接受血浆净化、血浆置换或输注新鲜冰冻血浆时的补充给药

血浆干预处理的类型	最近一次本药给药剂量	每次血浆干预处理时的补充给药剂量	补充给药的时间
血浆净化或血浆置换	300 mg	每次血浆净化或血浆置换后给予 300 mg	每次血浆净化或血浆置换后 60 min 内
	≥ 600 mg	每次血浆净化或血浆置换后给予 600 mg	
输注新鲜冰冻血浆	≥ 300 mg	每次输注新鲜冰冻血浆前给予 300 mg	每次输注新鲜冰冻血浆前 60 min

（四）指南推荐

《中国视神经脊髓炎谱系疾病诊断与治疗指南（2021 版）》

依库珠单抗：阻断炎症和膜攻击复合物形成，减少星形胶质细胞的破坏和神经元的损伤。依库珠单抗单药或联合传统免疫抑制剂可显著降低水通道蛋白 4（AQP4）-IgG 阳性患者的疾病复发（A 级推荐）。

（五）药理机制

本药为重组人源化 IgG2/4κ 单克隆抗体，即一种末端补体抑制药，以高亲和力与补体蛋白 C5 特异性结合，从而抑制 C5 裂解为 C5a 和 C5b，并防止末端补体复合物 C5b-9 的形成。

（六）不良反应

1. 十分常见的不良反应：头痛。

2. 常见不良反应：感染性肺炎、口腔疱疹、贫血、失眠、高血压、输液相关反应等。

依那西普注射液

（一）适应证

1. 用于治疗中至重度活动性类风湿关节炎（RA）成人患者。包括氨甲蝶呤在内的改善病情的抗风湿药物（DMARD）无效时，本药可与氨甲蝶呤联用。

2. 用于治疗常规治疗无效的重度活动性强直性脊柱炎（AS）成人患者。

（二）用法用量

成人常规剂量：中至重度活动性 RA、重度活动性 AS，皮下注射　一次 25 mg，每周 2 次（间隔 72～96 h）；或一次 50 mg，每周 1 次。

（三）特殊人群用法用量

1. 育龄妇女：需考虑采用合适的避孕措施，避免在依那西普治疗期间或中止治疗后 3 周内怀孕。

2. 儿童：不适合用药。

（四）指南推荐

1.《风湿病靶向药物使用规范》

依那西普或重组人Ⅱ型 TNF 受体-抗体融合蛋白适用于 RA 和 AS。中至重度活动性 RA 成年患者对包括氨甲蝶呤在内的 DMARD 无效时，可使用依那西普与氨甲蝶呤联用以控制病情。

2.《强直性脊柱炎诊疗规范》

TNF 抑制剂包括依那西普 / 可溶性 TNF 受体 -IgG1 Fc 段融合蛋白、英夫利昔单抗、阿达木单抗和戈利木单抗等。尽管尚未进行头对头研究，上述药物在肌肉骨骼症状和体征方面的有效性颇为相似。但它们对关节外表现的有效性存在差异，依那西普对葡萄膜炎显示出矛盾的结果，且对炎症性肠病治疗无效。

3.《中国幼年特发性关节炎诊断及治疗临床实践指南（2023 版）》

推荐生物制剂用于传统合成 DMARD 不能缓解病情或药物不耐受的幼年特发性关节炎（JIA）患儿的治疗（证据等级 2b，推荐强度 B）。推荐生物制剂作为具有预后不良风险因素的非全身型 JIA 患儿的初始治疗（证据等级 2b，推荐强度 B）。建议多关节炎型 JIA 和少关节炎型 JIA 患儿生物制剂治疗应至少持续至临床缓解后 2 年（证据等级 4，推荐强度 C）。

肿瘤坏死因子（TNF）抑制剂是儿童常用的生物制剂，包括依那西普，每周 0.8 mg/kg，分 1～2 次，皮下注射，最大剂量 50 mg。

（五）药理机制

TNF 为正常炎症反应和免疫应答产生的一种细胞因子，其在 RA、AS、JIA、银屑病关节炎（PsA）及银屑病的炎性过程中起重要作用，TNF 生物活性的发挥依赖其与细胞表面的 TNF 受体结合。本药系可溶性二聚体重组人 p75 型 TNF 受体，可抑制 TNF-α 和 TNF-β 与细胞表面的 TNF 受体结合。

（六）不良反应

常见不良反应：注射部位反应（如疼痛、肿胀、瘙痒、红斑和注射部位出血）、感染（如上呼吸道感染、支气管炎、膀胱感染和皮肤感染）、头痛。

司库奇尤单抗注射液

（一）适应证

1. 用于治疗符合系统治疗或光疗指征的中至重度斑块状银屑病的 6 岁及以上患者。

2. 用于常规治疗疗效欠佳的强直性脊柱炎成人患者。

（二）用法用量

成人常规剂量：中至重度斑块状银屑病，皮下注射，初始剂量为一次 300 mg［单次或分 2 次（每次 150 mg）给予］，分别在第 0、1、2、3、4 周给药。随后改为维持剂量一次 300 mg［单次或分 2 次（每次 150 mg）给予］，每 4 周一次。体重低于 60 kg 的患者给药剂量可考虑 150 mg。

强直性脊柱炎，皮下注射，初始剂量为一次 150 mg，分别在第 0、1、2、3、4 周给药。随后改为维持剂量一次 150 mg，每 4 周一次。根据临床应答，可将剂量增至 300 mg［单次或分 2 次（每次 150 mg）给予］。

（三）特殊人群用法用量

1. 哺乳期妇女：慎用。

2. 儿童常规剂量：中至重度斑块状银屑病，皮下注射，6 岁及以上儿童推荐剂量见表 8-3，分别在第 0、1、2、3、4 周给药，随后改为每 4 周一次。75 mg 剂量应单次给予，150 mg 剂量应单次给予，300 mg 剂量可单次或分 2 次（每次 150 mg）给予。

表 8-3　儿童斑块状银屑病患者的推荐剂量

体重	推荐剂量
＜ 25 kg	75 mg
25～50 kg（不包括 50 kg）	75 mg
≥ 50 kg	150 mg（可增至 300 mg*）

* 部分患者可能从较高剂量中获益。

（四）指南推荐

1.《银屑病关节炎诊疗规范》

IL-17 抑制剂：L-17A 是细胞因子 IL-17 超家族成员之一，其在银屑病关节炎（PsA）的皮损、关节炎和附着点炎的发生中发挥重要作用，并通过直接激活破骨细胞前体诱导病理性骨吸收，导致关节畸形。司库奇尤单抗是目前唯一可特异性抑制 IL-17A 的全人源靶向生物制剂，于 2016 年获 FDA 批准用于 PsA 的治疗。IL-17A 抑制剂对 PsA 皮损的疗效优于 TNF-α 抑制剂，但对合并炎症性肠病（IBD）的 PsA 可能无效。

2.《强直性脊柱炎诊疗规范》

患有活动性葡萄膜炎和炎症性肠病（如克罗恩病、溃疡性结肠炎）者应慎用司库奇尤单抗。

（五）药理机制

本药为一种人类 IgG1 单克隆抗体，可选择性与细胞因子 IL-17A（炎症和免疫反应中形成的一种细胞因子）结合，抑制其与 IL-17A 受体相互作用。本药还可抑制炎症因子和趋化因子的释放。

（六）不良反应

常见不良反应：上呼吸道感染、流涕、口腔疱疹、腹泻。

乌司奴单抗注射液

（一）适应证

成人斑块状银屑病：本品适用于对环孢素、氨甲蝶呤等其他系统性治疗或补骨脂素联合紫外线 A（PUVA）光疗不应答、有禁忌或无法耐受的成年中重度斑块状银屑病患者。

儿童斑块状银屑病：本品适用于对其他系统性治疗或光疗应答不足或无法耐受的 6 岁及以上儿童和青少年（体重 60～100 kg）中重度斑块状银屑病患者。

克罗恩病：本品适用于对传统治疗或肿瘤坏死因子 -α（TNF-α）拮抗剂应答不足、失应答或无法耐受的成年中重度活动性克罗恩病患者。

（二）用法用量

本品仅用于皮下给药。如需静脉输注时，请使用静脉制剂。

用量：成人斑块状银屑病，推荐剂量为首次 45 mg 皮下注射，4 周后及之后每 12 周给予一次相同剂量。治疗 28 周仍未应答的患者应考虑停止用药。

克罗恩病，推荐剂量为首次根据体重确定单次静脉输注（IV）分层剂量（表 8-4），8 周后 90 mg 皮下注射，此后建议每 12 周皮下注射 90 mg。

表 8-4 乌司奴单抗首次静脉内给药推荐剂量

给药时患者体重	推荐剂量 [a]	130 mg 本品的支数
≤ 55 kg	260 mg	2
＞ 55 kg 至≤ 85 kg	390 mg	3
＞ 85 kg	520 mg	4

[a] 约为 6 mg/kg。

首次皮下注射 8 周后应答不足的患者可在此时接受第二剂皮下注射。

如果患者在每 12 周给药一次期间失去应答，可将给药频率增加至每 8 周一次，这可能对患者有益。

之后患者可以每 8 周或每 12 周给药一次，具体由临床状况决定。

第 16 周时或在调整至每 8 周给药一次后 16 周，如果患者仍然没有治疗获益的证据，应考虑停止治疗。

本品治疗期间可继续使用免疫调节剂和（或）糖皮质激素。对本品有应答的患者可依据标准治疗减量或停止糖皮质激素治疗。

如果治疗中断，重新开始治疗时采用每 8 周一次皮下注射方案是安全有效的。

用法：本品仅有一支 45 mg/0.5 ml 或 90 mg/1.0 ml 规格，可用于皮下注射给药。

应尽量避免在出现银屑病症状的皮肤区域注射。

（三）特殊人群用法用量

1. 育龄期女性：在治疗期间及治疗后至少 15 周内，育龄期女性应使用有效的避孕措施。

2. 哺乳期妇女：有限数据表明该药在人乳汁中少量分泌。需权衡决定是否在治疗期间及治疗后 15 周内停止哺乳，抑或终止本品治疗。

3. 儿童：儿童斑块状银屑病（6 岁及以上）给药时体重≥ 60 kg 至≤ 100 kg，推荐剂量 45 mg。本品应在第 0 周和第 4 周给药，之后每 12 周给药一次。治疗 28 周仍未应答的患者应考虑停止用药。

（四）指南推荐

1.《银屑病生物制剂达标治疗专家共识》

意大利儿童银屑病管理共识推荐阿达木单抗、司库奇尤单抗、依奇珠单抗、乌司奴单抗和依那西普均可作为中重度儿童斑块状银屑病的一线系统治疗药物。目前生物制剂的安全性证据多来自成人，针对儿童患者的研究有限，总体的安全性监测与成人类似。

2.《围生育期 IBD 患者药物治疗医药专家共识》

乌司奴单抗（ustekinumab，UST）建议：① UST 对妊娠期女性和胎儿影响较小，但由于妊娠晚期 UST 胎盘转移明显增加，使用 UST 维持治疗的 IBD 患者最后一次使用 UST 应在预产期前 6～10 周。建议其婴儿接种活疫苗应至少推迟至出生后 6 个月。②基于有限证据，UST 在母乳中的水平低，哺乳期间可继续使用。③ UST 对男性生育的影响尚不明确。

（五）药理机制

乌司奴单抗是一种人源化 IgG1κ 单克隆抗体，可与人白细胞介素 IL-12 和 IL-23 的 p40 蛋白亚单位高亲和力和特异性结合。IL-12 和 IL-23 是天然产生的细胞因子，参与炎症和免疫应答过程，例如自然杀伤细胞的活化和 $CD4^{+}T$ 细胞的分化和激活。体外模型显示，乌司奴单抗可通过阻断与细胞表面受体链 IL-12R β1 的相互作用，从而破坏 IL-12 和 IL-23 介导的信号转导和细胞因子的级联反应。IL-12 和 IL-23 对慢性炎症有重要贡献，而慢性炎症是克罗恩病的标志。在大肠炎动物模型中，乌司奴单抗的靶点 IL-12 和 IL-23 的 p40 蛋白亚单位的遗传学缺失或抗体阻断，显示出保护作用。

（六）不良反应

常见不良反应：上呼吸道感染、鼻咽炎、鼻窦炎；头晕、头痛；口咽疼痛；腹泻、恶心、呕吐；瘙痒；背痛、肌痛、关节痛；疲乏、注射部位红斑、注射部位痛。

乌司奴单抗注射液（静脉输注）

（一）适应证

本品适用于对传统治疗或 TNF-α 拮抗剂应答不足、失应答或无法耐受的成年中重度活动性克罗恩病患者。

（二）用法用量

本品仅用于静脉输注。如需皮下给药时，请使用皮下制剂。

用量：本品推荐剂量为首次根据体重确定单次静脉输注（IV）分层剂量（表 8-4），8 周后 90 mg 皮下注射，此后建议每 12 周皮下注射 90 mg。

首次皮下注射 8 周后应答不足的患者可在此时接受第二剂皮下注射。

如果患者在每 12 周给药一次期间失去应答，可将给药频率增加至每 8 周一次，这可能对患者有益。

之后患者可以每 8 周或每 12 周给药一次，具体由临床状况决定。

第 16 周时或在调整至每 8 周给药一次后 16 周，如果患者仍然没有治疗获益的证据，应考虑停止治疗。

本品治疗期间可继续使用免疫调节剂和（或）糖皮质激素。对本品有应答的患者可依据标准治疗减量或停止糖皮质激素治疗。

如果治疗中断，重新开始治疗时采用每 8 周一次皮下注射方案是安全有效的。

用法：本品仅用于静脉输注。

（三）特殊人群用法用量

1. 育龄期女性：在治疗期间及治疗后至少 15 周内，育龄期女性应使用有效的避孕措施。

2. 哺乳期妇女：由于乌司奴单抗可能会对哺乳期婴儿产生不良反应，因此需权衡决定是否在治疗期间及治疗后 15 周内停止哺乳，抑或终止本品治疗。

（四）指南推荐

同乌司奴单抗注射液。

（五）药理机制

同乌司奴单抗注射液。

（六）不良反应

同乌司奴单抗注射液。

依奇珠单抗注射液

（一）适应证

1. 斑块型银屑病：本品用于治疗适合系统治疗或光疗的中度至重度斑块型银屑病成人患者。

2. 强直性脊柱炎：本品用于常规治疗疗效欠佳的活动性强直性脊柱炎成人患者。

（二）用法用量

斑块型银屑病：推荐剂量为在第 0 周皮下注射 160 mg（80 mg 注射 2 次），之后分别在第 2、4、6、8、10 和 12 周各注射 80 mg（注射 1 次），然后维持剂量为 80 mg（注射 1 次）每 4 周一次。

强直性脊柱炎：推荐剂量为在第 0 周皮下注射 160 mg（80 mg 注射 2 次），之后 80 mg 每 4 周一次。

（三）特殊人群用法用量

育龄期女性：在治疗期间以及治疗后至少 10 周内，育龄期女性应使用有效的避孕措施避孕。

妊娠期妇女：数据有限。作为预防措施，最好避免使用。

（四）药理机制

依奇珠单抗是一种人源化的 IgG4 单克隆抗体，能够与细胞因子 IL-17A 发生特异性结合，并抑制后者与 IL-17 受体的相互作用。IL-17A 是一种参与正常炎症及免疫应答的天然细胞因子。依奇珠单抗对促炎细胞因子与趋化因子的释放都具有抑制作用。

（五）不良反应

十分常见的不良反应：上呼吸道感染、注射部位反应。

常见不良反应：癣、单纯疱疹、口咽痛、恶心。

古塞奇尤单抗注射液

（一）适应证

用于适合系统性治疗的中重度斑块状银屑病成人患者。

（二）用法用量

剂量：本品推荐剂量为第 0 周和第 4 周时皮下给药 100 mg，之后每 8 周接受一次相同剂量维持治疗。治疗 16 周后仍未应答的患者应考虑停止用药。

（三）特殊人群用法用量

在治疗期间及治疗后至少 12 周内，有生育能力的女性应使用有效避孕措施。

（四）药理机制

本药为一种人源化 IgG1λ 单克隆抗体，可选择性地与 IL-23（正常炎症和免疫应答中的一种细胞因子）的 p19 亚单位结合，抑制其与 IL-23 受体的相互作用。本药还可抑制促炎细胞因子和趋化因子的释放。

（五）不良反应

十分常见的不良反应：呼吸道感染。

常见不良反应：转氨酶升高、头痛、腹泻、

关节痛、注射部位反应。

佩索利单抗注射液

（一）适应证

用于治疗成人泛发性脓疱型银屑病（GPP）发作。

（二）用法用量

本品剂量 900 mg 单次静脉输注给药，持续 90 min，如 GPP 发作症状持续，可在首次给药后 1 周再次给予一次 900 mg 静脉输注给药（持续 90 min）。

（三）药理机制

佩索利单抗是一种人源化拮抗性 lgG1 单克隆抗体，可通过特异性地结合 IL-36R 而抑制 IL-36R 信号传导。佩索利单抗与 IL-36R 结合后可阻止后续同源配体（IL-36α、β 和 γ）活化 IL-36R，并阻止下游促炎症和促纤维化通路的活化。其减少 IL-36R 活化及治疗泛发性脓疱型银屑病发作的确切机制尚不明确。

（四）不良反应

本品可能增加感染风险。本品相关超敏反应可能包括速发反应（如速发严重过敏反应）和迟发反应（如药物反应伴嗜酸性粒细胞增多和全身性症状）。

替瑞奇珠单抗注射液

（一）适应证

用于治疗适合系统治疗或光疗的中至重度斑块状银屑病成人患者。

（二）用法用量

成人常规剂量：中至重度斑块状银屑病，皮下注射，推荐剂量为一次 100 mg，第 0 周和第 4 周给药，以后每 12 周给药一次。

（三）药理机制

本药为一种人源化 IgG1κ 单克隆抗体，可选择性地与 IL-23（炎症和免疫应答中形成的一种细胞因子）的 p19 亚单位结合，抑制其与 IL-23 受体的相互作用。本药还可抑制促炎细胞因子和趋化因子的释放。

（四）不良反应

常见不良反应：上呼吸道感染、注射部位反应、腹泻。

注射用司妥昔单抗

（一）适应证

用于治疗人类免疫缺陷病毒（HIV）阴性和人疱疹病毒 -8（HHV-8）阴性的多中心型 Castleman 病（MCD）成人患者。

（二）用法用量

成人常规剂量：MCD，静脉滴注，一次 11 mg/kg，每 3 周一次，滴注时间为 1 h，持续用药直至治疗无效。用药前如不满足以下治疗标准中的各项指标（表 8-5），应延迟用药，不可减量。

表 8-5　司妥昔单抗用药前治疗标准

实验室参数	首次用药	再次用药
中性粒细胞绝对计数	≥ 1.0×10^9/L	≥ 1.0×10^9/L
血小板计数	≥ 75×10^9/L	≥ 50×10^9/L
血红蛋白	＜ 170 g/L（10.6 mmol/L）	＜ 170 g/L（10.6 mmol/L）

（三）指南推荐

《中国 Castleman 病诊断与治疗专家共识（2021 年版）》

多中心型 Castleman 病（MCD）的治疗：推荐的一线方案为司妥昔单抗 ± 泼尼松。司妥昔单抗 11 mg/kg 每 3 周一次静脉给药，治疗有效患者长期用药，直至疾病进展或不耐受；泼尼松

1 mg/(kg·d)起始，4～8周后逐渐减量并停用。

（四）药理机制

本药可与人类IL-6结合，从而阻止IL-6与可溶性和膜结合的IL-6受体结合。IL-6参与多种正常生理过程（如诱导免疫蛋白分泌），IL-6过多与MCD患者的系统损害有关。

（五）不良反应

常见不良反应：上呼吸道感染、尿路感染、鼻咽炎；中性粒细胞减少症、血小板减少症；高尿酸血症、高甘油三酯血症；头痛、头晕；口咽喉痛；高血压；恶心、腹痛、呕吐、便秘、腹泻、胃食管反流病、口腔溃疡；皮疹、瘙痒症、湿疹；关节痛、肢体疼痛；肾损害；局部水肿；体重增加。

萨特利珠单抗注射液

（一）适应证

本品用于≥12岁青少年及成人患者水通道蛋白4（AQP4）抗体阳性的视神经脊髓炎谱系疾病（NMOSD）的治疗。

（二）用法用量

推荐剂量：仅供皮下注射给药。

本品的推荐负荷剂量为在第0、2和4周进行前三次皮下注射给药，每次120 mg，之后每4周给予一剂120 mg维持剂量。

延迟或遗漏给药：如果因肝酶升高以外的任何原因遗漏一针，应补用。

（三）特殊人群用法用量

1. 肝酶异常：应在本品治疗的前3个月内每4周监测一次ALT和AST水平，随后一年每3个月监测一次，之后根据临床指征进行监测。

如果ALT或AST升高超过ULN的5倍，请按以下方式停用本品：

（1）如果伴有胆红素升高，应停用本品，并且不建议重新启用本品。

（2）如果不伴有胆红素升高至ULN以上，则当ALT或AST水平恢复至正常范围且对患者进行获益–风险评估后，可以根据表8-6中的方案重新开始本品的治疗。

表8-6　肝转氨酶升高后重新开始治疗的萨特利珠单抗推荐剂量

末次给药	重新开始治疗的推荐剂量
＜12周	以120 mg剂量重新开始皮下注射，每4周一次。
≥12周	在第0*、2和4周以120 mg剂量重新开始皮下注射，随后以120 mg剂量每4周给药一次。

*“0周”是指遗漏给药后第一次给药的时间。

如重新开始治疗，必须密切监测肝功能参数，而且后续观测到ALT/AST和（或）胆红素高于ULN时，应停用本品，并且不建议再次重新开始治疗。

2. 中性粒细胞计数：开始治疗后监测中性粒细胞4～8周，随后按临床确定的常规间隔进行监测。如果中性粒细胞计数低于1.0×10^9/L并经重复检测确认，则应中断本品治疗直到中性粒细胞计数＞1.0×10^9/L

（四）指南推荐

《中国视神经脊髓炎谱系疾病诊断与治疗指南（2021版）》

萨特利珠单抗单药或联合传统免疫抑制剂可显著延缓AQP4-IgG阳性NMOSD患者的疾病复发时间（A级推荐）。

（五）药理机制

萨特利珠单抗治疗NMOSD的确切作用机制尚不清楚，但推测可能与通过结合可溶性和膜结合性IL-6受体（IL-6R）而抑制IL-6介导的信号转导有关。

（六）不良反应

常见不良反应：鼻咽炎、头痛、上呼吸道感染、胃炎、皮疹、关节痛、四肢疼痛、疲乏和恶心。

泊马度胺胶囊

（一）适应证

本品与地塞米松联用，适用于既往接受过至少 2 种治疗（包括来那度胺和一种蛋白酶体抑制剂），且在最后一次治疗期间或治疗结束后 60 天内发生疾病进展的成年多发性骨髓瘤患者。

（二）用法用量

1. 推荐剂量：本品的推荐起始剂量是 4 mg，每日口服 1 次，28 天为 1 个疗程，每疗程的第 1～21 天服用，直至疾病进展。与地塞米松联用。

本品可用水送服。告知患者不要破坏、咀嚼或打开胶囊。

2. 发生血液学不良反应时的剂量调整：多发性骨髓瘤患者开始接受泊马度胺治疗时，中性粒细胞绝对值应至少达到 500/μL，血小板计数则至少达到 50 000/μL。接受泊马度胺治疗期间若发生血液学不良反应，应调整剂量。若剂量调整至 1 mg 每日 1 次时患者仍然不能耐受，则应永久停止服用泊马度胺。

3. 发生非血液学不良反应时的剂量调整

（1）发生血管性水肿、严重过敏反应、4 级皮疹、皮肤剥脱、大疱或任何其他严重的皮肤反应，应永久停止使用泊马度胺。

（2）发生其他 3 级或 4 级不良反应时，应中断本品治疗，待不良反应恢复至 2 级或以下后，在医生的指导下继续治疗，并且每日的给药剂量应较停止用药前下调 1 mg。

4. 与强效 CYP1A2 抑制剂合用：接受泊马度胺治疗时，应尽量避免同时使用强效 CYP1A2 抑制剂类药物，考虑选择其他替代疗法。如果无法避免与强效 CYP1A2 抑制剂合用，则泊马度胺的起始剂量应由 4 mg 减少至 2 mg。

（三）特殊人群用法用量

1. 接受血液透析的重度肾功能损害患者：在接受血液透析的当天，应在完成透析之后服用泊马度胺。对于需要透析的重度肾功能损害患者，推荐的起始剂量是 3 mg/d（降低 25%）。

2. 肝功能损害患者：对于轻度或中度肝功能损害患者（Child-Pugh 分级 A 级或 B 级），推荐起始剂量是 3 mg/d（降低 25%）。对于重度肝功能损害患者（Child-Pugh 分级 C 级），推荐给药剂量是 2 mg（降低 50%）。

（四）指南推荐

《中国多发性骨髓瘤诊治指南（2022 年修订）》

复发多发性骨髓瘤的治疗原则：首次复发时，治疗目标是获得最大程度的缓解，延长无进展生存期。尽可能选用含蛋白酶体抑制剂（卡非佐米、伊沙佐米、硼替佐米）、免疫调节剂（泊马度胺、来那度胺）、达雷妥尤单抗以及核输出蛋白抑制剂（塞利尼索）等的 3～4 种药物联合化疗。再次获得部分缓解及以上疗效且有冻存自体干细胞者，可进行挽救性自体造血干细胞移植。

（五）药理机制

本药为一种沙利度胺类似物，具免疫调节、抗血管生成和抗肿瘤作用。本药的细胞活性由其靶点 cereblon（cullin-ring E3 泛素连接酶复合物组分）介导。体外试验中，在本药存在的情况下，底物蛋白（包括 Aiolos 和 Ikaros）被泛素化并随后降解，从而导致直接的细胞毒性和免疫调节作用。体外细胞试验中，本药可抑制造血系统肿瘤细胞增殖并诱导其凋亡。此外，本药可抑制对来那度胺耐药的多发性骨髓瘤细胞系的增殖，并可与地塞米松联用以协同诱导对来那度胺敏感或耐药的肿瘤细胞的凋亡。本药可增强 T 细胞和自然杀伤细胞（NK）介导的免疫反应，抑制单核细胞生成促炎症细胞因子（如 TNF-α 和 IL-6）。本药在体外脐带模型和小鼠肿瘤模型中可见抗血管活性。

（六）不良反应

常见不良反应：①胎儿风险；②静脉和动脉血栓栓塞；③接受沙利度胺类似物与地塞米松联合方案治疗期间，同时接受帕博利珠单抗治疗将增加患者的死亡率；④血液学毒性；⑤肝毒性；⑥严重皮肤反应；⑦眩晕和意识模糊；⑧神经病变；⑨第二原发性恶性肿瘤的风险；⑩肿瘤溶解综合征；⑪超敏反应。

西罗莫司凝胶

（一）适应证

用于治疗成人和6岁及以上儿童患者的结节性硬化症相关面部血管纤维瘤。

（二）用法用量

将本品涂抹于血管纤维瘤的面部患处皮肤，每日2次，分别于早晨和睡前使用。

每日最大推荐剂量：对于6～11岁儿童患者，应为600 mg（2 cm）；对于成人和≥12岁的儿童患者，应为800 mg（2.5 cm）。如果治疗12周内症状未改善，则重新评价是否有必要继续使用本品。请勿将本品与封闭敷料一起使用。仅供外用，不可口服、眼内或阴道内使用。

（三）特殊人群用法用量

1. 育龄期女性：应在本品治疗前、本品的整个治疗期间和末次给药后12周内采取有效的避孕措施。

2. 哺乳期妇女：本品治疗期间不建议进行母乳喂养。

（四）药理机制

结节性硬化症（TSC）是由TSC1或TSC2基因突变导致的哺乳动物雷帕霉素靶蛋白（mTOR）激活引起的疾病。西罗莫司凝胶通过抑制mTOR激活，对因TSC1或TSC2基因突变引起的TSC相关皮肤损害发挥疗效。

（五）不良反应

常见不良反应：皮肤干燥、外用药部位刺激、痤疮、瘙痒症、痤疮样皮炎、眼刺激。

第九章

肌肉-骨骼系统药物

右酮洛芬氨丁三醇注射液

（一）适应证

作为阿片类镇痛药的辅助用药，用于成人不适合口服给药的急性中度至重度术后疼痛。

（二）用法用量

给药方法：静脉滴注，一次 2 ml，以 30～100 ml 的生理盐水、葡萄糖溶液或乳酸钠林格液稀释，缓慢滴注，持续 10～30 min。溶液需要在无菌环境下配制，且配制及使用过程中，需要避光。本品推荐剂量为每 8～12 h 给予 50 mg。必要时，6 h 后可重复给药，每日总剂量不超过 150 mg。本品为短期使用，仅用于疼痛急性期（不超过 2 天）。可能情况下换用口服止痛药。根据控制症状的需要，在最短治疗时间内使用最低有效剂量，可以使不良反应降到最低。每支右酮洛芬氨丁三醇注射液仅限于单次使用，任何未使用完的溶液应丢弃。给药前，应目测检查溶液，确保溶液无色澄清，如溶液中有颗粒物，不得使用。

（三）特殊人群用法用量

1. 妊娠期妇女：在孕晚期禁用本品。

2. 哺乳期妇女：在哺乳期禁用本品。

3. 重度肝、肾功能损害患者：本品不应用于重度肝、肾功能不全患者。

（四）药理机制

右酮洛芬氨丁三醇为右旋酮洛芬的氨丁三醇盐，属于非甾体抗炎药（NSAID），具有镇痛、抗炎和解热作用，其作用机制与通过抑制环氧合酶通路而减少前列腺素合成有关。

（五）不良反应

常见不良反应：胃肠道疾病，胃肠道不良反应中的消化性溃疡、穿孔或胃肠道出血，严重者可致命，尤其是老年人容易发生此类事件。恶心、呕吐、腹泻、胀气、便秘、消化不良、腹痛、黑便、呕血、口腔溃疡、结肠炎加重和克罗恩病发作已有报告。其中，胃炎的发生频率较低。水肿、高血压和心力衰竭，在与 NSAID 联用中已被报道。

酮洛芬凝胶贴膏

（一）适应证

1. 用于风湿性或类风湿关节炎、骨关节炎、强直性脊柱炎等。

2. 用于关节扭伤、软组织损伤、骨折疼痛、术后疼痛、痛风、痛经等。

（二）用法用量

贴敷于患处，一日 1 次，最大日剂量为 8 贴。

（三）特殊人群用法用量

老年患者：60 岁以上老人慎用本药。

（四）指南推荐

《痛风诊疗规范》（2023）
推荐用于痛风急性发作。

（五）药理机制

本药为芳香基丙酸类非甾体抗炎药，具有镇

痛、抗炎作用，其作用机制主要为抑制前列腺素合成。除抑制环氧化酶外，本药尚有抑制脂氧酶及减少缓激肽的作用。

（六）不良反应

少数患者有皮肤过敏反应，如皮炎、湿疹、日光性皮炎、荨麻疹。

米诺膦酸片

（一）适应证

适用于治疗绝经后妇女的骨质疏松症。

（二）用法用量

成人用量为每日 1 次，每次 1 mg（1 片），于晨起后用足量（约 180 ml）白水（或者温水）送服。本品必须在服药当天第一次进食、喝饮料或其他药物治疗之前的至少 30 min，用白水送服，因为其他饮料（包括矿泉水）、食物和一些药物有可能会降低本品的吸收。

（三）特殊人群用法用量

1. 妊娠期妇女：妊娠或可能妊娠的妇女禁用本品。

2. 哺乳期妇女：服用本品时应停止哺乳。

（四）指南推荐

《原发性骨质疏松症诊疗指南（2022）》

米诺膦酸推荐用于防治骨质疏松症。

（五）药理机制

米诺膦酸可抑制破骨细胞内焦磷酸法尼酯合成酶的活性，从而抑制破骨细胞的骨吸收，降低骨转换。

（六）不良反应

常见不良反应：胃肠道不适、腹痛、血钙减少、胃炎等。

诺西那生钠注射液

（一）适应证

适用于治疗 5q 脊髓性肌萎缩症（SMA）。

（二）用法用量

推荐剂量为每次 12 mg（5 ml）。诊断后应尽早开始本品治疗，于第 0 天、第 14 天、第 28 天和第 63 天给予 4 次负荷剂量，此后每 4 个月给予一次维持剂量。

（三）特殊人群用法用量

1. 妊娠期妇女：妊娠期妇女尽量避免使用本品。

2. 哺乳期妇女：避免哺乳，除非获益大于风险。

（四）指南推荐

《青少年成人脊髓性肌萎缩症临床诊疗指南》

诺西那生用于脊髓性肌萎缩症（SMA）治疗（Ⅰ级推荐，A 级证据）。

（五）药理机制

诺西那生钠是一种反义寡核苷酸，用于治疗因染色体 5q 基因突变导致运动神经元存活蛋白缺乏而引起的脊髓性肌萎缩症（SMA）。体外试验和 SMA 转基因动物模型试验显示，诺西那生钠可提高运动神经元存活基因 2（*SMN2*）信使核糖核酸（mRNA）转录本中外显子 7 的纳入以及全长运动神经元存活蛋白的产生。

（六）不良反应

常见不良反应：头痛、呕吐、背痛等。上市后还有腰椎穿刺相关感染（如脑膜炎）的报道。

利司扑兰口服溶液用散

（一）适应证

适用于治疗 2 月龄及以上患者的脊髓性肌萎缩症（SMA）。

（二）用法用量

对于 SMA 患者，利司扑兰的每日 1 次推荐剂量取决于年龄和体重（表 9-1）。

表 9-1 利司扑兰给药方案（按年龄和体重）推荐剂量

年龄和体重	推荐的每日剂量
2 月龄至＜2 岁	0.20 mg/kg
≥2 岁（＜20 kg）	0.25 mg/kg
≥2 岁（≥20 kg）	5 mg

（三）特殊人群用法用量

1. 妊娠期妇女：孕妇不得在怀孕期间接受利司扑兰治疗，除非获益大于潜在风险。

2. 哺乳期妇女：建议在接受利司扑兰治疗期间不要进行母乳喂养。

（四）指南推荐

《青少年成人脊髓性肌萎缩症临床诊疗指南》

利司扑兰用于脊髓性肌萎缩症（SMA）治疗（Ⅰ级推荐，B 级证据）。

（五）药理机制

利司扑兰是 *SMN2* 基因的剪接修饰剂，用于治疗因染色体 5q 突变导致运动神经元存活蛋白缺乏而引起的 SMA。体外试验和体内 SMA 转基因动物模型试验显示，利司扑兰可促进外显子 7 包含入 *SMN2* 的 mRNA 转录本中，从而增加脑内全长运动神经元存活蛋白的生成量。

（六）不良反应

常见不良反应：发热、皮疹、腹泻、头痛、尿路感染、关节痛等。

丁甘交联玻璃酸钠注射液

（一）适应证

适用于对非药物保守治疗及单纯止痛药物治疗（如对乙酰氨基酚）疼痛缓解效果欠佳的膝骨关节炎成人患者。

（二）用法用量

每次 1 支，将 1 支药品注射至膝关节腔内，也可以根据症状调节注射间隔（6 个月以上），适量注射。

（三）药理机制

丁甘交联玻璃酸钠的黏弹性接近正常成人关节滑液，注射后在关节腔中有较长的存留时间，可以作为关节液的临时替代和补充品，通过黏弹性补充疗法，恢复病变关节组织的生理学和流变学状态。

（四）不良反应

1. 休克：可能会导致休克症状（发生频率不明），应充分观察，出现异常情况时停止用药，并采取相应措施。

2. 注射本品后疼痛、红斑、肿胀和关节发热。

第十章

神经系统药物

盐酸艾司氯胺酮注射液

（一）适应证

用于与镇静麻醉药（如丙泊酚）联合诱导和实施全身麻醉。

（二）用法用量

全身麻醉：本品用于麻醉诱导期的给药剂量为0.5 mg/kg 静脉注射，麻醉维持以 0.5 mg/（kg · h）的剂量连续输注，对于多发伤和体能状态较差的患者需要减少剂量。

（三）特殊人群用法用量

1. 妊娠期妇女：妊娠期间应限制使用本品，除非获益大于潜在风险。分娩过程中使用本品，可能会引起婴儿的呼吸抑制。

2. 哺乳期妇女：可通过乳汁分泌。

（四）指南推荐

《老年脓毒症患者围术期管理专家共识（2021年）》

推荐用于麻醉诱导阶段（Ⅰ级）。

（五）药理机制

盐酸艾司氯胺酮是一种具有较强镇痛作用的手性环己酮，对 N- 甲基 -D- 天冬氨酸（NMDA）受体有阻滞作用。同时也是一种分离麻醉剂。镇痛作用在亚麻醉剂量即已出现，且比麻醉时间更长。这些药理作用主要归因于盐酸艾司氯胺酮

（六）不良反应

十分常见的不良反应：血压和心率增加。

常见不良反应：苏醒反应（包括多梦、噩梦、头晕、坐立不安）、视物模糊、暂时性心动过速；肺循环血管阻力增加和黏液分泌增加、氧耗增加、喉痉挛。胃肠道反应常见恶心、呕吐、唾液分泌增加。

环泊酚注射液

（一）适应证

1. 非气管插管的手术 / 操作中的镇静和麻醉。

2. 全身麻醉诱导和维持。

3. 重症监护期间机械通气时的镇静。

（二）用法用量

1. 非气管插管的手术 / 操作中的镇静和麻醉：一般成年人，按体重（kg）计算，与镇痛药物联用时，推荐首次负荷剂量不超过 0.4 mg/kg，给药时间不少于 30 s。检查操作过程中根据患者的反应可以追加剂量，推荐每次追加剂量不超过0.15～0.2 mg/kg，给药时间 10 s，推荐每次追加间隔≥ 2 min，每 15 min 内追加次数不超过 5 次。

2. 全身麻醉诱导：按体重（kg）计算，推荐首次负荷剂量不超过 0.4 mg/kg，给药时间 30 s。建议缓慢静脉给药，同时观察患者的反应，直至临床体征表明诱导成功。如首次给药诱导未成功，可以进行追加，推荐每次追加剂量不超过 0.2 mg/kg，给药时间 10 s，追加间隔约 1 min。通常追加次数不超过 2 次即可实现麻醉诱导。

3. 全身麻醉维持：按体重（kg）计算，持续输注给药，推荐起始剂量为 0.8 mg/（kg · h），并根据患者的反应调整给药速率。通常 0.4～2.4 mg/（kg · h）的给药速率范围能保持令人满意

的麻醉效果。

4. 重症监护期间机械通气时的镇静：当作为镇静药物对正在接受机械通气的重症监护患者使用时，建议持续输注本品。一般成年人，按体重（kg）计算，推荐镇静负荷剂量不超过 0.1 mg/kg，给药时间约 4 min。推荐镇静维持起始剂量为 0.3 mg/（kg · h），并根据患者的应激及镇静深度改变，如有生命体征波动（如血压、心率有上升趋势）或患者反应，调整给药速率，通常 0.06～0.8 mg/（kg · h）的给药速率范围能保持令人满意的镇静效果。除输注外，如果需要快速加深镇静深度时可一次性注射 0.05 mg/kg。

（三）特殊人群用法用量

1. 妊娠期妇女：妊娠期间应限制使用本品，除非获益大于潜在风险。

2. 哺乳期妇女：建议停止母乳喂养。

3. 老年患者：建议 65 岁及以上老年人从成年人剂量的 75% 开始给药，可根据个体情况及时进行剂量调整，并在给药过程中密切监测生命体征。

（四）指南推荐

1.《老年患者手术室外麻醉 / 镇静专家共识》

环泊酚在手术室外麻醉 / 镇静过程中，其安全性与丙泊酚相似，不良反应发生率比较低，注射时疼痛减轻。

2.《（支）气管镜诊疗镇静 / 麻醉专家共识（2020 版）》

环泊酚疗效与丙泊酚相当，但注射痛发生率、呼吸及循环系统不良事件发生率降低，也适用于（支）气管镜诊疗的镇静 / 麻醉。

（五）药理机制

环泊酚通过配体门控的 γ- 氨基丁酸（GABA）A 型受体（$GABA_A$ 受体）对神经递质 GABA 的抑制功能进行正向调控而产生麻醉作用。体外试验显示环泊酚为 $GABA_A$ 受体激动剂。

（六）不良反应

十分常见的不良反应：低血压、血管与淋巴管类疾病。

常见不良反应：注射部位疼痛、缺氧、呼吸急促、呼吸暂停、血胆红素升高、嗜睡、头晕、心动过缓。偶见皮疹。

利多卡因凝胶贴膏

（一）适应证

用于缓解带状疱疹后遗神经痛，用于无破损皮肤。

（二）用法用量

本品用于无破损皮肤，覆盖疼痛最严重的区域。按处方量贴敷（单次同时最多使用 3 贴），24 h 内累计贴敷时间不超过 12 h。

（三）特殊人群用法用量

1. 妊娠期妇女：只有判断在治疗上的益处高于危险时才使用。

2. 哺乳期妇女：慎用于哺乳期妇女。

（四）指南推荐

《中国慢性创伤后疼痛诊疗指南（2023 版）》

5% 利多卡因贴剂推荐用于慢性周围神经损伤后疼痛、慢性肌肉骨骼损伤后疼痛。

（五）药理机制

利多卡因是一种酰胺类局部麻醉剂，通过抑制神经细胞膜的钠离子通道，起到稳定神经细胞膜、阻断神经兴奋与传导的作用。

（六）不良反应

全身性不良反应：中枢神经系统兴奋和（或）抑制（嗜睡、感觉异常、惊厥、昏迷和呼吸抑制等）。

局部不良反应：皮肤使用部位可能会立刻产生刺激、瘙痒、局部感觉异常、变色、脱色、灼烧感、皮炎、红斑、丘疹、水疱、青肿、水肿、脱皮或瘀点。

布比卡因脂质体注射液

（一）适应证

1. 12 岁及以上患者单剂量浸润产生术后局部镇痛。

2. 成人肌间沟臂丛神经阻滞产生术后区域镇痛。

（二）用法用量

本品用于成人局部浸润镇痛的最大推荐剂量为 266 mg。

用于拇囊炎切除术后镇痛，本品的总给药剂量为 106 mg（8 ml），其中 7 ml 用于浸润至截骨周围组织，另 1 ml 用于浸润至皮下组织。

用于痔切除术后镇痛，用 10 ml 生理盐水将本品 266 mg（20 ml）稀释至总共 30 ml，分成 6 等分，分别在以肛门括约肌为钟面划分的 6 个均匀分布的创面点浸润给药。

本品用于成人肌间沟臂丛神经阻滞的推荐剂量为 133 mg（10 ml）。

（三）特殊人群用法用量

1. 妊娠期妇女：禁用于产科宫颈旁神经阻滞镇痛。

2. 哺乳期妇女：避免哺乳，除非获益大于潜在风险。

3. 儿童：12～17 岁儿童患者接受本品单剂量浸润镇痛的推荐剂量为 4 mg/kg（最高 266 mg）。

（四）指南推荐

《肋间神经阻滞疗法中国专家共识（2023 版）》布比卡因为肋间神经阻滞常用药物。

（五）药理机制

布比卡因是一种酰胺类局部麻醉药，通过升高神经电兴奋的阈值、减慢神经冲动的传递，以及降低动作电位升高的速度，来阻断神经冲动的产生和传导。

（六）不良反应

十分常见的不良反应：恶心、便秘、呕吐。

常见不良反应：发热、头晕、外周水肿、低血压、贫血、视物模糊、瘙痒、心跳过快、头痛、失眠、术后贫血、肌痉挛、出血性贫血、背痛、嗜睡和操作性疼痛等。

富马酸奥赛利定注射液

（一）适应证

用于严重到需要静脉注射阿片类镇痛药且替代疗法不充分的急性疼痛。

（二）用法用量

仅用于静脉内给药。累计日剂量不应超过 27 mg，单次给药剂量不可超过 3 mg。以 1.5 mg 的初始剂量开始给药。对于患者自控镇痛，初始剂量之后以 6 min 的锁定时间获得需求剂量。推荐的需求剂量为 0.35 mg。如果潜在益处大于风险，可考虑对某些患者使用 0.5 mg 的需求剂量。在初始剂量后 1 h，可开始给予 0.75 mg 的补充剂量，此后根据需要每小时给药一次。

（三）特殊人群用法用量

当在严重肝功能不全患者中使用奥赛利定时，考虑减少初始剂量。

（四）药理机制

奥赛利定是一种阿片受体完全激动剂，对 μ 阿片受体具有相对选择性。

（五）不良反应

常见不良反应：恶心、呕吐、头晕、头痛和便秘。怀孕期间长期使用阿片类镇痛药可导致新生儿阿片类药物戒断综合征。

普瑞巴林缓释片

（一）适应证

治疗带状疱疹后神经痛。

（二）用法用量

晚餐后服用，整片吞咽，不可掰开、压碎或咀嚼，每日 1 次。

起始剂量为 165 mg、每日 1 次，根据患者的应答并在确保安全耐受的基础上，可在 1 周内将剂量增加至 330 mg、每日 1 次。2～4 周后疼痛未得到充分缓解的患者，如可耐受本品，可增至 660 mg、每日 1 次。

（三）特殊人群用法用量

1. 妊娠期妇女：本品对胎儿有潜在的风险。

2. 哺乳期妇女：由于有潜在致瘤性，服用本品期间不推荐哺乳。

3. 肾功能不全患者：不建议肌酐清除率（CrCl）低于 30 ml/min 或正在接受血液透析的患者使用本品。若 CrCl ≥ 60 ml/min，参照表 10-1 确定相应的调整剂量。[例如，肾功能正常的（CrCl ≥ 60 ml/min）带状疱疹后神经痛患者，本品的起始剂量为 165 mg/d，每日 1 次。CrCl 为 50 ml/min 的肾功能损伤患者，剂量为 82.5 mg/d，每日 1 次。]

表 10-1　根据肾功能调整普瑞巴林剂量

肌酐清除率（ml/min）	每日总剂量（mg/d）				给药方案
≥ 60	165	330	495[a]	660[b]	每日 1 次
30～60	82.5	165	247.5[c]	330	每日 1 次
＜ 30 或血液透析	不建议使用本品				

[a] 495 mg 剂量：服用 165 mg 片，每日 1 次，每次 3 片。
[b] 660 mg 剂量：服用 330 mg 片，每日 1 次，每次 2 片。
[c] 247.5 mg 剂量：服用 82.5 mg 片，每日 1 次，每次 3 片。

（四）指南推荐

《中国带状疱疹诊疗专家共识（2022 版）》

普瑞巴林为治疗带状疱疹中重度疼痛推荐药物。

（五）药理机制

普瑞巴林与中枢神经系统组织中的 α2-δ 位点（电压门控钙通道的一个辅助性亚基）有高度亲和力。在动物模型中，镇痛及抗惊厥作用可能与普瑞巴林和 α_2-δ 亚基的结合有关。在神经损伤动物模型中，普瑞巴林可减少脊髓中钙依赖性前痛觉神经递质的释放，这可能是通过干扰含 α_2-δ 亚基的钙通道转运和（或）减少钙电流来实现。

（六）不良反应

常见不良反应：头晕、嗜睡、外周水肿、体重增加、呕吐、口干、恶心、视物模糊。

吡仑帕奈片

（一）适应证

用于成人和 4 岁及以上儿童癫痫部分性发作患者（伴有或不伴继发全面性发作）的治疗。

（二）用法用量

本品应在睡前口服，空腹或与食物同服均可，应整片吞服，切勿咀嚼、压碎或掰开，每日 1 次。

吡仑帕奈 4 mg/d 至 12 mg/d 可有效治疗部分性癫痫发作。

本品在 4 岁及以上患者中治疗起始剂量为 2 mg/d。可根据临床应答及耐受性以每次 2 mg 的增量来增加剂量，每次加量间隔至少 1 周或 2 周，使维持剂量达到 4 mg/d 至 8 mg/d。

根据 8 mg/d 剂量时个体临床应答及耐受性情况，剂量最高可增加至 12 mg/d。每次加量间隔至少 1 周或 2 周，每次增量为 2 mg。

如患者合并使用的药物不缩短本品的半衰期，则本品每次加量滴定间隔至少 2 周。如患者合并使用的药物会缩短本品的半衰期，则间隔至少 1 周。

（三）特殊人群用法用量

1. 妊娠期妇女：不建议在妊娠期间服用本品。

2. 哺乳期妇女：应评估哺乳对儿童产生的获益及治疗对女性产生的获益，以决定停止哺乳或停止 / 避免吡仑帕奈治疗。

3. 肾功能不全患者：吡仑帕奈用于轻度肾损害患者时，不需要调整剂量。不建议用于中度或重度肾功能损害患者或接受血液透析的患者。

4. 肝功能不全患者：对于轻度或中度肝功能损害患者，可按 2 mg/d 剂量开始滴定。应根据患者耐受性和有效性，以 2 mg 剂量、每 2 周或更长时间上调滴定剂量。轻度和中度肝功能损害患者，本品剂量不应超过 8 mg/d。不建议用于重度肝功能损害患者。

（四）指南推荐

《中国成人局灶性癫痫规范化诊治指南（2022 版）》

吡仑帕奈可用于成人耐药局灶性癫痫的添加药物治疗（Ⅰ级证据，A 级推荐）。

（五）药理机制

吡仑帕奈是突触后神经元离子型 α- 氨基 -3- 羟基 -5- 甲基 -4- 异噁唑丙酸（AMPA）谷氨酸受体的非竞争性拮抗剂。谷氨酸是中枢神经系统内主要的兴奋性神经递质，并参与神经元过度兴奋所引起的多种神经系统疾病。

（六）不良反应

十分常见的不良反应：头晕、嗜睡。

常见不良反应：食欲减退、食欲增加、攻击性、愤怒、易激惹、焦虑、共济失调、构音障碍、步态紊乱、意识模糊、视物模糊、复视、眩晕、恶心、背痛、疲乏、跌倒。

地西泮鼻喷雾剂

（一）适应证

本品适用于 6 岁及以上儿童和成人癫痫患者的丛集性癫痫发作或急性反复性癫痫发作的急性治疗，其与患者通常的癫痫发作模式不同，表现为间歇、刻板、频繁的癫痫发作特点。

（二）用法用量

本品是一种即用型鼻喷雾装置，仅供鼻内使用，无须组装装置，在按压激活后将喷出全部药物。本品仅供单次使用，请勿试喷或尝试多次使用。

本品推荐剂量为 0.2 mg/kg 或 0.3 mg/kg。由于本品以固定剂量 10 mg 提供，患者将可能接受推荐计算剂量的 90%～180%。使用本品治疗每 5 天不超过 1 次，每月不超过 5 次。

（三）指南推荐

1.《临床诊疗指南——癫痫病分册（2023 修订版）》

推荐苯二氮䓬类药物作为治疗丛集性癫痫发作的首选药物。

2.《Dravet 综合征诊断与治疗的中国专家共识》

建议惊厥性癫痫发作时尽早使用苯二氮䓬类药物终止发作，有效的院前治疗可明显缩短癫痫持续状态（SE）的持续时间，建议家庭备用发作急救药品（如地西泮鼻喷雾剂等）。

（四）药理机制

本药属长效苯二氮䓬类中枢神经系统抑制药，为苯二氮䓬受体激动药。目前认为可强化或促进抑制性神经递质 γ- 氨基丁酸（GABA）的作用，主要在中枢神经各个部位起突触前和突触后的抑制作用。亦可作用于 GABA 依赖性受体。临床表现可随用量加大出现轻度的镇静、催眠甚至昏迷。

镇静、催眠、抗焦虑作用：通过刺激上行网状激活系统内的 GABA 受体，增强 GABA 对中枢神经系统的抑制作用，增强脑干网状结构受刺激后的皮质抑制和阻断边缘性觉醒反应。

抗惊厥作用：可能由于增强突触前抑制，抑制皮质-丘脑和边缘系统的致痫灶引起的癫痫活动扩散，但不能消除病灶的异常活动。

骨骼肌松弛作用：主要抑制脊髓多突触传出通路和单突触传出通路。也可能直接抑制运动神经和肌肉功能。

遗忘作用：治疗剂量时可干扰记忆通路的建立，从而影响近事记忆。

（五）不良反应

常见不良反应：鼻部不适、味觉障碍、鼻出血和嗜睡。

氨磺必利口服溶液

（一）适应证

用于治疗精神分裂症。

（二）用法用量

口服给药。①急性期：推荐剂量为一日 400～800 mg，根据个体反应调整剂量，最大日剂量为 1200 mg。②阴性症状占优势阶段：推荐剂量为一日 50～300 mg，根据个体反应调整剂量，最佳日剂量约为 100 mg。③维持治疗：根据个体反应将维持剂量调整至最低有效剂量。

（三）特殊人群用法用量

1. 儿童：15 岁以下儿童禁用本药，不推荐 15～18 岁青少年使用。

2. 肾功能不全患者：轻度肾功能不全患者（肌酐清除率 30～60 ml/min）剂量减半，中度肾功能不全患者（肌酐清除率 10～30 ml/min）剂量减至常规剂量的 1/3。

（四）指南推荐

《腹腔镜胃袖状切除术后恶心呕吐预防与处理中国专家共识（2022 版）》

对于未经预防、手术后恶心呕吐（PONV）的患者，推荐的止吐药物为：氨磺必利 5 mg 或 10 mg（A 类 3 级）。

（五）药理机制

本药为苯胺替代物类精神镇静药，可选择性地与边缘系统的多巴胺 D_2、D_3 受体结合，与 5-羟色胺（5-HT）、组胺、胆碱能、肾上腺素受体无亲和力。

（六）不良反应

神经系统十分常见的不良反应包括锥体外系症状（震颤、肌张力亢进、流涎、静坐不能、运动功能减退、运动障碍），使用维持剂量时，这些症状通常为中等程度，无须停药，使用抗胆碱能类抗震颤麻痹药物治疗即可部分缓解症状。常见不良反应包括急性肌张力障碍（痉挛性斜颈、眼动危象、牙关紧闭），无须停药，服用抗胆碱能类抗震颤麻痹药物即可恢复。偶见迟发性运动障碍，抗胆碱能类抗震颤麻痹药物对此种症状无治疗作用，还有可能加重症状。

注射用利培酮微球（Ⅱ）

（一）适应证

用于治疗急性和慢性精神分裂症以及其他各种精神病性状态的明显阳性症状和明显阴性症状。可减轻与精神分裂症有关的情感症状。

（二）用法用量

推荐剂量为 25 mg 肌内注射，每 2 周一次。某些患者可能需要更高的剂量，例如 37.5 mg 或 50 mg。不推荐剂量高于每 2 周 50 mg。

剂量上调的频率不得超过每 4 周一次。本品的注射时间窗为 ±3 天。

（三）特殊人群用法用量

1. 妊娠期妇女：只有在临床收益大于风险的情况下，才可将本品用于妊娠期妇女。

2. 哺乳期妇女：服用本品的妇女不应哺乳。

3. 老年患者：推荐剂量为 25 mg 肌内注射，每 2 周一次。

4. 肝、肾功能损害患者：建议在第 1 周以每日 2 次、每次 0.5 mg 的剂量开始利培酮口服。第 2 周时可以给予每日 2 次、每次 1 mg 或 2 mg 的剂量。如果至少可以耐受 2 mg 的口服剂量，则可以每 2 周注射 1 次 25 mg 本品治疗。

（四）指南推荐

《中国亨廷顿病诊治指南 2023》

利培酮是舞蹈样动作的一线治疗药物（B 级证据）。

（五）药理机制

其治疗作用可能是对多巴胺 D_2 受体及 5-HT_2 受体拮抗的联合作用所介导。对 D_2 及 5-HT_2 受体以外的其他受体的拮抗作用可能与利培酮的一些其他作用有关。利培酮是一种选择性的单胺能拮抗剂，对 5-HT_2 受体、D_2 受体、α_1 及 α_2 受体和组胺 H_1 受体亲和力高。

（六）不良反应

常见不良反应：失眠、焦虑、头痛、上呼吸道感染、帕金森综合征和抑郁。与剂量相关的不良反应包括帕金森综合征和静坐不能。上市后报道的严重注射部位反应包括注射部位坏死、脓肿、蜂窝织炎、溃疡、血肿、囊肿和结节。

氘丁苯那嗪片

（一）适应证

1. 与亨廷顿病有关的舞蹈病。
2. 成人迟发性运动障碍。

（二）用法用量

当首次用药时，推荐起始剂量为：亨廷顿病患者每天 6 mg（口服给药，每日 1 次），迟发性运动障碍患者每天 12 mg（6 mg 每日 2 次）。

本品的剂量可以每周增加 1 次，以 6 mg/d 为增量，最大推荐日剂量为 48 mg。

每日总剂量为 12 mg 或以上时，分 2 次给药

本品应与食物同服。

本品需整片吞服，不要咀嚼、压碎或掰开。

（三）特殊人群用法用量

妊娠期及哺乳期妇女：对妊娠期和哺乳期间的大鼠施用丁苯那嗪后，导致其死产和产后后代死亡率增加。

（四）指南推荐

《中国亨廷顿病诊治指南 2023》

对亨廷顿病患者的舞蹈样动作，优先推荐丁苯那嗪或氘丁苯那嗪治疗（Ⅰ级推荐，B 级证据）；考虑药物可及性和经济负担等因素，抗精神病类药物仍可单用或联合氘丁苯那嗪改善舞蹈样表现（Ⅱ级推荐，C 级证据）。

（五）药理机制

与其可逆性耗竭神经末梢的单胺类物质（如多巴胺、5- 羟色胺、去甲肾上腺素、组胺）有关。本药的主要循环代谢产物 α-HTBZ 和 β-HTBZ 为囊泡单胺转运蛋白 2（VMAT2）的可逆性抑制剂，可导致突触囊泡摄取的单胺类物质减少和单胺储存耗竭。

（六）不良反应

常见不良反应：嗜睡、腹泻、口干和疲惫。

棕榈帕利哌酮酯注射液（3M）

（一）适应证

本品为 3 个月给药一次的注射液，用于接受过棕榈酸帕利哌酮注射液（1 个月剂型）（善思达）至少 4 个月充分治疗的精神分裂症患者。

（二）用法用量

本品仅可在患者已接受棕榈酸帕利哌酮注射液（1 个月剂型）至少 4 个月充分治疗后使用。为确保维持剂量一致，建议在开始本品给药前的最后 2 次棕榈酸帕利哌酮注射液（1 个月剂型）给药强度保持一致。

在计划安排下一次棕榈酸帕利哌酮注射液（1 个月剂型）给药时启用本品，本品剂量为上一次进行 1 个月剂型注射剂量的 3.5 倍，详情见表 10-1。本品的给药时间可能为计划中下一次棕榈酸帕利哌酮注射液（1 个月剂型）每月给药时间点的 7 天前或 7 天后。

表 10-1　接受棕榈酸帕利哌酮注射液（1 个月剂型）充分治疗后，成年患者棕榈帕利哌酮酯注射液（3M）的启用剂量

棕榈酸帕利哌酮注射液（1 个月剂型）末次给药剂量	棕榈帕利哌酮酯注射液（3M）启用剂量
50 mg	175 mg
75 mg	263 mg
100 mg	350 mg
150 mg	525 mg

未研究由 25 mg 棕榈酸帕利哌酮注射液（1 个月剂型）治疗方案转换而来的情况

启用本品后，应每 3 个月给药一次。如有需要，可每 3 个月进行一次剂量调整，根据患者个人的耐受能力和（或）疗效，增幅范围可定为 175 mg 至 525 mg。由于本品的长效性，患者对剂量调整后的反应情况可能在数月之内并不明显。

（三）特殊人群用法用量

1. 妊娠期妇女：临床上认定的孕妇的重大出生缺陷和流产的预计背景风险分别为 2%～4% 和 15%～20%。

2. 哺乳期妇女：在暴露于帕利哌酮前体化合物（利培酮）的母乳喂养婴儿中，已报告过镇静、发育停滞、紧张不安和锥体外系症状（震颤和肌肉运动异常）。

3. 肝功能不全患者：轻度或中度肝功能不全的受试者不需要进行剂量调整。

（四）指南推荐

《社区应用抗精神病药长效针剂治疗精神分裂症专家共识》

推荐在精神分裂症各个阶段使用长效针剂，越早使用，患者获益可能越多（推荐强度：A）。

（五）药理机制

棕榈帕利哌酮酯可水解为帕利哌酮。帕利哌酮是利培酮的主要活性代谢产物。帕利哌酮的作用机制尚不明确。但是，其对于精神分裂症的治疗作用可能是通过对中枢神经系统多巴胺 D_2 受体和 5-HT_{2A} 受体拮抗的联合作用所介导。

（六）不良反应

常见不良反应：注射部位反应、体重增加、头痛、上呼吸道感染、静坐不能、帕金森综合征。

阿立哌唑口溶膜

（一）适应证

用于治疗精神分裂症。

（二）用法用量

口服，每日 1 次。阿立哌唑的推荐起始剂量和治疗剂量是 10 mg/d 或 15 mg/d，不受进食影响。系统评估显示阿立哌唑的临床有效剂量范围为 10～30 mg/d。用药 2 周后，可根据个体的疗效和耐受性情况逐渐增加剂量，最大可增至 30 mg。

（三）特殊人群用法用量

1. 妊娠期妇女：只有当对胎儿的潜在利益高于潜在危险时，才可以使用。

2. 哺乳期妇女：建议服用阿立哌唑的妇女停止哺乳。

（四）指南推荐

1.《围生期精神障碍筛查与诊治专家共识》

推荐用于产后创伤后应激障碍（PPTSD）的治疗，如闪回、频繁侵入性创伤。

2.《抑郁症治疗与管理的专家推荐意见（2022 年）》

作为难治性抑郁症的增效治疗，推荐阿立哌唑联合抗抑郁剂为一线治疗（1 级证据）。

（五）药理机制

阿立哌唑与多巴胺 D_2、D_3 受体和 5-HT_{1A}、5-HT_{2A} 受体具有高亲和力，与多巴胺 D_4 受体、5-HT_{2C} 和 5-HT_7 受体、α_1 受体、组胺 H_1 受体以及 5-HT 再摄取位点具有中度亲和力。阿立哌唑是多巴胺 D_2 受体和 5-HT_{1A} 受体的部分激动剂，也是 5-HT_{2A} 受体的拮抗剂。

（六）不良反应

常见不良反应：静坐不能和恶心。

水合氯醛灌肠剂

（一）适应证

用于儿童检查、操作前的镇静、催眠。监护条件下抗惊厥。

（二）用法用量

在直肠内注入。

以水合氯醛计，儿童镇静、催眠、抗惊厥常规剂量为30～50 mg/kg，可根据年龄、症状及目的酌情增减。总量不可超过1.5 g。

小于1个月的早产儿、新生儿，起始剂量应酌情减至20～40 mg/kg。最大剂量不超过1 g。

（三）特殊人群用法用量

1. 妊娠期及哺乳期妇女：孕妇、哺乳期妇女或者可能处于妊娠期的妇女不应服用本品。本品能分泌入乳汁，可致婴儿镇静。

2. 儿童：有报告会引起窒息、呼吸抑制，甚至是呼吸、心跳骤停，因此必须特别谨慎给药以及进行观察。

（四）指南推荐

《儿童新型冠状病毒感染神经系统并发症诊治专家共识》

急性抗惊厥治疗若惊厥发作持续＞5 min，伴口唇青紫者立即给予吸氧支持，同时需使用药物止痉处理：尚未建立静脉通路者给予10%水合氯醛溶液0.5 ml/kg（最大剂量10 ml）灌肠。

（五）药理机制

水合氯醛为类似于巴比妥类的具有中枢神经抑制作用的镇静催眠药。其作用机制尚不完全清楚，目前认为中枢神经系统抑制作用主要来自于其活性代谢产物三氯乙醇。

（六）不良反应

严重不良反应为呼吸暂停、呼吸抑制、休克、依赖性。

注射用甲苯磺酸瑞马唑仑

（一）适应证

本品适用于胃镜、结肠镜检查的镇静。

（二）用法用量

静脉推注，推荐初始负荷给药剂量为5 mg，初始负荷剂量给药1 min；在初始负荷剂量给药结束后，每间隔1 min，可以根据需要一次追加2.5 mg，每15 min时间段内追加不推荐超过5次。

（三）特殊人群用法用量

妊娠期及哺乳期妇女：不建议妊娠期间使用本品。建议哺乳期妇女在使用甲苯磺酸瑞马唑仑期间停止母乳喂养。

（四）指南推荐

《瑞马唑仑临床应用专家指导意见》

瑞马唑仑可用于消化内镜检查、诊断和治疗，以及常规表面麻醉。

（五）药理机制

甲苯磺酸瑞马唑仑为苯二氮䓬类化合物，作用于$GABA_A$受体，动物试验中对小鼠可产生镇静作用。

（六）不良反应

十分常见的不良反应：恢复期运动障碍和头晕。

常见不良反应：低血压、呼吸抑制、血胆红素升高、恶心。

注射用苯磺酸瑞马唑仑

（一）适应证

本品作为镇静药物用于：①结肠镜检查；②全身麻醉诱导与维持。

（二）用法用量

1. 作为镇静药物用于结肠镜检查：使用前配制为1 mg/ml溶液。

推荐初始负荷剂量为7 mg，负荷剂量给药1 min。在负荷剂量给药结束后，至少间隔2 min

后，可以根据需要一次追加 2.5 mg，每 15 min 时间段内追加不超过 5 次。

2. 作为镇静药物用于麻醉诱导和维持：使用前配制为 2 mg/ml 溶液。为使剂量准确，需使用输液泵泵注。

麻醉诱导：成人推荐以 6 mg/（kg · h）持续静脉输注本品，给药时间≤ 3 min，允许以 12 mg/（kg · h）追加，追加给药时间≤ 1 min。

麻醉维持：成人推荐以 1 mg/（kg · h）为起始速率持续静脉输注本品，并根据患者状态适当调整给药速率，输注速率上限为 3 mg/（kg · h）。

（三）特殊人群用法用量

1. 妊娠期妇女：只有在潜在获益大于对孕产妇和胎儿潜在的危险时才可使用。

2. 哺乳期妇女：建议哺乳期妇女在使用本品期间停止母乳喂养。

（四）指南推荐

《瑞马唑仑临床应用专家指导意见》

瑞马唑仑可以安全有效地用于消化内镜检查、诊断和治疗、常规表面麻醉，以及全身麻醉诱导与维持。

（五）药理机制

苯磺酸瑞马唑仑为苯二氮䓬类中枢神经系统抑制剂，可与脑 $GABA_A$ 受体的苯二氮䓬位点结合，在动物试验中可产生镇静作用。与其他苯二氮䓬类药物相似，苯磺酸瑞马唑仑对 $GABA_A$ 受体各亚型无明显的选择性。

（六）不良反应

十分常见的不良反应：血压降低、头晕、步态障碍。

常见不良反应：血胆红素升高、心率降低、尿白细胞阳性、尿酮体、血尿、血尿素升高、心电图异常、注射部位反应、呼吸抑制、呃逆、呕吐、恶心、眩晕。

水合氯醛 / 糖浆组合包装

（一）适应证

用于儿童检查、操作前的镇静、催眠。

（二）用法用量

应按最低有效剂量服用，儿童镇静、催眠常规剂量为 30～50 mg/kg，睡前服用。推荐的最高单次剂量为 1 g。

小于 1 个月的早产儿、新生儿，起始剂量应酌情减至 20～40 mg/kg。

水合氯醛浓缩液需经糖浆（稀释液）稀释，严禁直接服用！

（三）特殊人群用法用量

1. 妊娠期及哺乳期妇女：孕妇、哺乳期妇女或可能处于妊娠期的妇女不应服用本品。本品能分泌入乳汁，可致婴儿镇静。

2. 儿童：有报告会引起窒息、呼吸抑制，甚至是呼吸、心跳骤停，因此必须特别谨慎给药以及进行观察。

（四）药理机制

水合氯醛为类似于巴比妥类的具有中枢神经抑制作用的镇静催眠药。目前认为中枢神经系统抑制作用主要来自于其活性代谢产物三氯乙醇。

（五）不良反应

常见不良反应：恶心、呕吐、头晕、腹痛、腹泻、食欲缺乏、笨拙、宿醉、嗜睡、步履不稳。

严重不良反应：呼吸暂停、呼吸抑制、休克、依赖性。

咪达唑仑口服溶液

（一）适应证

用于儿童诊断或治疗性操作前以及操作过程中的镇静、抗焦虑或遗忘，也可用于儿童术前镇静、抗焦虑或遗忘。

（二）用法用量

单次口服给药。推荐剂量为0.25～0.5 mg/kg，最大剂量不超过1.0 mg/kg。

（三）特殊人群用法用量

1. 妊娠期及哺乳期妇女：可使胎儿先天性畸形的风险增加。孕妇在分娩前1周使用对新生儿的中枢神经系统有抑制作用。咪达唑仑会随乳汁分泌。

2. 儿童：儿童最大总给药剂量不超过15 mg。大龄患儿（≥6岁）或合作患儿建议采取较低剂量给药（0.25 mg/kg），不合作患儿可考虑较高剂量给药；对于患有心脏或呼吸系统疾病的患儿、其他高风险手术患儿、联合使用麻醉药或其他中枢神经系统抑制剂的患儿，建议采取较低剂量给药（0.25 mg/kg）；低龄患儿（≥6个月，＜6岁）可能更易产生焦虑和恐惧感，可考虑采用较高剂量给药（0.5～1.0 mg/kg）。

（四）药理机制

咪达唑仑是一种短效的苯二氮䓬类中枢神经系统抑制剂，通过增强抑制性突触的γ-氨基丁酸（GABA）能神经传递而介导。其通过正向变构调节增强GABA受体对神经递质的亲和力，从而导致释放的GABA对突触后跨膜氯离子通量的作用增强。

（五）不良反应

常见不良反应：恶心、呕吐。呼吸系统不良反应有呼吸抑制、窒息、支气管痉挛、呼吸困难、血氧饱和度降低等。

咪达唑仑口颊黏膜溶液

（一）适应证

用于治疗婴儿、幼儿、儿童及青少年（3个月至＜18岁）持续的急性惊厥发作。

父母或护理者给药时，只能给确诊为癫痫的患者使用。3～6个月的患儿应在具备监测条件和复苏设备的医院治疗。

（二）用法用量

婴儿、幼儿、儿童及青少年的用法用量见表10-2。

表10-2　咪达唑仑口颊黏膜溶液标准剂量

年龄范围	剂量	标签颜色
3～6个月住院患儿	2.5 mg	黄色
＞6个月至＜1岁	2.5 mg	黄色
1岁至＜5岁	5 mg	蓝色
5岁至＜10岁	7.5 mg	紫色
10岁至＜18岁	10 mg	橙色

只能给患儿单剂量的咪达唑仑，不能第2次给药或重复给药。

（三）特殊人群用法用量

1. 妊娠期妇女：只有明确需要时，才能服用咪达唑仑。在怀孕最后3个月服用时，应考虑到对新生儿的风险。

2. 哺乳期妇女：在单剂量服用咪达唑仑后没有必要停止哺乳。

3. 肝功能不全患者：严重肝功能损伤患者禁用本品。

（四）指南推荐

《儿童癫痫持续状态诊断治疗的中国专家共识（2022）》

咪达唑仑被推荐用于惊厥性癫痫持续状态（SE）一线治疗药物。

（五）药理机制

咪达唑仑是一种短效的苯二氮䓬类中枢神经系统抑制剂，通过增强抑制性突触的GABA能神经传递而介导。其通过正向变构调节增强GABA受体对神经递质的亲和力，从而导致释放的GABA对突触后跨膜氯离子通量的作用增强。

（六）不良反应

常见不良反应：镇静、嗜睡、呼吸抑制、意

识模糊、恶心、呕吐。

盐酸右美托咪定鼻喷雾剂

（一）适应证

用于成人术前镇静、抗焦虑。

（二）用法用量

首次使用前，需要先预喷7喷进行鼻喷泵的激活。

使用本品时患者取坐位，头部稍向前倾、保持产品直立，由鼻腔喷入，两侧鼻孔各喷入1喷，停留约30 s后再于两侧鼻孔各喷入1喷，总共给药4喷，共计100 μg。建议给药在2 min内完成。

（三）特殊人群用法用量

1. 妊娠期妇女：在待产和生产期间包括剖宫产手术时不推荐本品。

2. 老年患者：60岁以上人群和低体重人群，应适当降低剂量。

3. 肝功能不全患者：肝功能不全患者应用时需要减少本品给药剂量。

（四）指南推荐

《腹横肌平面阻滞中国疼痛学与麻醉学专家共识（2023版）》

右美托咪定除了常规的镇静镇痛等作用外，作为局部麻醉药佐剂用于各种周围神经阻滞，可有效延长镇痛时间、增强镇痛效果、减少术后阿片类药物用量和不良反应。

（五）药理机制

盐酸右美托咪定是一种相对选择性 α_2 肾上腺素受体激动剂，具有镇静作用。动物缓慢静脉输注10～300 μg/kg时可见对 α_2 受体的选择性作用，在较高剂量下（≥1000 μg/kg）缓慢静脉输注或快速静脉注射给药时对 α_1 与 α_2 受体均有作用。

（六）不良反应

十分常见的不良反应：低血压、心动过缓。

常见不良反应：高血压、窦性心动过缓、血压降低、心律失常、ST段压低、高胆红素血症、呕吐、恶心、头晕、镇静等。

盐酸氟西汀口服溶液

（一）适应证

1. 用于多种抑郁性精神障碍，包括轻型或重型抑郁症、双相情感障碍的抑郁相、心因性抑郁及抑郁性神经症。

2. 用于强迫症。

3. 用于神经性贪食症，作为心理治疗的辅助用药，以减少贪食和导泻行为。

（二）用法用量

1. 抑郁症：口服给药。①推荐剂量为一日20 mg。必要时，于治疗最初的3～4周内对药物剂量进行评估和调整。如无明显疗效，可逐渐增至最大剂量60 mg。②待症状缓解4周以上后，亦可使用本药肠溶片（由其他剂型转为肠溶片的间隔时间为7日）维持治疗，一次90 mg、一周1次，于每周固定某一日早餐后服用，连用至少6个月。

2. 强迫症：口服给药，推荐剂量为一日20 mg。如2周后无明显疗效，可逐渐增至最大剂量60 mg。

3. 神经性贪食症：口服给药，推荐剂量为一日60 mg。

（三）特殊人群用法用量

1. 儿童

（1）中至重度抑郁发作，8岁及8岁以上儿童：起始剂量为一日10 mg，1～2周后可增至一日20 mg。

（2）强迫症，7岁及7岁以上儿童：①体重较重的儿童、青少年，起始剂量为一日10 mg，2周后增至一日20 mg。如临床改善不明显，则在数周后继续增量。推荐剂量范围为一日20～60 mg。②体重较轻的儿童，起始剂量为一日10 mg。如临床改善不明显，则在数周后增量。推荐剂量范围为一日20～30 mg。③本药的剂量范围为一日

10～60 mg。

2. 老年患者：老年人日剂量不宜超过 40 mg，推荐最大日剂量为 60 mg。

3. 肝功能不全患者：应减量或降低给药频率（如每 2 日 20 mg）。

（四）指南推荐

1.《中国神经性贪食诊疗专家共识》

氟西汀为神经性贪食（BN）药物治疗的首选（推荐强度 A）。

2.《围生期精神障碍筛查与诊治专家共识》

围生期抑郁，氟西汀为一线药物。

（五）药理机制

本药为一种选择性 5- 羟色胺（5-HT）再摄取抑制药，能有效抑制神经元从突触间隙中摄取 5- 羟色胺，增加间隙中可供利用的 5- 羟色胺，从而改善情感状态，治疗抑郁性精神障碍。

（六）不良反应

常见不良反应：寒战、心悸、QT 间期延长、情绪不稳、排尿障碍。

盐酸曲唑酮缓释片

（一）适应证

用于伴有或不伴有焦虑症状的抑郁症。

（二）用法用量

每日晚间临睡前一次性服用 75～150 mg。

每日最高剂量可增加至 450 mg，分 2 次服用。

住院患者（即较严重的抑郁症患者）每日剂量可以高达但不能超过 600 mg，分次服用。

（三）特殊人群用法用量

1. 妊娠期妇女：如果妊娠期妇女使用曲唑酮直至分娩，应监控新生儿发生停药症状。

2. 哺乳期妇女：应考虑母乳喂养对孩子的获益以及曲唑酮治疗对母亲的获益，进而做出决定是否继续或停止母乳喂养，或者继续或停止曲唑酮治疗。

3. 老年患者：推荐的起始剂量应减少至每日 100 mg，可分次服用或晚间单次服用。一般而言，单次剂量不得超过 100 mg。每日剂量一般不得超过 300 mg。

（四）指南推荐

《盐酸曲唑酮缓释剂临床应用专家建议》

盐酸曲唑酮缓释剂已相继获得美国 FDA、欧洲药品管理局（EMA）批准用于治疗重度抑郁障碍（MDD），以及中国国家药品监督管理局批准用于治疗抑郁症。

（五）药理机制

曲唑酮是一种 5-HT 再摄取抑制剂和 $5\text{-}HT_2$ 受体拮抗剂。$5\text{-}HT_2$ 受体激活一般伴随失眠、焦虑、精神运动性激越和性功能变化。

（六）不良反应

治疗期间或治疗停止早期曾报道有自杀意念和自杀行为的案例。

琥珀酸地文拉法辛缓释片

（一）适应证

用于重度抑郁障碍（MDD）。

（二）用法用量

重度抑郁障碍，一次 50 mg，每日 1 次。

（三）特殊人群用法用量

1. 肾功能不全患者：轻度肾功能损害患者［肌酐清除率（CrCl）为 50～80 ml/min）］，无须调整剂量；中度肾功能损害患者（CrCl 为 30～50 ml/min），日剂量不得升高至 50 mg 以上；重度肾功能损害患者（CrCl ＜ 30 ml/min）和晚期肾疾病患者，剂量降低至每 2 日 50 mg。

2. 肝功能不全患者：无须调整初始剂量，但建议日剂量不得升高至 100 mg。

（四）指南推荐

《抑郁症治疗与管理的专家推荐意见（2022年）》

文拉法辛治疗抑郁症的临床证据明确，效果与选择性5-羟色胺再摄取抑制剂（SSRI）相当，单独使用时的临床治愈率优于SSRI类药物。

（五）药理机制

本药为高选择性5-羟色胺和去甲肾上腺素再摄取抑制剂（SNRI），能增加中枢神经系统中的这些神经递质。

（六）不良反应

常见不良反应：恶心、口干、头痛和出汗。

盐酸可乐定缓释片

（一）适应证

用于单独或辅助中枢兴奋药治疗6～17岁儿童和青少年的注意缺陷多动障碍（ADHD）。

（二）用法用量

服用时必须整片吞服，不得碾碎、咀嚼或者切割，否则会增加可乐定释放的速率。

（三）药理机制

本药为α_2肾上腺素受体激动药，抑制蓝斑区突触前去甲肾上腺素的释放或通过刺激γ-氨基丁酸（GABA）释放而使抽动症状减轻。

（四）不良反应

常见不良反应：嗜睡、疲劳、烦躁、失眠、噩梦、便秘、口干。

严重不良反应：低血压、心动过缓、镇静、嗜睡、反跳性高血压、过敏反应、心脏传导异常。

甘露特钠胶囊

（一）适应证

用于轻度至中度阿尔茨海默病（AD），改善患者认知功能。

（二）用法用量

口服。一次3粒（450 mg），每日2次。可空腹服用或与食物同服。

（三）指南推荐

1.《额颞叶变性诊治中国专家共识》

甘露特钠通过抑制神经炎症和tau蛋白生成，支持用于额颞叶变性（FTLD）治疗。

2.《2型糖尿病患者认知功能障碍防治的中国专家共识》

甘露特钠通过重塑肠道菌群平衡　抑制肠道菌群特定代谢产物的异常增多，减少外周及中枢炎症、降低Aβ沉积和tau蛋白过度磷酸化，从而改善认知功能障碍，可改善轻度至中度AD患者认知功能障碍。

（四）不良反应

不良反应包括以下：

（1）心血管系统：心律失常、心肌缺血、低血压、α-羟丁酸脱氢酶升高、一过性QT间期或QTc间期延长。

（2）代谢或内分泌系统：低密度脂蛋白升高、胆固醇升高、甘油三酯升高、2型糖尿病、体重下降、乳腺增生、血糖升高、尿酸升高。

（3）呼吸系统：肺部感染、鼻塞、胸部不适、肺炎。

（4）肌肉骨骼系统：肌无力。

（5）泌尿生殖系统：血尿、尿路感染、蛋白尿、结晶尿、血清尿素氮升高。

盐酸美金刚口溶膜

（一）适应证

用于治疗中重度至重度阿尔茨海默型痴呆。

（二）用法用量

每日最大剂量20 mg。为了减少不良反应的发生，在治疗的前3周应按每周递增5 mg剂量的方法逐渐达到维持剂量，具体如下：

治疗第 1 周的剂量为每日 5 mg，每日 1 次。

第 2 周每日 10 mg，每日 1 次。

第 3 周每日 15 mg，每日 1 次。

第 4 周开始以后服用推荐的维持剂量每日 20 mg，每日 1 次。

（三）特殊人群用法用量

1. 妊娠期妇女：除非明确需要，在妊娠期不应服用本品。

2. 哺乳期妇女：哺乳期妇女服用本品时应停止哺乳。

3. 老年患者：65 岁以上患者的推荐剂量为每日 20 mg，每日 1 次。

4. 肾功能不全患者：对于轻度肾功能不全（肌酐清除率 50～80 ml/min）患者，无须调整剂量。对于中度肾功能不全（肌酐清除率 30～49 ml/min）患者，应减至每日 10 mg；如果治疗开始至少 7 天后，患者可以很好耐受，可以根据标准剂量调整方案，将服用剂量增加至 20 mg/d。对于严重肾功能不全患者（肌酐清除率 5～29 ml/min），剂量应为每日 10 mg。

5. 肝功能不全患者：轻度至中度肝功能不全患者（Child-Pugh 分级 A 级和 B 级）无须调整剂量。可用于重度肝功能不全患者。

（四）药理机制

兴奋性氨基酸谷氨酸对中枢神经系统 N- 甲酰 -D- 天冬氨酸（NMDA）受体的持续激活与阿尔茨海默症有关。美金刚是一种低到中等亲和力的非竞争性 NMDA 受体拮抗剂，能优先与 NMDA 受体操控的阳离子通道结合。

（五）不良反应

常见不良反应：头晕、头痛、便秘、嗜睡和高血压。

注射用尤瑞克林

（一）适应证

用于治疗轻-中度急性血栓性脑梗死。

（二）用法用量

应在起病 48 h 内开始用药。每次 0.15 PNA 单位，溶于 100 ml 氯化钠注射液中，静脉滴注时间不少于 50 min，可根据患者情况增加溶媒和（或）减慢滴速，每日 1 次，3 周为一疗程。

（三）指南推荐

《急性缺血性脑卒中侧支循环评估与干预中国急诊专家共识》

尤瑞克林为改善侧支循环的治疗药物。

（四）药理机制

尤瑞克林是自人尿液中提取得到的蛋白水解酶，能将激肽原转化为激肽和血管舒张素。体外研究显示，尤瑞克林对离体动脉具有舒张作用，并可抑制血小板聚集、增强红细胞变形能力和氧解离能力。

（五）不良反应

不良反应主要为呕吐、颜面潮红和脸部发热感、头疼、腹泻、结膜充血、心慌胸闷、注射部位红痒等症状，一般症状均较轻，不需要特殊处理。

依达拉奉右莰醇注射用浓溶液

（一）适应证

用于改善急性缺血性脑卒中所致的神经症状、日常生活活动能力和功能障碍。

（二）用法用量

推荐剂量为每次 15 ml（含依达拉奉 30 mg，右莰醇 7.5 mg），每日 2 次。使用时加入到 100 ml 生理盐水中稀释后静脉滴注，30 min 内滴完，连续治疗 14 天。应于发病后 48 h 内开始给药。

（三）特殊人群用法用量

1. 妊娠期妇女：孕妇或有妊娠可能的妇女禁用本品。

2. 哺乳期妇女：哺乳期的妇女禁用，必须应用时应停止哺乳。

（四）指南推荐

《慢性脑缺血临床诊治专家共识》

依达拉奉右莰醇注射用浓溶液可改善慢性缺血所致的神经症状、日常生活活动能力和功能障碍，且安全性良好，可根据患者情况选择使用。

（五）药理机制

本品为依达拉奉和右莰醇组成的复方制剂，其中，依达拉奉是一种自由基清除剂。动物药效试验中，依达拉奉右莰醇注射用浓溶液在局灶性脑缺血和（或）再灌注模型大鼠上显示出缩小脑梗死面积和改善神经缺陷症状的作用。

（六）不良反应

常见不良反应：转氨酶升高和低钾血症。

丁苯酞软胶囊

（一）适应证

用于治疗轻、中度急性缺血性脑卒中。

（二）用法用量

空腹口服。一次 2 粒（0.2 g），每日 3 次，20 天为一疗程，或遵医嘱。

（三）指南推荐

《急性缺血性脑卒中侧支循环评估与干预中国急诊专家共识》

丁苯酞可以促进侧支循环开放，改善血流灌注，挽救缺血半暗带，改善神经系统功能，控制血压，可作为改善急性缺血性卒中（AIS）患者侧支循环的一种无创性治疗。

（四）药理机制

本品为消旋 -3- 正丁基苯酞，体外试验表明本品通过提高脑血管内皮一氧化氮（NO）和前列环素（PGI_2）的水平，降低细胞内钙离子浓度，抑制谷氨酸释放，减少花生四烯酸生成，清除氧自由基，提高抗氧化酶活性等，作用于脑缺血的多个病理环节。动物药效研究表明，本品具有较强的抗脑缺血作用，明显改善脑缺血区的微循环和血流量，增加脑缺血区毛细血管数量；减轻脑水肿，缩小大鼠脑梗死体积；改善脑能量代谢，减少神经细胞凋亡；抑制血栓形成等。临床研究表明，本品对缺血性脑血管病有明显的治疗作用，可促进患者受损的神经功能恢复。

（五）不良反应

不良反应较少，主要为氨基转移酶一过性轻度升高，停药后可恢复正常。偶见恶心、腹部不适及精神症状等。

丁苯酞氯化钠注射液

（一）适应证

用于急性缺血性脑卒中患者神经功能缺损的改善。

（二）用法用量

本品应在发病后 48 h 内开始给药。静脉滴注，每日 2 次，每次 25 mg，每次滴注时间不少于 50 min，两次用药时间间隔不少于 6 h，疗程 14 天。

（三）指南推荐

《中国急性缺血性脑卒中诊治指南 2018》

在临床工作中，依据随机对照试验研究结果，个性化应用丁基苯酞（ⅡB）。

（四）药理机制

本药为人工合成的消旋体，可促进患者神经功能缺损的改善。药效学研究提示，对缺血性脑卒中所致脑损伤，可阻断其多个病理环节，具有较强的抗脑缺血作用，可明显缩小大鼠局部脑缺血的梗死面积，减轻脑水肿，改善脑能量代谢和缺血脑区的微循环和血流量，抑制神经细胞凋亡，并具有抗脑血栓形成和抗血小板聚集的作用。本药可能通过降低花生四烯酸含量、提高脑血管内皮NO和PGI_2的水平、抑制谷氨酸释放、降低细胞内钙浓度、抑制自由基和提高抗氧化酶活性等机制发挥上述药效作用。

（五）不良反应

常见不良反应：转氨酶升高、呼吸道感染、泌尿系统感染、心率减慢、皮疹等。

氨吡啶缓释片

（一）适应证

本品用于改善多发性硬化合并步行障碍［扩展残疾状态量表（EDSS）评分4～7分］的成年患者的步行能力。

（二）用法用量

口服给药，推荐剂量为一次10 mg，每日2次（间隔12 h，早晚各1次）。起始用药应限于2～4周内，建议2～4周内通过25英尺计时步行（T25FW）或十二项多发性硬化步行量表（MSWS-12）等评估步行能力的改善情况，如未改善，应停药。

如出现步行能力减弱，应考虑暂停用药，以重新评估本药的获益。如不再获得步行改善，则应停药。

（三）特殊人群用法用量

肾功能不全患者：中度和重度肾功能损害患者（肌酐清除率＜50 ml/min）禁用本品。

（四）药理机制

本药为一种广谱钾离子通道阻滞药，其治疗机制尚未完全明确。动物试验显示，本药可通过抑制钾离子通道而提高脱髓鞘化轴突动作电位的传导。

（五）不良反应

主要不良反应是神经系统反应，包括惊厥发作、失眠、焦虑、头晕，以及尿路感染、病毒感染、恶心、呕吐、消化不良等。

氯苯唑酸软胶囊

（一）适应证

本品适用于治疗成人野生型或遗传型转甲状腺素蛋白淀粉样变性心肌病（ATTR-CM），以减少心血管死亡及心血管相关住院率。

（二）用法用量

口服给药，推荐用量61 mg，每日1次。本胶囊应整粒吞服，不应压碎或切碎。

（三）指南推荐

《射血分数保留的心力衰竭诊断与治疗中国专家共识2023》

对于野生型或突变型转甲状腺素蛋白型心脏淀粉样变性，氯苯唑酸治疗均可以延缓疾病进展，改善预后。

（四）药理机制

本药为转甲状腺素蛋白（TTR）的选择性稳定药，在甲状腺素结合位点与TTR结合，稳定四聚体并减缓其解离为单体（其为淀粉样蛋白形成过程的限速步骤）。

（五）不良反应

不良反应包括以下：

（1）泌尿生殖系统：尿路感染、阴道感染。

（2）胃肠道：腹泻、上腹痛。

利鲁唑口服混悬液

（一）适应证

用于治疗肌萎缩侧索硬化（ALS），以延长存活期和（或）推迟气管切开的时间。临床试验已经证明利鲁唑可延长ALS患者的存活期。

（二）用法用量

餐前至少1 h或餐后2 h口服给药，给药前将药瓶轻轻摇晃至少30 s。每日推荐剂量为100 mg，分 2 次给药，每次给药 10 ml（10 ml 相当于 50 mg 利鲁唑）。

（三）指南推荐

1.《肌萎缩侧索硬化诊断和治疗中国专家共识 2022》

1996 年美国食品药品监督管理局批准利鲁唑用于 ALS 治疗，该药经多项临床试验证实可以在一定程度上延缓病情进展。

2.《遗传性共济失调诊断与治疗专家共识》

目前尚无针对遗传性共济失调（HA）患者共济失调症状的特效药物，利鲁唑、坦度螺酮、他替瑞林等药物可能有效。

（四）药理机制

本药的作用机制尚不明确，其作用可能与抑制谷氨酸释放、稳定电压依赖性钠通道的失活状态、干扰神经递质与兴奋性氨基酸受体结合后细胞内事件相关。一项动物研究显示，本药可延长 ALS 转基因动物模型的存活时间。多种神经兴奋性损伤动物模型研究显示，本药具有神经保护作用。体外研究显示，本药可保护大鼠运动神经元免受谷氨酸的兴奋性毒性损伤，并抑制缺氧引起的皮质细胞死亡。

（五）不良反应

不良反应包括以下：

（1）神经系统：头痛、头晕、嗜睡、眩晕、失眠。

（2）肝：氨基转移酶升高、黄疸、肝炎。

（3）胃肠道：恶心、腹泻、腹痛、呕吐、胰腺炎、便秘、口干。

（4）其他：疲劳、乏力、疼痛。

盐酸替洛利生片

（一）适应证

用于治疗发作性睡病患者的日间过度嗜睡（EDS）或猝倒。

（二）用法用量

口服给药，早晨觉醒后服用。如漏服，应于次日早晨觉醒后服用下一剂。推荐剂量范围为 9～36 mg。采用逐渐增量方案：第 1 周，起始剂量一次 9 mg，每日 1 次；第 2 周，一次 18 mg，每日 1 次或降至一次 4.5 mg，每日 1 次；第 3 周：可增至最大推荐剂量一次 36 mg，每日 1 次。可根据耐受性调整剂量，推荐剂量为一次 36 mg，每日 1 次。部分患者可能需连用 8 周以获得临床应答。

（三）特殊人群用法用量

1. 老年人：65 岁及以上老年人与较年轻者用药的安全性和有效性无总体差异，但不排除部分老年人对本药更敏感。

2. 肾功能不全患者：中度［eGFR 为 30～59 ml/（min · 1.73 m^2）］至重度［eGFR 为 15～29 ml/（min · 1.73 m^2）］肾功能损害者，起始剂量为一次 9 mg、每日 1 次；7 日后增至最大剂量一次 18 mg、每日 1 次。不建议终末期肾病［eGFR＜15 ml/（min · 1.73 m^2）］患者使用本品。

3. 肝功能不全患者：轻度肝功能损害患者（Child-Pugh 分级 A 级）无须调整剂量。中度肝功能损害患者（Child-Pugh 分级 B 级）：起始剂量一次 9 mg，每日 1 次；14 日后增至最大剂量一次 18 mg，每日 1 次。重度肝功能不全患者（Child-Pugh 分级 C 级）患者禁用。

4. 特殊疾病状态

（1）有心律失常病史、其他可能增加尖端扭转型室性心动过速或猝死发生风险的情况（包括症状性心动过缓、低钾血症、低镁血症、先天性 QT 间期延长）、QT 间期延长、合用其他可延长 QT 间期药物的患者：本药可致 QT 间期延长，以上患者避免使用本药。

（2）肝、肾功能损害患者：以上患者使用本药，因血药浓度升高，发生 QT 间期延长的风险可能增加，监测以上患者是否出现 QT 间期延长。

（四）指南推荐

《中国发作性睡病诊断与治疗指南（2022 版）》

1. 替洛利生作为日间过度嗜睡（EDS）的首

选药物（Ⅰ级推荐，A 级证据）。

2. 替洛利生可有效治疗成人发作性睡病的猝倒发作（Ⅰ级推荐，A 级证据）。

3. 替洛利生可明确改善成人发作性睡病的入睡前幻觉和睡眠瘫痪（Ⅰ级推荐，A 级证据）。

4. 怀孕期发作性睡病的治疗，一般不主张用药，若发作性睡病症状所引起的风险高于致畸或流产的风险，推荐选用替洛利生、γ 羟丁酸钠、氟西汀、文拉法辛或氯米帕明。

（五）药理机制

本药治疗发作性睡病患者 EDS 的作用机制尚不明确，可能与其具有组胺 H_3 受体拮抗药或反向激动药的活性相关。

（六）不良反应

常见不良反应：失眠、头痛、恶心、焦虑等。

第十一章

呼吸系统药物

苯环喹溴铵鼻喷雾剂

（一）适应证

本品适用于改善变应性鼻炎引起的流涕、鼻塞、鼻痒和喷嚏症状。

（二）用法用量

成人：每日4次，每次2喷（每侧鼻孔各1喷），疗程为4周（28天）。

（三）指南推荐

1.《中国变应性鼻炎诊断和治疗指南（2022年，修订版）》

鼻用抗胆碱能药为变应性鼻炎（AR）的二线治疗药物，临床酌情使用，可控制流涕症状。目前主要药物有苯环喹溴铵和异丙托溴铵等。苯环喹溴铵是一种高选择性的 M_1 和 M_3 胆碱能受体拮抗剂，相比于异丙托溴铵，其在减少鼻腔分泌物的同时，还可改善鼻塞、鼻痒和喷嚏等。苯环喹溴铵为国内自主研制药物，临床应用时间较短，尚待进一步开展高质量的真实世界研究。

2.《儿童变应性鼻炎诊断和治疗指南（2022年，修订版）》

苯环喹溴铵为国内自主研制药物，临床应用时间较短，疗效和安全性尚未在患儿中进行研究。

（四）药理机制

本药为选择性M胆碱受体拮抗药，对 M_3 和 M_1 受体的选择性较强，对 M_2 受体的选择性较弱。本药可竞争性抑制乙酰胆碱与呼吸道平滑肌上M胆碱受体结合而扩张支气管，其半衰期接近异丙托溴铵。本药可能通过抑制胆碱能神经介导的腺体分泌和炎症反应，缓解变应性鼻炎的症状。

（五）不良反应

常见不良反应：鼻出血、鼻干燥，偶见鼻部不适、鼻痛、咯血、咽部充血、头晕、嗜睡、味觉障碍、口干、高眼压等。

盐酸奥洛他定颗粒

（一）适应证

适用于过敏性鼻炎、荨麻疹、瘙痒性皮肤病（湿疹、皮炎、痒疹、皮肤瘙痒症、寻常性银屑病、渗出性多形红斑）。

（二）用法用量

口服给药，一次5 mg，每日2次，早晨和睡前各1次。可根据年龄及症状适当增减剂量。

（三）特殊人群用法用量

1. 儿童：7岁以上儿童，用量通常为一次5 mg，每日2次；2～7岁儿童，用药通常为一次2.5 mg，每日2次。

2. 老年人：老年人生理功能低下，易出现不良反应，故慎用本药，且应从低剂量开始用药。

（四）指南推荐

1.《中国荨麻疹诊疗指南（2022版）》

推荐使用标准剂量的第二代抗组胺药作为慢

性荨麻疹的一线治疗。

2.《神经性皮炎基层诊疗指南（2023 年）》

抗组胺药治疗神经性皮炎的可能机制包括抗组胺、止痒、抗炎、免疫调节及镇静作用。适用于单纯应用外用糖皮质激素等抗炎药物治疗不能控制的患者，在外用药物基础上进行联合应用。

3.《药疹基层诊疗指南（2022 年）》

在系统治疗中，首选第二代 H 受体抗组胺药，如西替利嗪、左西替利嗪、氯雷他定、依巴斯汀、奥洛他定等。

（五）药理机制

本药为一种相对选择性组胺 H_1 受体拮抗药及肥大细胞稳定剂，具有抗组胺、抑制化学递质（白三烯等）生成和游离、抑制神经递质速激肽游离的作用。

（六）不良反应

常见不良反应：嗜睡、头晕、恶心、肝功能异常、口渴等。

严重不良反应：暴发性肝炎、肝功能损害、黄疸。

乌美溴铵维兰特罗吸入粉雾剂

（一）适应证

本品具有长效支气管扩张作用，适用于慢性阻塞性肺疾病（COPD）的长期维持治疗，每日 1 次用于缓解 COPD 患者的症状。

（二）用法用量

本品仅用于经口吸入。推荐剂量是每次吸入本品 62.5 μg/25 μg（乌美溴胺 / 维兰特罗，每日 1 次。最大剂量是每次吸入本品 62.5 μg/25 μg，每日 1 次。

（三）特殊人群用法用量

1. 儿童及青少年：本品不适用于儿童及青少年。

2. 肝功能不全患者：轻度或中度肝功能不全患者无须调整剂量。重度肝功能不全患者应慎用。

（四）指南推荐

《中国慢性阻塞性肺疾病基层诊疗与管理指南（2024 年）》

联合应用不同作用机制及作用时间的药物可以增强支气管扩张作用，更好地改善患者的肺功能与健康状况，通常不增加不良反应。长效 $β_2$ 受体激动剂（LABA）和长效抗胆碱能药物（LAMA）联合治疗可更好改善肺功能和症状，降低疾病进展风险（A，强推荐）。

（五）药理机制

本品为乌美溴铵与维兰特罗组成的复方制剂。乌美溴铵是长效毒蕈碱受体拮抗剂，主要通过竞争性抑制乙酰胆碱与呼吸道平滑肌上 M_3 型毒蕈碱受体的结合而发挥支气管扩张作用。维兰特罗是选择性长效 $β_2$ 肾上腺素受体激动剂，对细胞内腺苷酸环化酶有活化作用，松弛支气管平滑肌并抑制细胞（尤其是肥大细胞）释放速发型超敏反应介质。

（六）不良反应

常见不良反应：鼻咽炎、上呼吸道感染、咳嗽、头疼等。

茚达特罗格隆溴铵吸入粉雾剂

（一）适应证

用于慢性阻塞性肺疾病（COPD）（包括慢性支气管炎、肺气肿）患者的维持性支气管扩张治疗，以缓解症状。

（二）用法用量

COPD 常规剂量：口腔吸入，推荐剂量为一次 110 μg/50 μg（茚达特罗 / 格隆溴铵），每日 1 次。

（三）特殊人群用法用量

1. 肾功能不全患者：轻至中度肾功能损害患者无须调整剂量。重度肾功能损害患者［肾小球滤过率（GFR）＜ 30 ml/（min · 1.73 m^2）］或需透析的终末期肾病患者，此类患者用药可使格隆溴铵的系统暴露量增加，故仅在利大于弊时方可使用本药，且用药时应密切监测潜在不良反应。

2. 前列腺增生、膀胱颈梗阻患者：此类患者用药期间应尤其注意尿潴留的症状和体征。

（四）指南推荐

《中国慢性阻塞性肺疾病基层诊疗与管理指南（2024年）》

联合应用不同作用机制及作用时间的药物可以增强支气管扩张作用，更好地改善患者的肺功能与健康状况，通常不增加不良反应。长效 β_2 受体激动剂（LABA）和长效抗胆碱能药物（LAMA）联合治疗可更好改善肺功能和症状，降低疾病进展风险（A，强推荐）。

（五）药理机制

茚达特罗为LABA，经吸入给药作为支气管扩张剂主要作用于肺部。其药理作用包括激活细胞内腺苷酸环化酶，该酶可催化三磷酸腺苷（ATP）转化为环磷酸腺苷（cAMP）。cAMP水平升高可引起支气管平滑肌松弛。

（六）不良反应

常见不良反应：上呼吸道感染、鼻咽炎、泌尿道感染、超敏反应、头痛、头晕等。

格隆溴铵福莫特罗吸入气雾剂

（一）适应证

本品适用于慢性阻塞性肺疾病（COPD），包括慢性支气管炎和（或）肺气肿患者的维持治疗，以缓解症状。重要使用限制：本品不适用于缓解急性支气管痉挛或哮喘。

（二）用法用量

本品每罐120揿，每揿含格隆溴胺7.2 μg和富马酸福莫特罗5.0 μg。

本品经口吸入给药，推荐剂量为每次2吸、每日2次。本品使用剂量不应超过批准剂量。

（三）特殊人群用法用量

妊娠期妇女：目前还没有关于在孕妇中使用格隆溴铵福莫特罗吸入气雾剂或其单独成分格隆溴铵和富马酸福莫特罗的充分和良好对照试验，以告知与药物相关的风险。

（四）指南推荐

《中国慢性阻塞性肺疾病基层诊疗与管理指南（2024年）》

联合应用不同作用机制及作用时间的药物可以增强支气管扩张作用，更好地改善患者的肺功能与健康状况，通常不增加不良反应。长效 β_2 受体激动剂（LABA）和长效抗胆碱能药物（LAMA）联合治疗可更好改善肺功能和症状，降低疾病进展风险（A，强推荐）。

（五）药理机制

格隆溴铵是一种长效抗毒蕈碱类药，对人类乙酰胆碱 M_1～M_5 亚型受体具有相似的亲和力，可抑制支气管平滑肌的 M_3 型乙酰胆碱受体而扩张气道。人类和动物来源的受体及离体器官研究显示，格隆溴铵的拮抗作用具有竞争性和可逆性。吸入格隆溴铵后产生的支气管扩张作用主要为一种局部特异性作用。福莫特罗为一种长效选择性 β_2 肾上腺素受体激动剂，具有舒张支气管平滑肌、缓解支气管痉挛的作用。

（六）不良反应

常见不良反应：头痛、头晕、口干、恶心、胸痛、尿路感染、肌肉痉挛。

布地格福吸入气雾剂

（一）适应证

本品适用于慢性阻塞性肺疾病（COPD）患者的维持治疗。

（二）用法用量

本品每揿含布地奈德160 μg、格隆溴胺7.2 μg

和富马酸福莫特罗 4.8 μg。

本品经口吸入给药，推荐剂量和最大剂量为每次 2 吸、每日 2 次。

（三）特殊人群用法用量

1. 肾功能损害患者：轻中度肾功能损害患者无须调整剂量。重度肾功能损害患者中，只有在预期获益大于潜在风险的情况下，才可接受本品治疗。

2. 肝功能损害患者：轻中度肝功能损害患者无须调整剂量。重度肝功能损害患者中，只有在预期获益大于潜在风险的情况下，才可接受本品治疗。

3. 特殊疾病状态：可能或已经存在低钾血症的患者，合用本药与非保钾利尿药、黄嘌呤类药物、全身性激素类药物可能加重其低钾血症。

（四）指南推荐

《中国慢性阻塞性肺疾病基层诊疗与管理指南（2024 年）》

新近的临床研究显示，吸入性糖皮质激素（ICS）＋LABA＋LAMA 三联药物方案较 ICS＋LABA 在减少 COPD 急性加重、改善肺功能、降低全因病死率方面更具优势（A，强推荐）。

（五）药理机制

布地奈德为糖皮质激素，经气道吸入后具有剂量依赖性抗炎作用，可减轻 COPD 症状，并减少 COPD 急性加重的发生。格隆溴铵为长效乙酰胆碱受体拮抗剂，对乙酰胆碱 M_1～M_5 亚型受体具有相似的亲和力，可抑制支气管平滑肌分布的 M_3 型乙酰胆碱受体而扩张气道。福莫特罗为选择性 β_2 肾上腺素受体激动剂，具有舒张支气管平滑肌、缓解支气管痉挛的作用，其支气管扩张作用与剂量相关。

（六）不良反应

常见不良反应：口腔念珠菌感染、肺炎、高血糖症、焦虑、失眠、头痛、心悸、发音困难、咳嗽、恶心等。

氟替美维吸入粉雾剂

（一）适应证

本品适用于慢性阻塞性肺疾病（COPD）患者的维持治疗，每日 1 次使用。

（二）用法用量

经口吸入，在每天同一时间使用，推荐剂量为一次 100 μg/62.5 μg/25 μg（糠酸氟替卡松 / 乌美溴胺 / 维兰特罗），每日 1 次，每次 1 吸。每日使用本品不要超过 1 次。使用的重要限制：本品不适用于减轻急性支气管痉挛或治疗哮喘。

（三）指南推荐

《中国慢性阻塞性肺疾病基层诊疗与管理指南（2024 年）》

新近的临床研究显示，ICS＋LABA＋LAMA 三联药物方案较 ICS＋LABA 在减少 COPD 急性加重、改善肺功能、降低全因病死率方面更具优势（A，强推荐）。

（四）药理机制

本品为糠酸氟替卡松、乌美溴铵、维兰特罗组成的复方制剂。

糠酸氟替卡松是一种合成的三氟化糖皮质激素，具有抗炎活性。糠酸氟替卡松改善 COPD 症状的确切作用机制尚不清楚。

乌美溴铵是长效毒蕈碱受体拮抗剂，主要通过竞争性抑制乙酰胆碱与呼吸道平滑肌上 M_3 型毒蕈碱受体的结合而发挥支气管扩张作用。

维兰特罗是选择性长效 β_2 肾上腺素受体激动剂，松弛支气管平滑肌并抑制细胞（尤其是肥大细胞）释放速发型超敏反应介质。

（五）不良反应

常见不良反应：咳嗽、肺炎、上呼吸道感染、鼻咽炎、流感、口腔以及咽喉念珠菌病、尿路感染、头痛、关节痛等。

盐酸丙卡特罗粉雾剂

（一）适应证

用于缓解下列疾病以气流受限为基础的各种症状：支气管哮喘、慢性支气管炎、慢性阻塞性肺疾病。注意事项：应用本品治疗哮喘应仅限于哮喘发作时。

（二）用法用量

经口腔吸入使用，通常成人每次吸入 20 μg（2 吸），儿童每次吸入 10 μg（1 吸）。可根据年龄和症状适当增减剂量。

注意事项：过量使用本品存在发生心律失常、心脏骤停等严重不良反应的危险，应遵守成人每次 2 吸、儿童每次 1 吸的用法用量，每日用药不得超过 4 次。

（三）药理机制

本药为 β_2 肾上腺素受体激动剂，对支气管平滑肌的 β_2 肾上腺素受体具有较高选择性，从而发挥舒张支气管平滑肌的作用；亦具有一定的抗过敏作用和促进呼吸道纤毛运动的作用。

（四）不良反应

常见不良反应：心悸、头痛、颤抖、呕吐等。

严重不良反应：休克、过敏反应样症状、严重血钾降低。

倍氯福格吸入气雾剂

（一）适应证

本品适用于慢性阻塞性肺疾病（COPD）患者的维持治疗。

（二）用法用量

用于经口吸入给药，推荐剂量和最大剂量为每次 2 揿（每揿含丙酸倍氯米松 100 μg、富马酸福莫特罗 6 μg、格隆溴胺 12.5 μg），每日 2 次。

（三）特殊人群用法用量

1. 肾功能损害患者：轻度至中度肾功能损害患者可使用推荐剂量的本品。仅当预期获益超过潜在风险时，才考虑在重度肾功能损害或需要透析的终末期肾病患者中使用本品，尤其是存在显著体重减轻的患者。

2. 肝功能损害患者：尚无重度肝功能损害患者使用本品的相关数据。

3. 孕妇及哺乳期妇女：不推荐在妊娠和哺乳期间使用本品。

（四）指南推荐

《中国慢性阻塞性肺疾病基层诊疗与管理指南（2024 年）》

新近的临床研究显示，ICS＋LABA＋LAMA 三联药物方案较 ICS＋LABA 在减少 COPD 急性加重、改善肺功能、降低全因病死率方面更具优势（A，强推荐）。

（五）药理机制

倍氯福格吸入气雾剂是由糖皮质激素丙酸倍氯米松、长效 β_2 受体激动剂福莫特罗和长效毒蕈碱受体拮抗剂格隆溴铵组成的三复方吸入气雾剂。

（六）不良反应

常见不良反应：发声困难、肺炎、口腔念珠菌病、鼻咽炎、尿路感染等。

茚达格莫吸入粉雾剂（Ⅱ）

（一）适应证

本品适用于使用长效 β_2 受体激动剂和吸入性糖皮质激素联合维持治疗未能充分控制的成年哮喘患者的维持治疗。

（二）用法用量

本品推荐剂量为每日 1 次，每次吸入 1 粒 150 μg/50 μg/80 μg 或 150 μg/50 μg/160 μg 胶囊（含醋酸茚达特罗 / 格隆溴胺 / 糠酸莫米松）的药物。本品最大推荐剂量为 150 μg/50 μg/160 μg，每日 1 次。

（三）药理机制

本品是长效 β_2 受体激动剂（LABA）茚达特罗、长效抗胆碱能药物（LAMA）格隆溴铵和吸入性糖皮质激素（ICS）糠酸莫米松的复方制剂。经口吸入给药后，茚达特罗和格隆溴铵通过不同的机制局部作用于气道产生支气管扩张作用，糠酸莫米松可减轻肺部炎症。

（四）不良反应

最常见的不良反应为头痛。

茚达特罗莫米松吸入粉雾剂（Ⅱ）

（一）适应证

本品适用于成人和 12 岁及以上青少年哮喘的维持治疗。

（二）用法用量

推荐剂量为每日 1 次，每次吸入 1 粒（每粒含醋酸茚达特罗 150 μg 和糠酸莫米松 160 μg）。

（三）药理机制

茚达特罗莫米松吸入粉雾剂是长效 β_2 受体激动剂（LABA）茚达特罗和吸入性糖皮质激素（ICS）糠酸莫米松的复方制剂。经口吸入给药后，茚达特罗局部作用于气道产生支气管扩张作用，糠酸莫米松可减轻肺部炎症。

（四）不良反应

常见不良反应：鼻咽炎、哮喘（恶化）、超敏反应、头痛。

茚达特罗莫米松吸入粉雾剂（Ⅲ）

（一）适应证

本品适用于成人和 12 岁及以上青少年哮喘的维持治疗。

（二）用法用量

推荐剂量为每日 1 次，每次吸入 1 粒（每粒含醋酸茚达特罗 150 μg 和糠酸莫米松 320 μg）。

（三）药理机制

同茚达特罗莫米松吸入粉雾剂（Ⅱ）。

（四）不良反应

同茚达特罗莫米松吸入粉雾剂（Ⅱ）。

盐酸丙卡特罗吸入溶液

（一）适应证

本品主要用于缓解下列疾病以气流受限为基础的各种症状：支气管哮喘、慢性支气管炎、肺气肿。

（二）用法用量

通常成人一次 30～50 μg（0.3～0.5 ml），一边深呼吸一边用雾化器吸入本品。可根据年龄及症状适当增减给药剂量，每日不超过 4 次。

（三）特殊人群用法用量

1. 哺乳期妇女：哺乳期妇女在使用本品的过程中应避免哺乳。
2. 儿童：本品不用于儿童。

（四）药理机制

盐酸丙卡特罗为 β_2 受体激动剂，对支气管平滑肌的 β_2 肾上腺素受体有较高的选择性，从而起到舒张支气管平滑肌的作用；还具有一定的抗过敏作用，不仅可抑制速发型的气道阻力增加，而且可抑制迟发型的气道反应性增高。盐酸丙卡特罗尚可促进呼吸道纤毛运动。

（五）不良反应

不良反应包括以下：

（1）心血管系统：可以导致心率增加、心悸和偶发室性心律失常。

（2）神经系统：最常见的中枢神经系统不良反应是紧张、头痛和震颤。其他中枢神经系统不良反应包括嗜睡、头晕、构音障碍、头晕和失眠。

（3）头痛：在接受丙卡特罗 0.01～0.02 mg 吸入、每日 3 次治疗的 20 例患者中，有 7 例报告头痛。在接受丙卡特罗 0.05～0.1 mg 口服的患者中，有 13% 发生头痛。

（4）震颤：震颤是常见的不良反应。

注射用奥马珠单抗

（一）适应证

1. 用于经吸入性糖皮质激素和长效吸入性 β_2 肾上腺素受体激动剂治疗后，仍无法有效控制症状的中至重度持续性过敏性哮喘。

2. 用于经组胺 H_1 受体拮抗剂治疗后仍有症状的慢性自发性荨麻疹。

（二）用法用量

1. 中至重度持续性过敏性哮喘：皮下注射，仅适用于治疗确诊为免疫球蛋白（Ig）介导的哮喘。一次 75～600 mg（根据需要分 1～4 次给予），每 2 周或 4 周一次。根据治疗前 IgE 水平和体重确定给药剂量和频率。

2. 慢性自发性荨麻疹：皮下注射，一次 150 mg 或者 300 mg，每 4 周一次。

（三）特殊人群用法用量

6 岁以上儿童，用法与用量同成人。

（四）指南推荐

1.《儿童支气管哮喘共患病诊治专家共识》

目前针对特应性皮炎以及哮喘致病过程中关键细胞因子的生物制剂主要有奥马珠单抗，研究显示奥马珠单抗治疗可降低血清总 IgE 水平，减少支气管肺曲霉病急性发作次数，减少激素用量，改善临床症状和肺功能，尤其是对于哮喘合并支气管肺曲霉病的患者。

2.《中国慢性诱导性荨麻疹诊治专家共识（2023）》

推荐将抗 IgE 单克隆抗体药物奥马珠单抗作为慢性诱导性荨麻疹二线治疗选择。奥马珠单抗剂量推荐：每次 300 mg（部分类型可每次 150 mg），每 4 周一次，必要时可加量（最大剂量每次 600 mg）或缩短用药间隔（最短可每 2 周一次）。建议患者症状持续稳定至少 6 个月，再考虑逐渐减停。如果停药后症状复发，重新接受奥马珠单抗治疗仍有效。

（五）药理机制

本药可抑制 IgE 与肥大细胞和嗜碱性粒细胞表面的 IgE 受体（FCεRI）结合。与细胞表面 FCεRI 结合的 IgE 减少，可限制过敏反应介质的释放。本药亦可降低过敏患者体内嗜碱性粒细胞表面 FCεRI 的数量。

（六）不良反应

不良反应包括以下：

（1）心肌梗死、肺高压、肺栓塞、不稳定型心绞痛。

（2）哮喘、上呼吸道感染、咳嗽等。

（3）关节痛、骨折、腿部疼痛、肌痛等。

（4）尿路感染。

（5）过敏反应、系统性红斑狼疮。

（6）头痛、头晕、晕厥等。

（7）上腹痛、恶心、消化不良、腹泻。

（8）荨麻疹、皮肤瘙痒、皮炎、皮疹等。

美泊利珠单抗注射液

（一）适应证

用于嗜酸性肉芽肿性多血管炎（EGPA）。

（二）用法用量

成人：皮下注射，推荐剂量为一次 300 mg，每 4 周一次。在上臂、大腿或腹部注射，分 3 次进行，每次 100 mg。注射位点之间至少间隔 5 cm。

（三）指南推荐

1.《中国儿童抗中性粒细胞胞质抗体相关性肾炎诊断与治疗临床实践指南（2023）》

嗜酸性肉芽肿性多血管炎：美泊利珠单抗组的缓解率更高、年复发率更低，且美泊利珠单抗组患者糖皮质激素用量更小。美泊利珠单抗已批准用于我国成人EGPA的治疗，尚缺乏儿童相关循证依据，在药物可及的情况下可考虑使用。

2.《儿童支气管哮喘共患病诊治专家共识》

哮喘和嗜酸性肉芽肿性多血管炎的治疗：对单用口服糖皮质激素不能充分控制哮喘，但其他脏器受累不明显，无环磷酰胺使用指征者或因不良反应无法使用以上药物者，可使用抗IL-5单克隆抗体，如美泊利珠单抗，可能有助于减少激素用量、减轻症状。

3.《抗中性粒细胞胞质抗体相关血管炎诊疗规范》

嗜酸性肉芽肿性多血管炎的治疗：已有高质量临床研究证实，人源化IL-5单克隆抗体——美泊利珠单抗可有效治疗嗜酸性肉芽肿性多血管炎，降低嗜酸性肉芽肿性多血管炎复发率，减少激素用量，对难治性嗜酸性肉芽肿性多血管炎可考虑使用。

（四）药理机制

本药为一种抗IL-5单克隆抗体（IgG1κ）。IL-5为参与嗜酸性粒细胞生长、分化、聚集、活化和存活的主要细胞因子。炎症为EGPA和其他嗜酸性粒细胞疾病发病机制的重要组成部分，多种细胞和介质参与炎症过程。本药通过阻断IL-5与嗜酸性粒细胞表面表达的IL-5受体复合物α链结合，抑制IL-5的生物活性及信号传递，从而减少嗜酸性粒细胞的生成和存活。

（五）不良反应

不良反应包括以下：

（1）呼吸道感染、鼻充血、鼻咽炎。

（2）背痛、肌痉挛、肌肉骨骼疼痛等。

（3）尿路感染、膀胱炎。

（4）超敏反应。

（5）头痛、头晕。

（6）腹痛、胃肠炎、呕吐、腹泻等。

（7）带状疱疹、瘙痒、皮疹等。

注射用奥马珠单抗α

（一）适应证

本品仅适用于治疗确诊为免疫球蛋白E（IgE）介导的哮喘患者。

（二）用法用量

根据基线IgE（IU/ml，治疗开始前测定）和体重（kg），确定本品合适的给药剂量和给药频率。开始给药前，应采用市售血清总IgE测定产品检测患者IgE水平，以确定给药剂量。

根据上述测定结果，每次给药剂量为75～375 mg，按照需要分1～3次注射。

（三）药理机制

1. 哮喘：奥马珠单抗可抑制IgE与肥大细胞、嗜碱性粒细胞及树突状细胞表面高亲和力的IgE受体（FCεRI）结合，导致这些细胞表面的FCεRI下调。奥马珠单抗可抑制过敏性哮喘中IgE介导的炎症，表现为血液及组织中嗜酸性粒细胞减少及IL-4、IL-5、IL-13等炎症介质减少。

2. 慢性特发性荨麻疹：奥马珠单抗与IgE结合，并降低游离IgE的水平，细胞表面IgE受体（FCεRI）下调。

（四）不良反应

常见不良反应：ALT升高、AST升高、血胆红素升高、头晕和注射部位反应（注射部位肿胀、发热、疼痛、硬结、红斑、过敏、感觉缺失、水肿和瘙痒）。

奥马珠单抗注射液

（一）适应证

本品仅适用于治疗确诊为IgE介导的哮喘患者。

（二）用法用量

根据基线IgE（IU/ml，治疗开始前测定）和体重（kg），确定本品合适的给药剂量和给药频率。首次剂量开始给药前，应采用市售血清总 IgE 测定产品检测患者 IgE 水平，以确定给药剂量。

根据上述测定结果，每次给药剂量为 75～600 mg，按照需要分 1～4 次注射。

（三）药理机制

奥马珠单抗可抑制 IgE 与肥大细胞和嗜碱性粒细胞表面高亲和力的 IgE 受体（FCεRI）结合。与细胞表面 FCεRI 结合的 IgE 减少，可限制过敏反应介质的释放。使用奥马珠单抗治疗可降低过敏患者体内嗜碱性粒细胞表面 FCεRI 的数量。

（四）不良反应

12 岁及以上青少年和成人患者临床试验期间，最常见的不良反应为头痛和注射部位各种反应，包括注射部位疼痛、肿胀、红斑和瘙痒症。6～12 岁儿童临床试验中，最常见的不良反应为头痛、发热和上腹痛。

孟鲁司特钠口溶膜

（一）适应证

1. 用于 1～14 岁儿童哮喘的预防和长期治疗，包括预防白天和夜间的哮喘症状、阿司匹林敏感的哮喘症状，以及预防运动诱发的支气管收缩。

2. 用于 2～14 岁儿童季节性过敏性鼻炎和常年性过敏性鼻炎，减轻过敏性鼻炎引起的症状。

（二）用法用量

1. 6～14 岁哮喘和（或）过敏性鼻炎患者：每日 1 次，每次 1 片（5 mg）。

2. 1～5 岁哮喘和（或）过敏性鼻炎患者：每日 1 次，每次 1 片（4 mg）。

哮喘患者应在睡前服用。过敏性鼻炎患者可根据自身的情况在需要时服药。同时患有哮喘和过敏性鼻炎的患者应每晚用药 1 次。

（三）指南推荐

1.《儿童闭塞性细支气管炎的诊断和治疗专家共识（2023）》

白三烯受体拮抗剂：白三烯受体拮抗剂孟鲁司特，有抑制气道炎症的作用。儿童可按常规剂量使用，推荐疗程 6 个月。

2.《中国变应性鼻炎诊断和治疗指南（2022 年，修订版）》

口服白三烯受体拮抗剂为治疗变应性鼻炎的一线药物，临床推荐使用。孟鲁司特是临床最为常用的口服白三烯受体拮抗剂，成人 10 mg 每晚睡前口服，推荐连续使用 8～12 周；儿童可根据年龄酌情减为 4 mg 或 5 mg。

（四）药理机制

半胱氨酰白三烯为花生四烯酸的代谢产物，由包括肥大细胞和嗜酸性粒细胞在内的多种细胞释放。这些类花生酸物质与半胱氨酰白三烯受体结合。Ⅰ型半胱氨酰白三烯（CysLT1）受体分布于人体的气道和其他促炎症细胞。本药对 CysLT1 受体有高度的亲和性和选择性，抑制半胱氨酸白三烯与 CysLT1 受体结合所产生的生理效应，而无任何受体激动活性。

（五）不良反应

不良反应包括以下：

（1）心悸。

（2）上呼吸道感染、肺炎等。

（3）关节痛、肌痛。

（4）脓尿、血尿。

（5）超敏反应、变应性肉芽肿性血管炎。

（6）睡眠障碍、头痛、头晕。

（7）紧张感、心境障碍。

（8）转氨酶升高。

（9）口渴、腹痛、腹泻、消化不良、胃肠炎。

（10）皮疹、过敏性皮炎、皮肤感染。

盐酸溴己新口服溶液

（一）适应证

适用于成人、青少年和 6 岁及以上儿童的黏液分泌或黏液清除障碍相关呼吸系统疾病的对症治疗：急性支气管炎和气管支气管炎、慢性支气管炎、慢性阻塞性支气管肺部疾病、支气管扩张症、急性鼻窦炎、慢性鼻窦炎。

（二）用法用量

成人和青少年：每次 4 ml，每天最多 3 次。成人每次摄入的最大剂量为 32 mg，治疗开始时的最大日剂量为 48 mg。治疗开始时的最大日剂量应不超过成人和儿童推荐日剂量的 2 倍。

（三）特殊人群用法用量

1. 10 岁以上儿童：与成人和青少年的用量相同。

2. 6～10 岁儿童：每次 2 ml（＝30 滴），每天最多 3 次。

（四）指南推荐

《咳嗽的诊断与治疗指南（2021）》

溴己新可破坏类黏蛋白的酸性黏多糖结构，使分泌物黏滞度下降，还可促进纤毛运动和增强抗菌药物在呼吸道的浓度，用于伴有咳痰症状的患者。

（五）药理机制

本药具有较强的黏痰溶解作用，可使痰中的多糖纤维裂解，稀化痰液；还能抑制杯状细胞和黏液腺体合成糖蛋白，从而使痰液中的唾液酸减少，痰液黏度降低，有利于痰液咳出。

（六）不良反应

不良反应包括以下：

（1）心悸、血压不稳、心动过速等。

（2）呼吸急促、咳嗽。

（3）遗尿。

（4）类过敏性休克、过敏反应。

（5）震颤。

（6）氨基转移酶升高。

（7）恶心、呕吐、胃不适、腹部不适。

（8）皮疹、荨麻疹、多形性红斑、Stevens-Johnson 综合征等。

第十二章

感觉器官药物

布林佐胺噻吗洛尔滴眼液

（一）适应证

本品可降低成人开角型青光眼或高眼压症患者的眼内压（IOP），用于对单一药物疗效不佳的患者。

（二）用法用量

成人：每日 2 次，每次 1 滴，将本品滴入患眼结膜囊内。

（三）特殊人群用法用量

禁用于重度肾功能损害患者。

（四）药理机制

布林佐胺通过抑制眼部睫状突的碳酸酐酶可以减少房水的分泌，也可能通过减少碳酸氢根离子的生成从而减少钠和水的转运，最终降低眼压。

马来酸噻吗洛尔是一种非选择性 β 肾上腺素受体阻滞剂，对高眼压患者和正常人均有降低眼内压的作用。马来酸噻吗洛尔降低眼内压的确切机制尚不清楚，眼压描记和房水荧光光度研究提示其降眼压作用与减少房水生成有关。马来酸噻吗洛尔没有明显的内源性拟交感活性和局麻作用，对心肌无直接抑制作用。

（五）不良反应

不良反应包括以下：

（1）白血细胞数减少。

（2）过敏性休克、超敏反应。

（3）味觉障碍。

（4）点状角膜炎、视力模糊等。

（5）心率、血压降低。

（6）毛发病症、扁平苔藓。

布林佐胺溴莫尼定滴眼液

（一）适应证

本品可降低成人开角型青光眼或高眼压症患者的眼内压（IOP），用于对单一药物疗效不佳的患者。

（二）用法用量

成人：经眼给药，患侧每次 1 滴，每日 2 次。

（三）药理机制

布林佐胺为碳酸酐酶抑制剂，可抑制眼内压升高。布林佐胺通过抑制睫状突中的碳酸酐酶而减少房水分泌，这可能与碳酸氢根离子生成减慢及后续钠和液体跨膜转运减少有关。

溴莫尼定为 α_2 肾上腺素受体激动剂，可抑制眼内压升高。动物及人类的荧光光度研究显示，溴莫尼定具有减少房水生成和增加葡萄膜巩膜的房水外流的双重作用机制。

（四）不良反应

不良反应包括以下：

（1）低血压。

（2）咽干、鼻充血、上气道咳嗽综合征。

（3）失眠、嗜睡、头痛、眩晕。

（4）味觉障碍、味觉倒错、口干、消化不良。

（5）接触性皮炎、过敏性皮炎。

（6）眼部过敏反应、角膜炎、眼部不适、视物模糊等。

盐酸利多卡因眼用凝胶

（一）适应证

本品是一种局部麻醉药，适用于眼科操作中眼表面麻醉。

（二）用法用量

外用。滴眼，推荐剂量是2滴，滴于眼表计划操作部位。本品可重复使用，以维持麻醉效果。

（三）药理机制

本药是一种局部麻醉药，通过抑制神经冲动产生与传导所需的离子流而稳定神经细胞膜，从而发挥局部麻醉作用。麻醉作用起效时间通常为20 s至1 min，可持续5～30 min。

（四）不良反应

常见不良反应：结膜充血、角膜上皮变化、头痛以及滴眼时烧灼感。

地塞米松玻璃体内植入剂

（一）适应证

本品适用于治疗成年患者中由视网膜分支静脉阻塞或中央静脉阻塞引起的黄斑水肿。

（二）用法用量

成人：推荐剂量为单只患眼在玻璃体内给予一枚植入剂。不推荐双眼同时给药。预填充在给药器内的单次使用玻璃体内植入剂，仅限玻璃体内使用。每支给药器只能用于单只眼睛的治疗。

（三）药理机制

本药为一种糖皮质激素，可通过抑制炎症反应的水肿、纤维蛋白沉积、毛细血管渗漏及炎性细胞迁移来抑制炎症。

（四）不良反应

不良反应包括以下：

（1）头痛。

（2）眼压升高、结膜出血、玻璃体脱离、视力障碍等。

康柏西普眼用注射液

（一）适应证

1. 新生血管性（湿性）年龄相关性黄斑变性（AMD）。

2. 病理性近视继发脉络膜新生血管（pmCNV）引起的视力损伤。

3. 继发于糖尿病黄斑水肿（DME）引起的视力损伤。

4. 继发于视网膜静脉阻塞（RVO）[视网膜分支静脉阻塞（BRVO）或视网膜中央静脉阻塞（CRVO）]的黄斑水肿引起的视力损伤。

（二）用法用量

1. 新生血管性AMD玻璃体腔内注射，患侧一次0.5 mg，开始3个月每月1次，随后每3个月1次或按需给药。

2. pmCNV、DME引起的视力损伤，玻璃体腔内注射，患侧一次0.5 mg，开始3个月每月1次，随后按需给药。

3. 继发于RVO的黄斑水肿引起的视力损伤，玻璃体腔内注射，患侧一次0.5 mg，每月1次，直至获得最佳视力和（或）无疾病活动的表现，最初可能需连续给药3次，随后按需给药。

以上用法两次注射间隔时间不得小于1个月。

（三）指南推荐

1.《中国年龄相关性黄斑变性临床诊疗指南（2023年）》

抗融合蛋白类抗血管内皮生长因子药物：抗融合蛋白类抗血管内皮生长因子药物玻璃体腔注射给药，能够改善新生血管性年龄相关性黄斑变性患者的视功能，恢复黄斑区解剖结构，是累及中心凹或中心凹旁黄斑区新生血管的一线治疗方法。目前我国可用于新生血管性年龄相关性黄斑变性治疗的抗融合蛋白类抗血管内皮生长因子药物包括康柏西普。

2.《糖尿病微循环障碍临床用药专家共识（2021 年版）》

在糖尿病视网膜病变中，康柏西普作为ⅠB级别推荐。推荐用法用量：仅用于经玻璃体腔内注射给药，剂量为每次 0.5 mg（相当于 0.05 ml 的注射量）。

（四）药理机制

VEGF 激活受体后可导致新生血管生成并影响血管通透性。本药为 VEGF 受体−抗体重组融合蛋白，可竞争性抑制 VEGF 与受体结合，并阻止 VEGF 家族受体的激活，从而抑制内皮细胞增殖和血管新生。

（五）不良反应

不良反应包括以下：

（1）血压升高、冠状动脉疾病等。

（2）上呼吸道感染、胸膜炎、呼吸困难。

（3）腱鞘炎、筋膜炎、关节痛等。

（4）尿红细胞阳性。

（5）头痛、头晕。

（6）贫血、淋巴细胞增多、中性粒细胞减少等。

（7）眼内压异常、结膜充血、结膜炎、视觉损害、眼部不适等。

雷珠单抗注射液

（一）适应证

1. 用于治疗新生血管性（湿性）年龄相关性黄斑变性（AMD）。

2. 用于治疗糖尿病黄斑水肿（DME）引起的视力损害。

3. 用于治疗继发于视网膜静脉阻塞（RVO）[视网膜分支静脉阻塞（BRVO）或视网膜中央静脉阻塞（CRVO）] 的黄斑水肿引起的视力损害。

4. 用于治疗继发于病理性近视和其他原因的脉络膜新生血管（CNV）导致的视力损害。

（二）用法用量

1. AMD 玻璃体腔内注射：患侧一次 0.5 mg，每月 1 次，连续注射 3 次后根据定期评估减少给药次数。可在前 3 次注射后的随后 9 个月内减少至 4～5 次，但疗效较每月 1 次给药差；也可连续注射 3 次后，每 3 个月 1 次，但疗效较每月 1 次给药差。

2. DME 玻璃体腔内注射：①患侧一次 0.5 mg，每月 1 次，直至获得最佳视力和（或）无疾病活动表现，可能需连续注射 3 次。②与激光光凝术联用时，本药应在激光光凝术后至少 30 min 给药。

3. 继发于 RVO 的黄斑水肿玻璃体腔内注射：①患侧一次 0.5 mg，每月 1 次，直至获得最佳视力和（或）无疾病活动表现，可能需连续注射 3 次。②与激光光凝术联用于治疗 BRVO 时，本药应在激光光凝术后至少 30 min 给药。

4. CNV 引起的视力损害玻璃体腔内注射：患侧一次 0.5 mg，应根据疾病活动性情况进行个体化治疗。部分患者在第 1 年可能仅需注射 1 次，其他患者可能需更高的注射频率，包括每月 1 次。对继发于病理性近视的 CNV 引起的视力损害，多数患者在第 1 年可能仅需注射 1 次或 2 次。

（三）指南推荐

1.《中国年龄相关性黄斑变性临床诊疗指南（2023 年）》

抗融合蛋白类抗血管内皮生长因子药物：抗融合蛋白类抗血管内皮生长因子药物玻璃体腔注射给药，能够改善新生血管性年龄相关性黄斑变性患者的视功能，恢复黄斑区解剖结构，是累及中心凹或中心凹旁黄斑区新生血管的一线治疗方法。目前我国可用于新生血管性年龄相关性黄斑变性治疗的抗融合蛋白类抗血管内皮生长因子药物包括雷珠单克隆抗体。

2.《Ⅰ型神经纤维瘤病多学科诊治指南（2023 版）》

目前针对皮肤型神经纤维瘤的治疗药物包括靶向 Ras-MEK 通路、受体酪氨酸激酶（雷珠单抗）等。

3.《糖尿病微循环障碍临床用药专家共识

（2021年版）》

在糖尿病视网膜病变中，雷珠单抗作为Ⅱa B级别推荐。推荐用法用量：本品经玻璃体腔内注射给药，推荐剂量为每次0.5 mg，每月给药1次。

（四）药理机制

本药是一种抗人血管内皮生长因子-A（VEGF-A）的人源化重组单克隆抗体的Fab片段。VEGF-A通过引起新生血管形成和渗漏，致新生血管性AMD、RVO继发黄斑水肿、糖尿病视网膜病变和DME。本药通过与活性VEGF-A受体结合部位结合，从而阻止VEGF-A与内皮细胞的表面受体结合，减少内皮细胞增生、新生血管形成及血管渗漏。

（五）不良反应

不良反应包括以下：

（1）血栓栓塞性疾病、心房颤动、血压升高。

（2）高胆固醇血症。

（3）鼻咽炎、咳嗽、上呼吸道感染、慢性阻塞性肺疾病。

（4）关节痛。

（5）泌尿道感染、肾衰竭。

（6）头痛、卒中、周围神经疾病。

（7）恶心、便秘、胃食管反流病、口腔金属味。

（8）眼内炎、孔源性视网膜脱离、视网膜撕裂、视觉障碍、结膜出血、眼部刺激等。

氟轻松玻璃体内植入剂

（一）适应证

适用于治疗累及眼后段的慢性非感染性葡萄膜炎。

（二）用法用量

成人：单次玻璃体内植入，在药物递送系统中含0.18 mg氟轻松，能够以0.25 μg/d的初始速率释放氟轻松，持续36个月。

（三）药理机制

皮质类固醇可抑制包括多种炎性细胞因子在内的多种刺激剂引起的炎症反应。其可抑制水肿、纤维蛋白沉积、毛细血管扩张、白细胞迁移、毛细血管增生、成纤维细胞增生、胶原沉积和炎症相关瘢痕形成。

皮质类固醇被认为通过诱导抑制蛋白（统称为脂调素）来抑制磷脂酶A2而起作用。一般认为，这些蛋白通过抑制共同前体花生四烯酸的释放来控制炎症介质（如前列腺素和白三烯）的生物合成，而花生四烯酸可通过磷脂酶A2从膜磷脂中释放出来。

（四）不良反应

不良反应包括白内障形成及随后的白内障手术、眼压升高（可能伴有视神经损伤）、视力和视野缺陷、病原体（包括单纯疱疹病毒）引起的继发眼部感染，以及眼球穿孔（角膜或巩膜变薄时）。

环孢素滴眼液（Ⅱ）

（一）适应证

本品可促进干眼症患者的泪液分泌，适用于与角结膜干燥症相关的眼部炎症所导致的泪液生成减少的患者。

（二）用法用量

成人：滴眼，每次1滴，每日2次，需间隔12 h；本品也可与人工泪液联合使用，两药使用间隔时间应为15 min。

（三）药理机制

环孢素是一种免疫抑制剂。环孢素滴眼液可作为局部免疫调节剂，用于干燥性角膜结膜炎引起的眼炎症使得泪液分泌受到抑制的患者，尚不清楚其确切的作用机制。

（四）不良反应

不良反应主要为眼灼烧感、结膜充血、眼痛、异物感、瘙痒、刺痛及视觉障碍等。

环孢素滴眼液（Ⅲ）

（一）适应证

用于治疗4岁及以上儿童和青少年的严重性春季角膜结膜炎。

（二）用法用量

发病季节及之后的维持治疗，推荐剂量为每次1滴、每日4次，在症状和体征得到充分控制后可减至每次1滴、每日2次，症状和体征消失后停用本品，复发时再开始用药。

（三）特殊人群用法用量

尚无本品治疗4岁以下儿童严重性春季结膜炎的使用经验。

（四）药理机制

环孢素是一种免疫抑制剂，属于钙调神经磷酸酶抑制剂。环孢素滴眼液局部给药后被认为通过阻断促炎因子释放而发挥作用，但尚不清楚其治疗春季角膜结膜炎的确切作用机制。

（五）不良反应

不良反应包括以下：

（1）上呼吸道感染。

（2）头痛。

（3）眼痛、眼部瘙痒、眼充血、眼刺激、视物模糊等。

（4）咳嗽。

复方电解质眼内冲洗液

（一）适应证

用于内眼手术中眼内冲洗。

（二）用法用量

白内障手术20～500 ml，玻璃体手术50～4000 ml，青光眼手术20～50 ml，或根据术中需要决定用量。

（三）药理机制

体外动物试验结果表明，本品具有维持家兔角膜含水量、电解质（Na^+、K^+、Cl^-）量和角膜内皮细胞形态的作用；对摘除的家兔眼球视网膜电图（ERG）的影响较小，提示本品有一定的维持视网膜功能的作用。

（四）不良反应

未见有关报道。

第十三章 其他

肠内营养乳剂（SP）

（一）适应证

用于有胃肠道功能或部分胃肠道功能，需要进行肠内营养治疗的患者，包括：

1. 代谢性胃肠道功能障碍，如胰腺炎、肠道炎性疾病、肠瘘、短肠综合征、HIV感染和艾滋病。

2. 危重疾病，如大面积烧伤、创伤、脓毒血症、大手术后的恢复期。

3. 营养不良者的术前喂养。

4. 术前或诊断前肠道准备。

（二）用法用量

1. 口服给药：应根据体重和营养状况给药。完全性肠内营养，推荐日剂量不少于1500 kCal。

2. 管饲给药：参见“口服给药”项。开始时滴速宜为20 ml/h，随后根据患者的肠道耐受程度和目标剂量，逐日增加20 ml/h，最大滴速为100 ml/h。

（三）特殊人群用法用量

本药不适用于1岁以下儿童，且不宜作为1～5岁儿童的单一营养来源。

（四）药理机制

本药能补充人体日常生理功能所需的营养素。本药可用于糖尿病患者。

（五）不良反应

不良反应主要为胃肠道反应，给药速度过快可见恶心、呕吐、腹泻、腹痛。

多种微量元素注射液（Ⅲ）

（一）适应证

满足患者静脉营养时对微量元素的基本和中等需要。

（二）用法用量

成人：对微量元素基本和中等需要的患者，推荐剂量为每日10 ml。

（三）特殊人群用法用量

1. 对于肾功能受损、肝功能受损或轻微的胆汁淤积患者，应调整剂量。

2. 体重≥15 kg的儿童，按0.1 ml/（kg · d）给药。

（四）药理机制

本品为微量元素的复方制剂，用作肠外营养添加剂。

（五）不良反应

尚未见关于本品不良反应的报道。

环硅酸锆钠散

（一）适应证

用于治疗高钾血症。

（二）用法用量

口服给药。维持治疗：继续治疗时推荐剂量为一次10 g，每日1次。监测血清钾，并根据血清钾水平和目标范围调整剂量，可按 5 g 的幅度上调剂量，剂量调整间隔时间至少为 1 周。若血清钾水平低于目标范围，应减量或停药。推荐最低维持剂量为一次 5 g，隔日 1 次；推荐最高维持剂量为一次 15 g，每日 1 次。

（三）指南推荐

1.《中国慢性肾脏病早期评价与管理指南》

慢性肾脏病并发高钾血症的药物治疗：推荐环硅酸锆钠用于慢性肾脏病患者高钾血症急性发作（1b，A）和慢性高钾血症维持治疗，环硅酸锆钠维持治疗 1 年（1b，A）。

2.《中国维持性血液透析患者高钾血症管理指南》

维持性血液透析患者伴随严重肾排钾障碍，发生急性高钾血症时，口服钾结合剂可以促进患者肠道排钾，将钾离子排出体外，从而有效降低机体钾负荷，降低血清钾浓度。因此，对于无法立即开展紧急透析的维持性血液透析高钾血症的患者，口服钾结合剂有非常重要的作用，中国已上市的口服钾结合剂包括：环硅酸锆钠。

（四）药理机制

本药为一种非吸收性硅酸锆，可优先捕获钾，并置换出氢和钠。体外研究中，即使其他阳离子（如钙、镁）存在，本药亦对钾离子具有高度亲和力。本药通过与胃肠道腔内的钾结合，增加粪便中钾的排泄。与钾的结合亦可降低胃肠道腔内游离钾的浓度，从而降低血清钾水平。

（五）不良反应

不良反应包括以下：

（1）QT 间期延长。

（2）低钾血症。

（3）过敏反应（皮疹、瘙痒）。

（4）便秘、腹泻、腹痛、腹胀、恶心、呕吐。

（5）水肿（全身性水肿、外周水肿）。

蔗糖羟基氧化铁咀嚼片

（一）适应证

1. 用于控制接受血液透析或腹膜透析的成人慢性肾脏病（CKD）患者的血清磷水平。

2. 用于控制 12 岁及以上 CKD 4～5 期［定义为 GFR ＜ 30 ml/（min · 1.73 m^2）］或接受透析的 CKD 儿科患者的血清磷水平。

（二）用法用量

成人和青少年（≥ 12 岁）患者，起始剂量为每日 3 片（1.5 g 铁）、每日 3 次随餐服用，每次 1 片（0.5 g 铁）。最大剂量为每日 6 片（3 g 铁）。

（三）特殊人群用法用量

本品适用于接受血液透析或腹膜透析的成人 CKD 患者血清磷水平的控制。

（四）药理机制

在胃肠道的液体环境中，磷酸盐结合是通过蔗糖羟基氧化铁中的羟基或水与膳食中的磷酸盐之间配体交换形成，结合后的磷酸盐通过粪便排出，减少胃肠道磷吸收，从而有效降低血磷浓度。

（五）不良反应

本品的不良反应为胃肠道疾病，包括腹泻、呕吐、胃炎和粪便变色。

重组结核杆菌融合蛋白（EC）

（一）适应证

用于诊断结核分枝杆菌感染。

（二）用法用量

成人：皮内注射。①单用：一次 5 U，采取孟都法于前臂掌侧皮内注射。②与结核菌素纯蛋白衍生物（TB-PPD）联用：先采取孟都法于左前臂掌侧皮内注射本药 5 U，观察 5 min 无异常后于右前臂掌侧皮内注射 TB-PPD 5 U。

（三）特殊人群用法用量

6月龄及以上儿童：用法用量同成人。

（四）药理机制

本药为ESAT6-CFP10融合蛋白，ESAT-6和CFP-10为结核分枝杆菌的特异性抗原，在卡介菌和大多数非结核分枝杆菌中缺失。动物试验显示，本药作为迟发性皮肤变态反应检测试剂，可鉴别卡介苗接种与结核分枝杆菌感染。

（五）不良反应

不良反应包括以下：
（1）心动过缓、心动过速。
（2）呼吸急促。
（3）肌痛。
（4）超敏反应、淋巴结炎。
（5）头痛、头晕、感觉异常。
（6）烦躁不安。
（7）口干、口咽疼痛、恶心、腹泻等。
（8）皮疹、瘀点、接触性皮炎、过敏性皮炎等。

注射用全氟丙烷人血白蛋白微球

（一）适应证

用于常规超声心动图显影不够清晰，增强左心室腔内膜边界的识别。

（二）用法用量

增强左心室腔内膜边界的识别：静脉注射，一次0.01 ml/kg。如效果不佳，可将注射剂量加至0.02 ml/kg，但注射次数不宜超过2次。

（三）特殊人群用法用量

儿童、老人使用本药的安全性和有效性尚不明确，应慎用本药。

（四）药理机制

本药微球注射液为含气微球制剂，可显著增强超声诊断仪检测的声反射信号。经外周静脉注射后可使左心超声显影增强，未见对血流动力学及心电图有不良影响。

（五）不良反应

不良反应包括以下：
（1）心悸、室性期前收缩等。
（2）呼吸困难、气喘、咳嗽。
（3）关节痛、背痛、肌肉疼痛。
（4）过敏反应。
（5）头痛、头晕、感觉异常、震颤。
（6）恶心、呕吐、腹泻、味觉改变、口干。
（7）面红、红斑、风疹、瘙痒、皮疹。
（8）畏光、视物模糊、眼部灼烧感。

注射用全氟丁烷微球

（一）适应证

用于肝局灶性病变血管相和Kupffer相的超声成像。

（二）用法用量

成人常规用法：一瓶（16 μl）全氟丁烷微球，用随附的注射用水2 ml复溶，制成0.015 ml/kg的复溶后溶液供静脉给药。复溶后溶液应在配制后2 h内使用。

全氟丁烷微球临床推荐剂量为0.12 μl/kg。不同体重的常规用量参见表13-1。成人一天1次即可（无重复给药经验）。

表13-1　不同体重的全氟丁烷微球常规用量

体重（kg）	40	50	60	70	80	90	100
复溶后溶液（ml）	0.60	0.75	0.90	1.05	1.20	1.35	1.50
全氟丁烷微球（μl）	4.8	6.0	7.2	8.4	9.6	10.8	12.0

（三）特殊人群用法用量

老年患者的生理功能通常降低，因此用药时应谨慎。

（四）药理机制

本品中的活性成分是全氟丁烷（PFB）微泡，

静脉注射后能够穿过肺毛细血管床流到左侧心腔，随后循环至全身。发射的超声波被微泡表面有效地反向散射，因而增强管腔内血液和周围组织对比度。

诊断肝病变时，给药后 1 min 内可立即观察病变及其周围血管影像，进行鉴别诊断。另外，本品中的部分微球在给药后 5～10 min 被网状内皮系统摄取，因而增强了正常组织与没有网状内皮系统的恶性病变之间的对比，使得 Kupffer 相影像尤其有助于病变的定性诊断和探查。

（五）不良反应

不良反应包括以下：

（1）血小板计数降低、中性粒细胞减少症。

（2）腹泻、呕吐、腹痛、恶心。

（3）注射部位疼痛。

（4）过敏反应等。

（5）血乳酸脱氢酶升高、血糖升高等。

（6）头痛、味觉障碍、头晕。

（7）白蛋白尿、糖尿。

（8）皮疹、瘙痒。

八氟丙烷脂质微球注射液

（一）适应证

用于常规超声心动图显影不够清晰，增强左心室腔内膜边界的识别。

（二）用法用量

静脉推注给药，建议剂量为单次 10 μl/kg 的活化产品，经静脉推注在 30～60 s 内给药，随后给予 10 ml 生理盐水进行冲洗。必要时，可以在首次注射 5 min 后给予第 2 次 10 μl/kg 剂量以延长对比增强超声造影时间。

（三）药理机制

八氟丙烷脂质微球的声阻抗低于血液，可增强血液回声。在超声心动图检查过程中，活化的八氟丙烷脂质微球的物理声学性质可增强左心室腔的对比度，并有助于界定左心室心内膜的边界。

在动物模型中，活化的八氟丙烷脂质微球的声学性质确定为不超过机械指数的 0.7 倍（1.8 MHz 频率）。在临床试验中，大部分患者在不超过机械指数的 0.8 倍下显影。

（四）不良反应

12 岁及以上青少年和成人患者临床试验期间，最常见的不良反应为头痛和注射部位各种反应，包括注射部位疼痛、肿胀、红斑和瘙痒症。6～12 岁儿童临床试验中，最常见的不良反应为头痛、发热和上腹痛。

治疗用碘［^{131}I］化钠胶囊

（一）适应证

用于诊断甲状腺疾病。

（二）用法用量

空腹口服。一次 1 粒（74～333 kBq，2～9 μCi），服用时应用 50～150 ml 温开水送下。

（三）特殊人群用法用量

1. 妊娠期妇女：妊娠期妇女禁用。

2. 哺乳期妇女：哺乳期妇女慎用，用后需暂停哺乳 1～2 天。

（四）药理机制

碘是甲状腺合成甲状腺激素的主要原料，因而碘［^{131}I］化钠能被甲状腺滤泡上皮摄取和浓聚，摄取量及合成甲状腺激素的速度与甲状腺功能有关，用甲状腺功能仪体外测量口服本品后 2 h、4 h、24 h 甲状腺摄 ^{131}I 率，判断甲状腺功能。口服本品 24 h 后，大部分 ^{131}I 已经尿排出体外，存留体内的部分几乎全部浓集在有功能的甲状腺组织中，因此本品是具有很高特异性的有功能甲状腺组织的显像剂。较大剂量的 ^{131}I 能破坏甲状腺组织，减少甲状腺激素的形成，达到治疗甲状腺功能亢进的目的。更大剂量的 ^{131}I 适用于甲状腺癌切除后，特别是乳头状癌转移病灶的治疗。碘［^{131}I］被吸收后进入血液内，正常情况下 10%～25% 被甲状腺摄取。甲状腺内碘化物与血液内碘化物能自由交换，甲状腺内的浓度可达血浆浓度的 25～500 倍。促甲状腺激素（TSH）及异常甲状腺刺激物等刺激时可使摄取量增加。大部分碘在甲状腺内参与甲状腺激素的合成。甲状腺每天需要 70～100 μg 碘合成甲状腺激素。

（五）不良反应

1. 治疗甲状腺功能亢进时可出现心动过速。

2. ①治疗甲状腺功能亢进时可出现永久性甲状腺功能低下、甲状腺功能减退、甲状腺功能亢进、甲状腺危象、甲状旁腺功能减退、放射性甲状腺炎。②治疗甲状腺癌时可出现急性甲状腺危象、后代先天性甲状腺功能减退。

3. 治疗甲状腺癌时可出现放射性肺炎、肺纤维化。

4. 男性可有暂时性睾丸功能损伤，女性可有暂时性卵巢衰竭。

缩略语

3P-MACE	三点主要不良心血管事件	3-point major adverse cardiovascular events
5-HT	5- 羟色胺	5-hydroxytryptamine

A

ABCD	两性霉素 B 胶状分散体	amphotericin B colloidal dispersion
ABSSSI	急性细菌性皮肤和皮肤结构感染	acute bacterial skin and skin structure infection
ACEI	血管紧张素转换酶抑制药	angiotensin-converting enzyme inhibitor
ACG	美国胃肠病学会	American College of Gastroenterology
AChR	乙酰胆碱受体	acetylcholine receptor
ACR	美国风湿病学会	American College of Rheumatology
AD	阿尔茨海默病	Alzheimer disease
ADC	抗体-药物偶联物	antibody-drug conjugate
ADCC	抗体依赖细胞介导的细胞毒性	antibody-dependent cell-mediated cytotoxicity
ADHD	注意缺陷多动障碍	attention deficit hyperactivity disorder
AdvSM	进展性系统性肥大细胞增多症	advanced systemic mastocytosis
aHUS	非典型溶血性尿毒综合征	atypical hemolytic-uremic syndrome
AIS	急性缺血性卒中	acute ischemic stroke
ALC	乙酰左卡尼汀	acetyl-L-carnitine
ALCL	间变性大细胞淋巴瘤	anaplastic large cell lymphoma
ALK	间变性淋巴瘤激酶	anaplastic lymphoma kinase
ALS	肌萎缩侧索硬化	amyotrophic lateral sclerosis
ALT	丙氨酸氨基转移酶	alanine aminotransferase
AMD	年龄相关性黄斑变性	age-related macular degeneration
AML	急性髓性白血病	acute myelogenous leukemia
AML	血管平滑肌脂肪瘤	angiomyolipoma
Apo B	载脂蛋白 B	apolipoprotein B
APRIL	增殖诱导配体	a proliferation-inducing ligand
AQP4	水通道蛋白 4	aquaporin-4
AR	变应性鼻炎	allergic rhinitis
AR	雄激素受体	androgen receptor
ARB	血管紧张素受体拮抗药	angiotensin receptor blocker
ARNI	血管紧张素受体脑啡肽酶抑制剂	angiotensin receptor enkephalase inhibitor
ART	抗逆转录病毒治疗	anti-retroviral therapy
AS	强直性脊柱炎	ankylosing spondylitis
ASCT	自体干细胞移植	autologous stem cell transplantation

ASCVD	动脉粥样硬化性心血管疾病	atherosclerotic cardiovascular disease
AST	天冬氨酸氨基转移酶	aspartate Aminotransferase
ATG	抗胸腺细胞球蛋白	antithymocyte globulin
ATTR-CM	转甲状腺素蛋白淀粉样变性心肌病	transthyretin amyloid cardiomyopathy

B

BCC	基底细胞癌	basal cell carcinoma
BLyS	B 淋巴细胞刺激因子	B-lymphocyte stimulator
BN	神经性贪食	bulimia nervosa
BRVO	视网膜分支静脉闭塞	branch retinal vein occlusion
BSA	体表面积	body surface area
BTK	Bruton 酪氨酸激酶	Bruton tyrosine kinase
BUN	血尿素氮	blood urea nitrogen

C

CABP	社区获得性细菌性肺炎	community-acquired bacteremic pneumonia
cAMP	环磷酸腺苷	cyclic adenosine monophosphate
CAPD	持续性不卧床腹膜透析	continuous ambulatory peritoneal dialysis
CDK	细胞周期蛋白依赖性激酶	cyclin-dependent kinase
CFTR	囊性纤维化跨膜传导调节因子	cystic fibrosis transmembrane conductance regulator
cGMP	环磷酸鸟苷	cyclic guanosine monophosphate
CINV	化疗相关性恶心和呕吐	chemotherapy-induced nausea and vomiting
CIS	临床孤立综合征	clinical isolated syndrome
CKD	慢性肾脏病	chronic kidney disease
CLL	慢性淋巴细胞白血病	chronic lymphocytic leukemia
Cmin	最低浓度	minimum concentration
CML	慢性髓性白血病	chronic myelogenous leukemia
CMV	巨细胞病毒	cytomegalovirus
CNV	脉络膜新生血管	choroidal neovascularization
COPD	慢性阻塞性肺疾病	chronic obstructive pulmonary disease
CRRT	连续性肾替代治疗	continuous renal replacement therapy
CRVO	视网膜中央静脉阻塞	central retinal vein occlusion
CSCO	中国临床肿瘤学会	Chinese Society of Clinical Oncology
cuSCC	皮肤鳞状细胞癌	cutaneous squamous cell carcinoma
CVD	心血管疾病	cardiovascular disease
CVOT	心血管结局试验	cardiovascular outcome trial
CYP	细胞色素 P450	cytochrome P450

D

DAA	直接抗病毒药物	direct-acting antiviral agent
DKD	糖尿病肾脏疾病	diabetic kidney disease
DMARD	改善病情的抗风湿药物	disease-modifying anti-rheumatic drug
DMD	疾病修饰药物	disease-modifying drug
DME	糖尿病黄斑水肿	diabetic macular edema

dMMR	错配修复功能缺陷	mismatch repair defects
DPP-4	二肽基肽酶 -4	dipeptidyl peptidase Ⅳ

E

ECOG	美国东部肿瘤协作组	Eastern Cooperative Oncology Group
EDS	日间过度嗜睡	excessive daytime sleepiness
EDSS	扩展残疾状态量表	Expanded Disability Status Scale
eGFR	估计肾小球滤过率	estimated glomerular filtration rate
EGFR	表皮生长因子受体	epidermal growth factor receptor
EGPA	嗜酸性肉芽肿性多血管炎	eosinophilic granulomatosis with polyangiitis
EMA	欧洲药品管理局	European Medicines Agency
EPO	促红细胞生成素	erythropoietin
ER	雌激素受体	estrogen receptor
ERA	内皮素受体拮抗药	endothelin receptor antagonists
ERG	视网膜电图	electroretinogram
ERK	细胞外信号调节激酶	extracellular signal-regulated kinas
ERT	酶替代疗法	enzyme replacement therapy
ES-SCLC	广泛期小细胞肺癌	extensive-stage small cell lung cancer
ESA	红细胞生成刺激剂	erythropoiesis-stimulating agent
ESMO	欧洲肿瘤内科学会	European Society for Medical Oncology
ESRD	终末期肾病	end-stage renal disease
ET	内皮素	endothelin
EULAR	欧洲抗风湿病联盟	European League Against Rheumatism

F

FDA	美国食品药品监督管理局	Food and Drug Administration (USA)
FGFR	成纤维细胞生长因子受体	fibroblast growth factor receptor
FH	家族性高胆固醇血症	familial hypercholesterolemia
FL	滤泡性淋巴瘤	follicular lymphoma
FPG	空腹血糖	fasting plasma glucose
FSH	卵泡刺激素	follicle-stimulating hormone
FTLD	额颞叶变性	frontotemporal lobar degeneration

G

GABA	γ- 氨基丁酸	gamma-aminobutyric acid
GC-C	鸟苷酸环化酶 C	guanylate cyclase C
G-CSF	粒细胞集落刺激因子	granulocyte colony-stimulating factor
GERD	胃食管反流病	gastroesophageal reflux disease
GFR	肾小球滤过率	glomerular filtration rate
GH	生长激素	growth hormone
GIP	葡萄糖依赖性促胰岛素多肽	glucose-dependent insulinotropic polypeptide
GIST	胃肠间质瘤	gastrointestinal stromal tumor
GK	葡萄糖激酶	glucokinase
GLP-1	胰高糖素样肽 -1	glucagon-like peptide-1

GLP-1RA	胰高血糖素样肽 -1 受体激动剂	glucagon-like peptide-1 receptor agonist
gMG	全身型重症肌无力	generalized myasthenia gravis
GnRH	促性腺激素释放激素	gonadotropin-releasing hormone
GPP	泛发性脓疱型银屑病	generalized pustular psoriasis

H

H_2RA	H_2 受体拮抗剂	H_2-receptor antagonist
HA	遗传性共济失调	hereditary ataxia
HAE	遗传性血管性水肿	hereditary angioedema
Hb	血红蛋白	hemoglobin
HBV	乙型肝炎病毒	hepatitis B virus
HCC	肝细胞癌	hepatocellular carcinoma
HCV	丙型肝炎病毒	hepatitis C virus
HDAC	组蛋白去乙酰化酶	histone deacetylase
HE	肝性脑病	hepatic encephalopathy
HEC	高度致吐性化疗	highly emetogenic chemotherapy
HER	人表皮生长因子受体	human epidermal growth factor recetor
HF	心力衰竭	heart failure
HHV	人疱疹病毒	human herpes virus
HIF-PHI	低氧诱导因子-脯氨酰羟化酶抑制剂	hypoxic inducible factor-prolyl hydroxylase inhibitor
HIV	人类免疫缺陷病毒	human immunodeficiency virus
HL	霍奇金淋巴瘤	Hodgkin lymphoma
HoFH	纯合子型家族性高胆固醇血症	homozygous familial hypercholesterolemia
HR	激素受体	hormone receptor
HSCT	造血干细胞移植	hematopoietic stem cell transplantation

I

IBD	炎症性肠病	inflammatory bowel disease
ICS	吸入性糖皮质激素	inhaled corticosteroids
IGF-1	胰岛素样生长因子 -1	insulin-like growth factor-1
IL	白细胞介素	interleukin
INSTI	整合酶链转移抑制剂	integrase strand transfer inhibitor
IOP	眼内压	intraocular pressure
IPI	国际预后指数	international prognostic index
IRR	输注相关反应	infusion-related reaction
ISA	艾沙康唑	isavuconazole
IST	免疫抑制治疗	immunosuppressive therapy
ITP	免疫性血小板减少症	immune thrombocytopenia

J

JIA	幼年特发性关节炎	juvenile idiopathic arthritis

L

LABA	长效 β_2 受体激动剂	long-acting beta 2-agonist

LAMA	长效抗胆碱能药物	long acting muscarinic antagonist
LDH	乳酸脱氢酶	lactate dehydrogenase
LDL-C	低密度脂蛋白胆固醇	low-density lipoprotein cholesterol
LH	黄体生成素	luteinizing hormone
LHRH	黄体生成素释放激素	luteinizing hormone releasing hormone
LVEF	左心室射血分数	left ventricular ejection fraction

M

MAdCAM-1	黏膜地址素细胞黏附分子 -1	mucosal addressin cell adhesion molecule-1
Max	最大值	maximum
MCD	多中心型 Castleman 病	multicentric Castleman disease
MCL	套细胞淋巴瘤	mantle cell lymphoma
MDD	重度抑郁障碍	major depressive disorder
MDT	多学科综合诊疗团队	multidisciplinary team
MEC	中度致吐性化疗	moderately emetogenic chemotherapy
MEK	丝裂原活化细胞外信号调节激酶	mitogen-activated extracellular-signal-regulated kinase
MEN2	2 型多发性内分泌肿瘤	multiple endocrine neoplasia type 2
MET	间质–上皮转化因子	mesenchymal epithelial transforming factor
MF	蕈样真菌病	mycosis fungoides
mHSPC	转移性激素敏感性前列腺癌	metastatic hormone-sensitive prostate cancer
MMSE	简易精神状态检查量表	mini-mental state examination
MPI	心肌灌注显像	myocardial perfusion imaging
MR	盐皮质激素受体	mineralocorticoid receptor
MRA	盐皮质激素受体拮抗剂	mineralocorticoid receptor antagonist
MRSA	耐甲氧西林金黄色葡萄球菌	methicillin-resistant Staphylococcus aureus
MS	多发性硬化	multiple sclerosis
MSI-H	微卫星高度不稳定	microsatellite instability-high
MTC	甲状腺髓样癌	medullary thyroid carcinoma
mTOR	哺乳动物雷帕霉素靶蛋白	mammalian target of rapamycin

N

NCCN	美国国立综合癌症网络	National Comprehensive Cancer Network
NET	神经内分泌肿瘤	neuroendocrine tumor
NF	神经纤维瘤病	neurofibromatosis
NM-CRPC	非转移性去势抵抗性前列腺癌	non-metastatic castration-resistant prostate cancer
NMDA	N- 甲基 -D- 天冬氨酸	N-methyl-D-aspartate
NMOSD	视神经脊髓炎谱系疾病	neuromyelitis optica spectrum disorder
NMPA	国家药品监督管理局	national medical products administration
NNRTI	非核苷类逆转录酶抑制剂	non-nucleoside reverse transcriptase inhibitor
NPD	尼曼–匹克病	Niemann-Pick disease
NRTI	核苷类逆转录酶抑制剂	nucleotide reverse transcriptase inhibitor
NSAID	非甾体抗炎药	nonsteroidal anti-inflammatory drug
NSCLC	非小细胞肺癌	non-small cell lung cancer
NTRK	神经营养性受体酪氨酸激酶	neurotrophic tyrosine receptor kinase

NYHA	纽约心脏协会	New York heart association

P

P-CAB	钾离子竞争性酸阻滞剂	potassium ion competitive acid blocker
PAH	肺动脉高压	pulmonary arterial hypertension
PARP	聚腺苷二磷酸核糖聚合酶	poly-ADP-ribose polymerase
PCSK9	前蛋白转化酶枯草溶菌素 9	proprotein convertase subtilisin/kexin type 9
PD-1	程序性死亡受体 -1	programmed death receptor-1
PDGFR	血小板源性生长因子受体	platelet-derived growth factor receptor
PD-L1	程序性死亡受体-配体 1	programmed death ligand 1
PEG	聚乙二醇	polyethylene glycol
PEG-rhG-CSF	聚乙二醇化重组人粒细胞集落刺激因子	pegylated recombinant human granulocyte colony-stimulating factor
PET	腹膜平衡试验	peritoneal equilibration test
PET-MF	原发性血小板增多症后骨髓纤维化	post-essential thrombocytosis myelofibrosis
PHD	脯氨酰羟化酶	prolyl hydroxylase
PI3K	磷脂酰肌醇 -3 激酶	phosphoinositide-3 kinase
pmCNV	病理性近视继发脉络膜新生血管	pathological myopic choroidal neovascularization
PMF	原发性骨髓纤维化	primary myelofibrosis
PN	肠外营养	parenteral nutrition
PNET	胰腺神经内分泌肿瘤	pancreatic neuroendocrine tumor
PNH	阵发性夜间血红蛋白尿	paroxysmal nocturnal hemoglobinuria
PONV	手术后恶心呕吐	postoperative nausea and vomiting
PPAR	过氧化物酶体增殖物激活受体	peroxisome proliferator-activated receptor
PPES	掌跖感觉丧失性红斑综合征	palmar-plantar erythrodysesthesia syndrome
PPG	餐后 2 h 血糖	postprandial plasma glucose
PPI	质子泵抑制剂	proton pump inhibitors
PPTSD	产后创伤后应激障碍	postpartum post-traumatic stress disorder
PPV-MF	真性红细胞增多症后骨髓纤维化	post-polycythemia vera myelofibrosis
PRMS	进展复发型多发性硬化	progressive-relapsing multiple sclerosis
PS	体力状况	performance status
PsA	银屑病关节炎	psoriatic arthritis
PSR	铂敏感复发	platinum sensitive recurrence
PTCL	外周 T 细胞淋巴瘤	peripheral T-cell lymphoma
PUVA	补骨脂素联合紫外线 A	psoralen plus ultraviolet A

R

RA	类风湿关节炎	rheumatoid arthritis
RAAS	肾素-血管紧张素-醛固酮系统	renin angiotensin aldosterone system
RAS	肾素血管紧张素系统	renin angiotensin system
RCC	肾细胞癌	renal cell carcinoma
RdRp	RNA 依赖性 RNA 聚合酶	RNA dependent RNA polymerase
RRMS	复发缓解型多发性硬化	relapsing-remitting multiple sclerosis
RTK	受体酪氨酸激酶	receptor tyrosine kinase

RVO	视网膜静脉闭塞	retinal vein occlusion

S

S1P	鞘氨醇 -1- 磷酸	sphingosine-1-phosphate
SAA	重型再生障碍性贫血	severe aplastic anemia
SBP	收缩压	systolic blood pressure
SCLC	小细胞肺癌	small-cell lung cancer
SE	癫痫持续状态	status epilepticus
SEGA	室管膜下巨细胞星形细胞瘤	subependymal giant-cell astrocytoma
sGC	可溶性鸟苷酸环化酶	soluble guanylate cyclase
SGLT2i	钠−葡萄糖共转运蛋白 2 抑制剂	sodium-glucose co-transporter 2 inhibitor
SLE	系统性红斑狼疮	systemic lupus erythematosus
SLEDAI	系统性红斑狼疮疾病活动指数	systemic lupus erythematosus disease activity index
SLL	小淋巴细胞淋巴瘤	small lymphocytic lymphoma
SMA	脊髓性肌萎缩症	spinal muscular atrophy
SNRI	5- 羟色胺和去甲肾上腺素再摄取抑制剂	serotonin and norepinephrine reuptake inhibitor
SPMS	继发进展型多发性硬化	secondary progressive multiple sclerosis
SPPB	简易体能状况量表	short physical performance battery
SSRI	选择性 5- 羟色胺再摄取抑制剂	selective serotonin reuptake inhibitor

T

T2DM	2 型糖尿病	type 2 diabetes mellitus
TB-PPD	结核菌素纯蛋白衍生物	purified protein derivative of tuberculin
TC	总胆固醇	total cholesterol
TCS	外用糖皮质激素	topical glucocorticoid
TGF	转化生长因子	transforming growth factor
TKI	酪氨酸激酶抑制剂	tyrosine kinase inhibitor
TLS	肿瘤溶解综合征	tumor lysis syndrome
TNF	肿瘤坏死因子	tumor necrosis factor
TPO	血小板生成素	thrombopoietin
TPO-RA	血小板生成素受体激动剂	thrombopoietin receptor agonist
TSC	结节性硬化症	tuberous sclerosis complex
TSH	促甲状腺激素	thyroid-stimulating hormone
TTR	转甲状腺素蛋白	transthyretin

U

ULN	正常值上限	upper limit of normal

V

VEGF	血管内皮生长因子	vascular endothelial growth factor
VEGFR	血管内皮生长因子受体	vascular endothelial growth factor receptor
VMAT	囊泡单胺转运蛋白	vesicular monoamine transporter

W

WM	华氏巨球蛋白血症	Waldenström macroglobulinemia